Ratgeber Lebensende und Sterben

Thomas Sitte

Ratgeber Lebensende und Sterben

Informationen für unheilbar Kranke und deren Begleiter – von der Diagnose bis zum Tod

Mit 40 Abbildungen

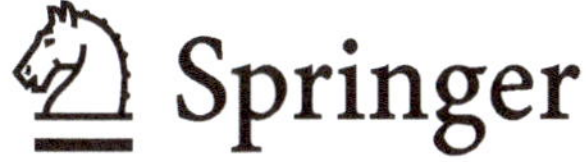

Springer

Thomas Sitte
Deutsche PalliativStiftung
Fulda, Deutschland

Die in den Abbildungen dargestellten Personen stehen meist symbolhaft für die geschilderten Krankheitsgeschichten, sind aber mit den beschriebenen Krankheitsgeschichten in der Regel nicht identisch. Die Krankheitsgeschichten selber sind alle bis in die Details authentisch. Jedoch wurden in der Regel Namen und Daten so verändert, dass keine Rückschlüsse auf die tatsächlichen Personen möglich sind.

ISBN 978-3-662-56028-0 ISBN 978-3-662-56029-7 (eBook)
https://doi.org/10.1007/978-3-662-56029-7

Die Deutsche Nationalbibliothek verzeichnet diese Publikation in der Deutschen Nationalbibliografie; detaillierte bibliografische Daten sind im Internet über ▶ http://dnb.d-nb.de abrufbar.

Springer

Umschlaggestaltung: deblik Berlin
Fotonachweis Umschlag: (c) Anna Om, Adobe Stock

Gedruckt auf säurefreiem und chlorfrei gebleichtem Papier

Springer ist ein Imprint der eingetragenen Gesellschaft Springer-Verlag GmbH Deutschland und ist Teil von Springer Nature
Die Anschrift der Gesellschaft ist: Heidelberger Platz 3, 14197 Berlin, Germany

Widmung

Für eine Patientin, der ich vor vielen Jahren einmal nach langen Gesprächen den Wunsch zur Tötung auf Verlangen abschlug. Ich versprach, ich würde helfen, die Verhältnisse zu ändern, damit solche Wünsche bei Kranken nicht mehr aufkommen, weil es bessere Alternativen gibt. Und für viele andere Patienten und deren Angehörige, die ich kürzer oder auch sehr lange begleiten und an deren Leben ich Anteil nehmen durfte. Sie haben mir unglaublich viel für mein eigenes Leben beigebracht!

In großer Dankbarkeit für meine Frau Edel und meine Kinder Valentin, Elena und Henrik, die mit viel Geduld (fast) immer meine Arbeit, oft meinen Ärger und auch meine Verzweiflung ertragen und mitgetragen haben. Sie haben immer zu mir gehalten und mich unaufgeregt und wunderbar unterstützt, als man mir wegen meines Engagements für eine angemessene Palliativversorgung durch juristische Winkelzüge existenziell schaden wollte. Es war für mich eine allesverändernde Lebenserfahrung, als ich gewarnt wurde: „Man will Sie kaltstellen!".

Für meine Eltern, die mich so wesentlich geprägt haben. Am Ende konnte ich ihnen dann etwas zurückgeben, indem ich sie menschlich, aber auch fachgerecht, bis zum Tod begleiten durfte.

Dann ist da noch mein jugendlich-dynamischer Doktorvater Prof. Dr. Sven Gottschling. In Hamburg habe ich gearbeitet, in Homburg meine Dissertation eingereicht. So wurde aus mir im vorgerückten Alter von 58 Jahren ein „richtiger" Doktor. Danke, mein lieber, junger „Papa". Eigentlich wollte ich nie promovieren, doch das Thema „Beihilfe zur Selbsttötung und Tötung auf Verlangen in der Palliativversorgung" hat mich sehr gereizt. Auf das „magna cum laude" als Benotung bin ich sogar richtig stolz. Meine Promotionsschrift konnte ich für die politische Arbeit einsetzten. Jetzt helfen mir die zwei Buchstaben vor meinem Namen für eine effektivere Öffentlichkeitsarbeit.

Frau Dr. med. Anna Krätz, Dr. med. Dipl. Päd. Martina Kahl-Scholz und Sirka Nitschmann vom Springer Verlag haben mich motiviert, zu schreiben was und wie ich denke. Danke! Diese Profis haben mich ermutigt und bestärkt, dass ich mir diese Begabung eingestehe und sie besser einsetze.

Und last but not least ein herzliches „Vergelt's Gott" an Daniel, Florian, Kalle und Peter: (Hoch)Leistung geht nicht ohne Training. Wichtig für die Ausdauer im Beruf, wie im Leben ist auch körperliche Fitness. Dank guter Kumpels kann ich immer wieder meinen inneren Schweinehund überwinden, bei jedem Wetter, früh morgens, tags oder nachts geht es dann raus in die Natur.

Ich wünsche mir, dass dies vielen Menschen helfen wird zu erkennen:

» In schwerer Krankheit, in Todesnähe gibt es gute Hilfe.

Jeder kann vernichtende Schmerzen, schlimmste Atemnot, jedes körperliche Leiden dank der Hilfe engagierter, fachlich exzellenter Palliative Care Teams so gelindert bekommen, dass Sie und jeder Mensch in Deutschland das Leben ertragen, sogar zufrieden zu Ende leben können, ohne nach „Sterbehilfe" rufen zu müssen.

Geleitwort

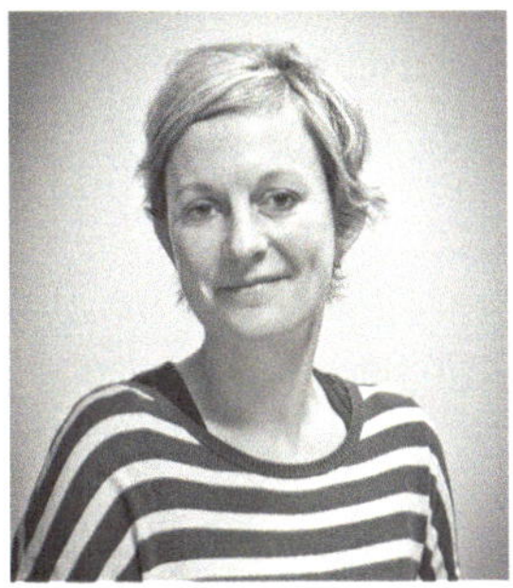

Am Ende der Schulzeit gehen wir zur Berufsberatung, später suchen wir Rat bei einer Erziehungsberatungsstelle und lassen uns vom Finanzfachmann in Sachen Altersvorsorge beraten. Es gibt kaum eine Lebensphase, in der wir nicht dankbar sind für Tipps vom Experten. Bis auf die, die uns ganz am Ende erwartet: Denn wer, bitteschön, holt sich gerne Rat und Informationen rund ums Lebensende ein?

Tod und Sterben sind immer weit weg. Egal, wie alt wir sind. Oder?

Der Tod ist tabu. Wir blenden ihn aus. Genau wie die Themen Alter, Krankheit und Pflegebedürftigkeit. Das trifft uns viel später. Wenn überhaupt. Viele von uns hoffen darauf, dass das Leben eines Tages einfach vorbei ist. Wir wünschen uns, dass wir irgendwann einschlafen und weg sind für immer. Besser noch beim Sex einen Herzstillstand haben oder beim Wandern tot umfallen. Vorstellungen sind das, deren Eintreten so unwahrscheinlich ist, dass sie fast schon klischeehaft-kindisch anmuten.

„Ich will in Würde altern.“, ist ein oft gebrauchter Satz. *„Mein Leben soll bis zuletzt selbstbestimmt sein.“*, ein anderer. Das klingt erst einmal gut. Das können wir sicher alle so unterschreiben. Aber oft schwingt da ganz leise mit, dass ein Mensch, der auf die Hilfe anderer angewiesen ist, eben nicht länger selbstbestimmt lebt und dann keine Würde mehr hat.

Der Widerwille, sich mit dem eigenen Sterben auseinanderzusetzen, hat dramatische Folgen – für jeden von uns ganz persönlich. Wenn wir es so lange wie möglich ignorieren, dass wir irgendwann Kraft und Gesundheit einbüßen werden, versäumen wir es, die finale Phase unseres Lebens angemessen vorzubereiten. Damit verpassen wir die Chance, die letzten Monate und Jahre unseres Lebens in genau der räumlichen, sozialen und emotionalen Umgebung zu verbringen, in der wir uns wohlfühlen.

Denn die bittere Wahrheit ist: Wer nicht auch für diesen Lebensabschnitt vorsorgt, läuft Gefahr, dass dieser genauso wird, wie er nicht werden soll. Wer in letzter Konsequenz in ein Pflegeheim muss, das er sich nicht ausgesucht hätte, lebt nicht sehr selbstbestimmt und wenig würdevoll. Und alles das bloß, weil es verpasst hat, sich rechtzeitig um ein Heim seiner Wahl oder eine palliativmedizinische Betreuung im eigenen Zuhause zu kümmern!

Da ist Thomas Sittes „Ratgeber Lebensende und Sterben“ ein wertvolles Buch. Denn es liefert genau das, was Ihnen ein Beratungsgespräch zum Thema Berufswahl oder Altersvorsorge im besten Fall auch vermittelt: Fundiertes Wissen, gepaart mit der richtigen Dosis Emotion und persönlicher Ansprache. Und damit die Möglichkeit, die richtigen Maßnahmen für einen Lebensabend zu treffen, der – soweit es möglich ist – Ihren ganz persönlichen Vorstellungen und Wünschen entspricht.

Denn: Wenn Sie rechtzeitig eine Patientenverfügung verfassen, können Sie festlegen, wie Sie behandelt werden wollen, wenn Sie sich in Abhängigkeit von Pflegern und Ärzten befinden. Vielleicht möchten Sie das komplette Programm der modernen Medizin für sich nutzen und Ihr Sterben so weit wie möglich hinausschieben. Vielleicht möchten Sie auch eine medizinische Fehl- und Überversorgung kategorisch ausschließen und so vermeiden, dass Ihr Leben zwar verlängert wird, Sie aber wegen der vielen Therapien und Nebenwirkungen die Freude daran verlieren.

Wenn Sie beizeiten einen Angehörigen oder Freund darum bitten, die gesetzlich mögliche Vollmacht oder Betreuung nach ihren ganz persönlichen Vorstellungen zu übernehmen, vermeiden Sie, dass das im Zweifel ein Fremder tut, der Ihre Wünsche und Vorstellungen gar nicht kennt.

Wenn Sie wissen, dass auf Kosten der Krankenkassen ein ambulanter Hospizdienst oder ein SAPV-Team in Ihre eigenen vier Wänden kommen kann, verlieren Sie ein Stück weit die Angst davor, am Lebensende Ihren Angehörigen als pflegebedürftiger und hilfloser Mensch zur Last zu fallen.

Wenn Sie wissen, welche Schmerzmedikamente eine Palliativversorgung bereithalten kann, vermeiden Sie, dass Ihnen die Angst vor einem qualvollen und schmerzhaften Tod die Hoffnung auf einen friedlichen Abschied nimmt.

Das gleiche gilt für Angehörige, die Thomas Sittes Ratgeber in den letzten Wochen, Tagen und Minuten der Sterbebegleitung unterstützen kann. Sie lesen hier den typischen Ablauf des Sterbens und erhalten viele rechtliche, pflegerische und seelsorgerische Tipps, die dem Sterbenden seinen letzten Gang erleichtern können.

Hier fließen Sittes langjährige, sehr persönlichen Erfahrungen ein. Menschen, die er beim Sterben begleitet hat, schildert er sehr lebendig und mitfühlend mit allen Tiefen und Höhen. Dabei ist Sitte offen und tolerant. Er vermittelt überzeugend, dass das Sterben so individuell ist wie das Leben, dass wir alle ganz eigene Wünsche und Vorstellungen davon haben. Es wird deutlich, dass hier ein Arzt aus der Praxis sein Wissen teilt, ohne den Leser belehren oder missionieren zu wollen.

Dass diese Schilderungen ans Herz gehen, bleibt nicht aus. Trotzdem ist es gerade das Wissen um manchmal irritierende Details, die den Leser reicher und im Umgang mit der Situation sicherer machen. Denn: Wer weiß, dass ein Sterbender nicht mehr essen mag, kommt nicht auf die Idee, ihm krampfhaft Essen geben zu wollen. Wer weiß, dass Sterbende oft Halluzinationen haben, die für sie real sind, wird ihnen diese Vorstellungen nicht mehr hilflos ausreden wollen. Und wer weiß, dass ein Sterbender meist bis zuletzt noch hören kann, auch wenn er die Augen vor Schwäche schon lange nicht mehr öffnen kann, wird nicht aufhören, mit ihm zu sprechen und bei ihm zu sein.

Die Lektüre des Buches macht deutlich: Wenn Sie sich ein wenig mehr vertraut machen mit dem Sterben, verlieren Sie die Angst davor – zumindest ein bisschen. Sie haben die Chance einen klareren Blick auf den Abschnitt zu gewinnen, der vor Ihnen liegt – egal, wie lang die verbleibende Zeit noch ist.

Niemandem gefällt die Vorstellung, sich mit dem Thema Sterben zu befassen. Dann schon lieber mit Lebensentscheidungen wie Berufswahl, Kindererziehung oder Frührente. Unabdingbar aber ist die Befassung trotzdem. Für jeden von uns. Da kann ein Buch wie Sittes nur der Anfang sein.

Es ist ein sehr wichtiger Anfang.

Anna Steinbach
Redakteurin BILD

Inhaltsverzeichnis

Für die wunderbaren Bilder bedanke ich mich herzlich bei den Einsendern der Fotowettbewerbe der Deutschen PalliativStiftung:

Über den Autor

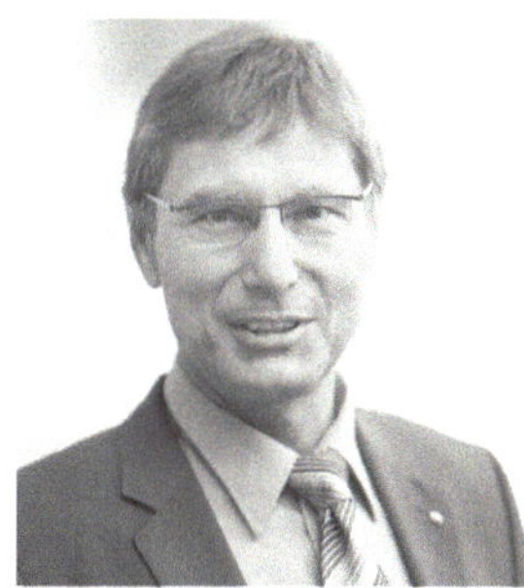

Dr. med. Thomas Sitte
studierte von 1979–1986 Medizin in Bochum, Bonn, Würzburg und Berlin. Als Arzt bildete er sich umfassend weiter, bevor er sich als Facharzt für Anästhesie noch in den 1990er Jahren auf ambulante und stationäre Palliativversorgung für Menschen jeden Alters spezialisierte.

Hier nahm er mit seinem Fuldaer Team eine Vorreiterrolle in der spezialisierten ambulanten Palliativversorgung (SAPV) in Deutschland ein. Im Rahmen der SAPV entwickelte er Anfang der 2000er mit seinem Team eine einfache und sichere Möglichkeit der nasalen Anwendung von Fentanyl zur Kontrolle von Atemnot und Schmerzen, wofür er 2008 eine Auszeichnung beim Deutschen Schmerz- und Palliativtag erhielt und 2011 den „Deutschen Schmerzpreis". Letzteren bekam er auch für seinen politischen Einsatz für die Palliativversorung. Neben verschiedenen Auszeichnungen für sein soziales Engagement erhielt er 2016 den Palliative Award für seine Doktorarbeit *„Palliative Versorgung statt Beihilfe zum Suizid und Tötung auf Verlangen? Über eine mögliche Notwendigkeit lebensverkürzender Maßnahmen."* Er verfasste seine Promotion im Alter von 56 Jahren, da diese Daten für die politische Diskussion in Deutschland dringend gebraucht wurden, als es darum ging, geschäftsmäßige Beihilfe zur Selbsttötung nach den Modellen z. B. in Oregon oder der Schweiz in Deutschland zu unterbinden.

Er leitet heute zusätzlich zu seinem Ehrenamt als Vorsitzender der Deutschen PalliativStiftung als Oberarzt eine Palliativstation für Erwachsene und arbeitet in der SAPV für Kinder.

Sittes medizinische Interessen fokussieren insbesondere auf Entscheidungsbildungen zu Therapien am Lebensende, angemessene Symptomkontrolle mit einfachen Möglichkeiten im häuslichen Umfeld, palliative Sedierung, den Ausbau der ambulanten Palliativversorgung und die Verbreitung des Wissens zu hospizlich-palliativen Möglichkeiten, Denken und Handeln.

Seit einigen Jahren wird Sitte regelmäßig vom Deutschen Bundestag und hohen Gerichten um Stellungnahmen zu Fragen der Palliativversorgung gebeten.

Von der Päpstlichen Akademie für das Leben wurde Sitte in die internationale „PAL-LIFE" Expertengruppe berufen, ein Projekt für die globale Verbreitung und Entwicklung von Palliativversorgung. Er ist zusammen mit dem Bundesgesundheitsminister Hermann Gröhe einer der Initiatoren dieser Initiative.

Sitte hat zahlreiche gut laienverständliche und auch wissenschaftliche, deutsche und internationale Artikel verfasst, Bücher geschrieben und herausgegeben. Er ist umfassend beratend tätig. Hierbei ist es ihm immer ein besonderes Anliegen, die exzellenten Möglichkeiten der Leidenslinderung in palliativer Situation als **die** Alternative zum ärztlich assistierten Suizid und zur Tötung auf Verlangen herauszustellen. Dabei fordert er immer auch die Einhaltung der notwendigen medizinischen Standards gerade auch beim Einsatz starker Medikamente ein.

Ein sehr persönliches Vorwort

Thomas Sitte

T. Sitte, *Ratgeber Lebensende und Sterben*, https://doi.org/10.1007/978-3-662-56029-7_1

» Alles hat seine Zeit
Ein jegliches hat seine Zeit, und alles Vorhaben unter dem Himmel hat seine Stunde:
geboren werden hat seine Zeit, sterben hat seine Zeit;
pflanzen hat seine Zeit, ausreißen, was gepflanzt ist, hat seine Zeit;
töten hat seine Zeit, heilen hat seine Zeit;
abbrechen hat seine Zeit, bauen hat seine Zeit;
weinen hat seine Zeit, lachen hat seine Zeit;
klagen hat seine Zeit, tanzen hat seine Zeit;
Steine wegwerfen hat seine Zeit, Steine sammeln hat seine Zeit;
herzen hat seine Zeit, aufhören zu herzen hat seine Zeit;
suchen hat seine Zeit, verlieren hat seine Zeit;
behalten hat seine Zeit, wegwerfen hat seine Zeit;
zerreißen hat seine Zeit, zunähen hat seine Zeit;
schweigen hat seine Zeit, reden hat seine Zeit;
lieben hat seine Zeit, hassen hat seine Zeit;
Streit hat seine Zeit, Friede hat seine Zeit.
Aus dem Buch Kohelet (Der Prediger), Kapitel 1

Auch mich haben von Kindesbeinen an immer wieder Tod und Sterben berührt. Da geht es mir wohl, wie jedem anderen Menschen auch, wenn man nicht zu viel wegschaut und zu viel Erlebtes verdrängt. Im Leben umgibt uns auch stets die Endlichkeit, der Tod.

Erste wirkliche Erinnerungen hat ein Mensch meist erst ab einem Alter von etwa drei Jahren an. Eins der ersten Dinge, die ich selber recht sicher zuordnen kann, war die Geburt meiner Schwester. Mein Vater, mein großer Bruder und ich zimmerten in der Waschküche ein großes Willkommensschild, bereiteten ihre Ankunft bei uns daheim vor. Wie stolz war ich darauf, etwas beitragen zu können und später dem kleinen Wesen über den Kopf streichen zu dürfen.

Bald darauf starb mein geliebter Großvater in einem kleinen Dorf. Er starb ganz gelb geworden an Leberkrebs, wie es damals hieß. Er starb im selben Bett, in dem ich drei Jahre und drei Monate zuvor das Licht der Welt erblickt hatte. Ich weiß noch ganz genau, wie wir aus der Stadt dorthin gefahren sind, weil meine Eltern vom aufgebahrten Opa Karl Abschied nehmen wollten. Alle Onkel, Tanten, Cousins, Cousinen und viele andere Menschen waren da. Im Hof des Bauernhauses standen die Menschen in stiller Atmosphäre und doch im angeregten Gespräch. Nach und nach gingen die Großen nach oben ins Schlafzimmer. Wir Kleinen mussten draußen bleiben. Ich habe nicht verstanden warum und war sehr, sehr traurig darüber. Später starben auch bei uns daheim etliche andere, meine Oma, meine Großtante, mein Bruder. Dieses langsame oder auch sehr schnelle Sterben habe ich sehr direkt, sehr nachdrücklich miterlebt und mitgefühlt, ich kann mich an die Emotionen, Geräusche, Bilder, Gerüche noch sehr gut erinnern. Vieles davon hat sich in die Seele eingebrannt, als ob ich es gerade wahrgenommen hätte. Auch im Freundeskreis habe ich aus den verschiedensten Gründen schon in der Jugend etliche Verluste zu beklagen.

Später war ich als Zivildienstleistender und Krankenpflegehelfer oft mit dem nicht nur damals sehr unwürdigen und brutalen Sterben konfrontiert. Ich musste es noch kennenlernen, das Ende in dumpf-trüben Sterbezimmern, das Wegschieben ins Bad zum einsamen Abschied; auch unser, mein Wegdrehen, weil wir es nicht mehr ertragen konnten. Solche Situationen haben mich studienbegleitend in nächtlicher Arbeit oder Wochenendschichten begleitet. Einmal boten mir die Noch-Nicht-Erben 50 Mark, wenn ich ihnen sagen würde, ob und wann die Großmutter stirbt. Sie wollten doch die Wohnung schon einmal ausräumen. …

Das ist heute – zum Glück – viel besser geworden. Aber nicht immer und längst noch nicht überall ist es besser geworden, insbesondere sind die Verhältnisse noch lange nicht so, wie sie sein könnten, wenn es gut liefe. …

Weiter am Ende des Buchs gibt es ein Kapitel namens „Epilog". Dort habe ich eine der prägendsten Erfahrungen beschrieben, die ich in meinem Leben je machen musste oder durfte. Wie man es sieht. Das Ringen mit einem Menschen, der mich bat, ihn zu töten. Nicht einfach so, sondern sehr abgewogen und wohl überlegt, wurde ich um Tötung gebeten. So kam es, dass ich als Vision für mich entwickelte dazu beizutragen, dass die Bedingungen geändert werden, in denen ein schwerstkranker Mensch solche brennenden Wünsche bekommt, sie durchsetzen will und eigentlich sogar muss.

Einige Jahre später hat eine gute Freundin, die mich sehr gut kennt, mir eine Weisheit von Mahatma Gandhi geschrieben:

» Erst ignorieren sie dich, dann verlachen sie dich, dann bekämpfen sie dich. Dann gewinnst du.

Diese Weisheit begleitet mein Tun nun schon etliche Jahre. So ist dieses Buch beileibe kein typisches Sach- oder Lehrbuch geworden. Es enthält viele persönliche Erfahrungen. Es gibt viele, detaillierte Patientengeschichten. Aber es ist weder belletristische Beschreibung noch fiktive Erzählung. Deshalb möchte ich Ihnen als Leser zunächst gerne erklären, was ich als Autor mit meinem Werk bezwecke.

Ich möchte nicht weniger als Ihr Denken anregen, lieber Leser. Vielleicht hin zu einer Haltungsänderung, die ich auch selber erfahren habe. Dabei drängt mich kein missionarischer Eifer, Sie selber werden sehen, was für Sie selber passt.

Seit vielen Jahren werbe ich für einen anderen Umgang mit dem Lebensende. Ich habe mich in den 1990er Jahren als Arzt mehr und mehr auf die Sterbebegleitung spezialisiert. Da gab es sehr viele Widerstände, mit denen ich teils leben, arbeiten, umgehen musste, die zu einem guten Teil auch überwunden werden mussten. Sehr viel half dabei die Deutsche PalliativStiftung, zu deren Gründern ich gehöre. Zum Überwinden von scheinbar unüberwindlichen Schwierigkeiten habe ich noch eine schöne Lebensweisheit einer amerikanischen Philosophin, Margret Mead (*1901 † 1978), parat. Ich habe sie erstmals auf dem Deutschen Stiftungstag in Erfurt 2012 gehört:

> Zweifle nie daran, dass eine kleine Gruppe nachdenklich engagierter Bürger die Welt verändern könne. In der Tat, es ist der einzige Weg, auf dem es je gelang.

So war ich schon 2005 in einer kleinen Gruppe von Ärzten aktiv, die verhinderten, dass die „Sterbehilfe" in Deutschland gesetzgeberisch durch die Hintertür eingeführt wurde. Wer aktiv wird, bekommt Gegenwind zu spüren, der wird manchmal sehr heftig. 2009 musste ich meine Praxistätigkeit beenden, weil man mir als Palliativmediziner böswillig Straftaten nach dem Betäubungsmittelrecht anhängen wollte. Das war eine extreme Erfahrung für meine Familie und mich, die mich meine berufliche Existenz kostete und meine Rücklagen für das Alter verbrauchte. Meine Familie hatte Angst um mich. Es dauerte einige Jahre harten Kampfs, bis ich von allen Vorwürfen reingewaschen war und wir es, wieder mit einer kleinen Gruppe sehr aktiver Menschen, erreichten, dass der Bundestag das Betäubungsmittelrecht für die palliativmedizinische Versorgung in Deutschland wesentlich verbesserte. So kam eines zum anderen, ich war danach noch sehr engagiert für ein Hospiz- und Palliativgesetz und ein Verbot sogenannter geschäftsmäßiger Beihilfe zur Selbsttötung. Dazu werden Sie später noch mehr lesen.

Nun habe ich meine Erfahrungen im Leben gemacht. Erfahrungen, die mich entscheidend geprägt haben. Erfahrungen, von denen ich mir viele hätte ersparen wollen, wenn ich die Möglichkeit dazu gehabt hätte. Meine wichtigsten Erfahrungen, mein wichtigstes Wissen möchte ich Ihnen in diesem Buch möglichst realitätsnah und verständlich mitteilen. Sie selber können, jeder Leser kann etwas aus diesem Buch für sich oder andere mitnehmen. Völlige Laien, durchaus aber auch Experten in der hospizlich-palliativen Begleitung. Im Kern wirklich wahre, aber unkenntlich gemachte Krankengeschichten von fünf ganz unterschiedlichen Menschen auf ihrem ganz individuellen Weg zu sterben, sind mit sachlich-korrekten, dabei leicht verständlichen Informationen verwoben worden. Ich habe die Berichte unkenntlich gemacht, weil die ärztliche Schweigepflicht auch über den Tod hinaus gewahrt werden muss und ich nicht immer eine Einwilligung zur Veröffentlichung habe. Eine gelingende hospizlich-palliative Begleitung benötigt alle Ebenen des Verstands wie auch das Gefühls.

Mein wichtigstes Ziel ist es dabei, Ihr eigenes Denken auf der intellektuellen wie auch emotionalen Ebene gleichermaßen anzuregen.

Es ist so ein Buch entstanden, das keinesfalls auswendig gelernt werden will, sondern das Sie sich erarbeiten sollten. Sie können es auch einfach „nur" durchlesen. Lesen, nachdenken, verwerfen, verstehen, reflektiert für sich anpassen wird Ihnen aber sicher mehr geben. Sie können viele Schritte mit den Inhalten dieses Buches durchlaufen, bis das Gelesene und Durchdachte schließlich für Sie passt.

Sie können hier
Lesen
Darüber Nachdenken
Es Verwerfen
Verstehen
Anpassen

Palliative Begleitung geht uns alle an – gleich, ob jung oder alt. Es kann uns betreffen als jene, die andere begleiten oder auch jene, die selber begleitet werden und denen dadurch geholfen und vieles erleichtert wird. Damit die teils doch recht theoretischen Inhalte plastisch vermittelt werden, werden Sie fünf Menschen mit ihren Lebensgeschichten und Krankheitsverläufen kennenlernen.

Diese fünf Menschleben umspannen fast ein ganzes Jahrhundert:

- Fünf verschiedene Menschen.
- Fünf verschiedene Leben.
- Fünf verschiedene Wege des Sterbens.

Die Menschen sind:
Anton, 99 Jahre, hochbetagt und lebenssatt;
Erna, 74 Jahre, schwerste Demenz;
Peter, 49 Jahre, Bauchspeicheldrüsenkrebs;
Sophie, 24 Jahre, fortschreitende Lähmung.
Murat, 4 Jahre, stoffwechselerkrankt

Wer, welcher Mensch mit welcher Lebensgeschichte wird uns nun durch dieses Buch begleiten?

Es sollen diese fünf Menschen sein, deren Namen, Daten, Fakten meist frei erfunden sind. Doch alle Details entstammen dem echten Leben und Sterben. Ich habe letztlich alles, was ich hier von den Patienten berichten werde, inhaltlich genau so erlebt. Auch wenn es aus Gründen des Datenschutzes natürlich mit den Gegebenheiten und Rahmenbedingungen verfremdet wird, dass nur der wissen kann, welche Situation gemeint ist, der jeweils selber dabei war.

In den letzten zwanzig, dreißig Jahren habe ich viele Schicksale kennenlernen und miterleben dürfen, sodass ich zu sagen wage: Es sind alltägliche Situationen, alltägliche Probleme, mit denen wir hier konfrontiert werden, sodass wir daraus für uns selber unsere Schlüsse ziehen und wohl auch das eine oder andere lernen können für die Menschen, denen wir nahestehen und die wir selber begleiten wollen und vielleicht manchmal auch begleiten müssen.

Weder wir noch der Patient haben uns in der Regel die Lage, in der wir dann sind, selber ausgesucht.

Die Menschen sind

- **Anton, 99 Jahre, hochbetagt und lebenssatt**, er hat viele verschiedene größere und kleinere Krankheiten – nichts, das einen umbringt, aber in der Summe ist es ihm ganz einfach zu viel.

Ganze 25 Lebensjahre jünger ist

- **Erna, 74 Jahre, sie hat eine schwerste Demenz** und ist körperlich eigentlich sonst ganz gesund. Langsam scheint die Erna, die sie einmal war, immer mehr zu verschwinden.

Sogar ein halbes Jahrhundert jünger als Anton ist

- **Peter, 48 Jahre, Bauchspeicheldrüsenkrebs** – ihn hat es plötzlich und hart getroffen, nie hätte er es sich träumen lassen, dass eine Krankheit ihm so unerwartet den Boden unter den Füßen wegziehen könnte.

Leben und Tod, das sind Dinge, die auch junge Menschen treffen können. Aus den unterschiedlichsten Gründen – deshalb erfahren Sie hier auch die Geschichte eines Lebens, das kaum erst richtig begonnen hat. Sie lesen von

- **Sophie, 24 Jahre, fortschreitende Lähmung.** Ihr Kopf bleibt klar, sie kann alles fühlen, alles denken, aber die Muskeln versagen nach und nach ihren Dienst. Dieser Weg ist klar vorgegeben und – ohne ein Wunder – unaufhaltsam.

Und dann ist da noch

- **Murat, gerade einmal vier Jahre jung, stoffwechselerkrankt**. Geboren wurde Murat kerngesund. Er trank, lachte, krabbelte und brabbelte. Bis die Entwicklung plötzlich still stand und die Eltern das unerträgliche Gefühl überkam, auch die Welt und die Zeit bliebe für sie stehen.

Das ist für Sie als Leser wohl noch einmal eine ganz andere Sache. Wie oft haben Sie selber schon mit sterbenden Kindern zu tun gehabt?

Über einen „Plan B" nachdenken, gibt Ihnen Sicherheit.

Und nun möchte ich Ihnen noch sagen, warum ich dieser Einleitung das Bibelzitat vorangestellt habe. Vielleicht können Sie es sich auch schon nach den ersten Beschreibungen der Patienten, die Sie begleiten werden, denken. Wir können und sollten uns anstrengen ein redliches, halbwegs gesundheitsförderndes Leben zu führen. Sicher nutzt dies „durchschnittlich" zu längerer, besserer Gesundheit. Nur eben: Es kann auch anders kommen. Eine völlig natürliche, normale Reaktion ist dann zu hadern, ungläubig zu verdrängen, auf Wunder und die moderne Medizin zu hoffen und vieles mehr, was uns letztlich aber im Leben lähmt. Immer ist es besser, zwar zu kämpfen, aber gleichzeitig sein Schicksal auch zu akzeptieren, gesund werden zu wollen, und trotzdem einen „Plan B" zu haben, für den Fall, dass es doch anders kommt.

Dieser Plan B gibt uns Sicherheit im Leben, für das Leben. Für etwas eintreten, arbeiten, kämpfen, macht uns zufriedener, als dagegen zu sein. Deshalb hilft uns der „Plan B" auch, wenn es anders kommt, also auch, wenn dieses Leben doch unabänderlich zu Ende geht, gibt uns der „Plan B" Sicherheit im Sterben für das Sterben.

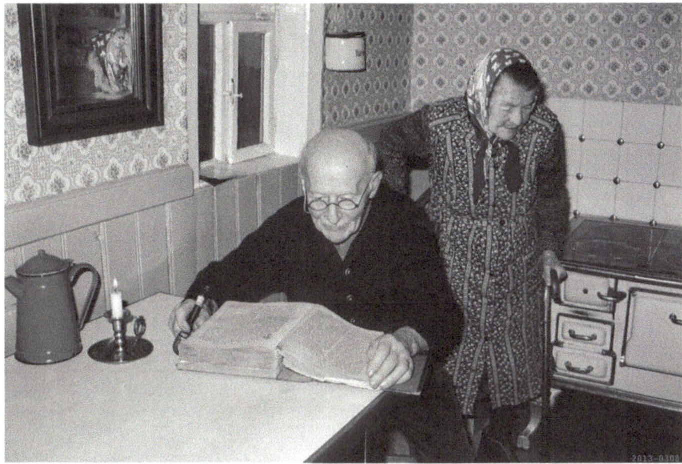

Abb. 1.1 Im hohen Alter hat man andere Ziele und Wünsche als in jungen Jahren. (Mit freundlicher Genehmigung des Deutschen PalliativVerlags)

1.1 Anton, 99 Jahre, hochbetagt und lebenssatt

Anton, 99 Jahre (Abb. 1.1)

Wenn ein Mensch sein Leben gelebt hat, dann Anton. Geboren ist Anton im wunderbaren Frühherbst, den ersten Tagen des ersten Weltkriegs, damals waren doch viele Menschen so voller Begeisterung. Groß geworden ist er in der entbehrungsreichen Zeit nach dem Krieg und in der Weimarer Republik, dann in den ersten Tagen des Jahres 1939 ist Anton freiwillig mit der Wehrmacht voller Nationalstolz nach Osten gezogen. Das hat er bitter bereuen und büßen müssen. Vom Typhus und der Leberentzündung in der Gefangenschaft hat er sich nie richtig erholt. Aber: Er hat überlebt. Er ist vielfach durch die Hölle gegangen und hat sie überstanden.

Auch wenn fast alle seine Kameraden gefallen sind – erfroren, verhungert, irgendwann einfach gestürzt und zurückgeblieben sind. Ihm kann keiner was vormachen. Seine erste Frau hat er schon zur Zeit des Wirtschaftswunders begraben. Sie hat ihm zwei Kinder hinterlassen und viel, viel Kummer. Trotzdem hat er sich weiter durchgeschlagen. Aber er fand später noch Anna, seine neue Liebe, mit der er nun auch schon vor langem Goldene Hochzeit feierte. Kinder, Enkel, Urenkel, ein kleines Haus mit einem ruhigen, sonnigen Garten, ein paar kleine Tiere, Katze, Hund, alles was man zum Glücklichsein braucht, ist um ihn herum im Dorf in der Nähe der Stadt vorhanden. Der jüngste Sohn, der Andreas, der hat in Amerika sein Glück gemacht. Andreas kommt aber fast jedes Jahr zu Besuch. Der hat es gut beim Reisen und kann 1. Klasse fliegen. Anton wäre ja gerne mal nach Amerika gereist. Aber das wird wohl nichts mehr werden.

Nur die Gesundheit macht schon lange nicht mehr mit. Mit dem Prostatakrebs lebt Anton schon viele Jahre. Naja, nach der Operation ging vieles nicht mehr so wie vorher. Doch auch damit hat er sich abgefunden. Dann kam noch die Darmoperation. Auch mit einem künstlichen Ausgang kann man ganz gut leben. Anton ist geschickt, lernt schnell und hat doch viel, viel Zeit. Seine Anna besucht Anton jeden Tag auf dem Friedhof in der Nähe seines Hauses, sie hat ihn ja vor zwei Jahren verlassen. Die Trauer und der Abschiedsschmerz sitzen noch tief bei Anton. Als Anna starb, hat er ihr die Hand gehalten. Sogar der Sohn aus Amerika war da und das allerjüngste Urenkeltöchterchen, kaum vier Wochen alt. Eigentlich war das ja ein wunderbares Bild und ein wirkliches, stilles Glück für seine Anna, so friedlich gehen zu können und zu wissen, irgendwie geht es für alle weiter.

Zum Glück wohnt der jüngste Sohn Alwin mit der Familie gleich im Nachbarhaus. Da hat Anton viel Hilfe, Sohn Alwin und auch die Schwiegertochter sind ja beide auch schon in Rente und greifen Anton unter die Arme, wo es nur geht.

Trotzdem: Es ist einfach mühsam und wie gerne würde Anton seine Anna bald wiedersehen. Auch die erste Frau würde er dann gerne treffen, vergessen hat er sie ja nie, bestimmt würden sich alle drei auch gut verstehen, denkt er und lacht in sich hinein.

Das Essen schmeckt Anton nicht mehr so richtig. Seinen Schoppen abends mag er auch nicht mehr trinken. Es widert ihn eher an. Alles ist so schwer, geht immer langsamer. Die Gelenke schmerzen und kneifen. Wenn Anton sich ins Bett legt, schlägt das Herz so schwer und er kann schlecht Luft bekommen. Was ist da die Mühe und Anstrengung noch wert? Wozu das Alles? Morgens schon sechs verschiedene Tabletten. Da kommen am Tag über 25 Stück zusammen und noch die Tropfen dazu. Alleine davon wird Anton doch schon satt.

1.2 Erna, 74 Jahre, schwerste Demenz

Erna, 74 Jahre (Abb. 1.2)

Erna ist Zeit ihres Lebens eine lebenslustige, aktive, auch attraktive Frau, die „ihren Mann gestanden hat“. Gemeinsam mit ihrem Mann Erich hat sie vier Kinder groß gezogen, auf die

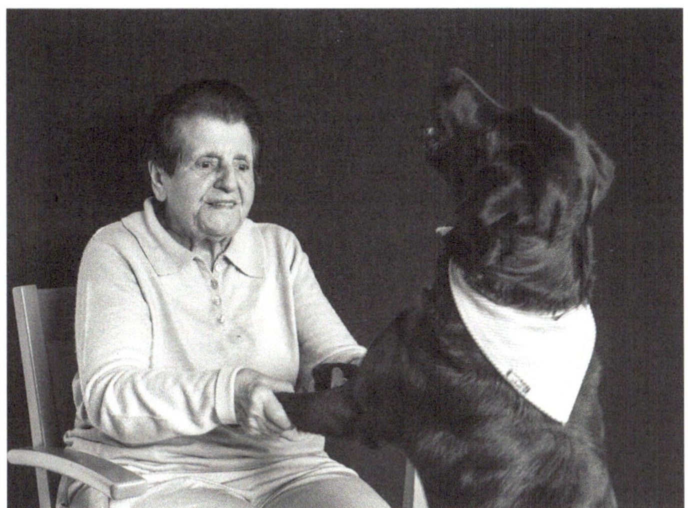

Abb. 1.2 Fast jedem Menschen kann der richtige Hund ein Lächeln auf das Gesicht zaubern.
(Mit freundlicher Genehmigung des Deutschen PalliativVerlags)

sie stolz ist. Sie kümmert sich immer wieder rührend um ihre sechs Enkel. Zu ihrem großen Kummer lebt keines der Kinder in der Nähe. Zwar sind alle in Deutschland geblieben, doch keines ist so nah bei ihr, dass man mal eben um die Ecke fahren könnte.

Eine vielleicht typisch deutsche Familie, die in die Jahre kommt. Erich ist seit bald zwanzig Jahren in Rente, er war leitender Angestellter und sie haben ein gutes Auskommen mit dem Einkommen. Sie sind in den Jahren des Ruhestands viel gereist, obwohl es für den herzkranken Erich doch mühsam war. Von der Antarktis bis ans Nordkap, von Hawaii bis China haben sie viel gesehen.

Auf den letzten Reisen hat sich Erich immer wieder geärgert, weil Erna vergaß, etwas einzupacken, obwohl sie es versprochen hatte. Oder dann ließ sie wieder den Reisepass irgendwo liegen, was großen Ärger brachte, weil es nicht so einfach ist, aus China ohne Pass wieder herauszukommen.

Aber Erna war noch nie auf den Mund gefallen. Sie hat immer schon einen guten Spruch parat und kreative Lösungen sowieso. So ging es doch bislang stets weiter, bis auch daheim immer mehr Dinge unerklärlich verschwinden und völlig verrückt wieder auftauchen. Dann fängt die körperlich kerngesunde Erna an und füllte die Schubladen mit Dingen, die sie eigentlich gar nicht mehr bräuchte, lässt einmal das Zwillingspaar der Tochter Esther beim Einkaufen im Supermarkt zurück.

Das war eine Aufregung! Ernas Sohn Emil meint schon zu Erwin, dass ihm die Mutter gar nicht gut gefalle. Aber Erwin findet, es sei doch gar nicht so schlimm, Erna habe mal nicht richtig geschlafen, ein anderes Mal hätte sie so viel im Kopf gehabt. Da könne man doch einmal etwas vergessen. Bis zu dem Tag, als Erich stundenlang Erna sucht, die früh morgens mit dem Auto zum Einkaufen gefahren war. Dann findet er sie, sie steht mit dem Auto rechts am Straßenrand, weint und ist verzweifelt, weil sie weder weiß, wie der Weg nach Hause ist, noch wie man ein Auto startet. Zum Glück, könnte man sagen. Nicht auszudenken, was vielleicht passiert wäre, wenn Erna einfach so gefahren wäre, ohne die bisher vertrauten Verkehrsregeln noch zu kennen!

Das ist der Tag, als Erich mit viel Rücksicht und Liebe dafür sorgt, dass Erna niemals wieder einen Autoschlüssel im Haus finden wird. Hinterher denkt er sich, das hätte er schon früher, viel früher, vielleicht vor zwei Jahren machen müssen. Damals, als die kleinen Blechschäden und die kleinen Unfälle begannen, bei denen sich erst keiner etwas gedacht hat. Durch die dann aber die vier erwachsenen Kinder anfingen, nachzudenken und nachzufragen! Aber die hatten gut reden, sie wohnten doch weit weg.

Erich geht also mit Erna zum Arzt, so was nannte man früher, zu seiner Zeit, einen Gang nach Canossa. Der Hausarzt, der die Familie seit bald vierzig Jahren kennt, nennt die schlimme Diagnose: „Demenz im fortgeschrittenen Stadium". Immer hatten Erna und Erich drum herum geredet und Ausreden gefunden, weil sie meinten, es würde schon wieder werden. Jetzt leitet Erich eine rechtliche Betreuung für seine Erna ein, zwei Jahre vor der goldenen Hochzeit. Natürlich haben sie sich nie Gedanken gemacht über eine Betreuung, Vorsorgevollmacht, Patientenverfügung, ... so etwas brauchen doch nur die ganz alten oder ganz kranken Menschen. Doch nicht Erna, der hat doch ein Leben lang nichts gefehlt. Und auch nicht Erich – gut, die Pumpe funktioniert nicht mehr so richtig. Aber seitdem er den hochmodernen Herzschrittmacher zu seiner großen Zufriedenheit in der Brust weiß, läuft die Pumpe doch wie geschmiert, wie bei einem Zwanzigjährigen, denkt er sich.

Das Betreuungsverfahren ist kein wirkliches Vergnügen. Aber dazu später mehr. Er erhält dann nach einigem Hin und Her doch die Betreuung und kümmert sich hingebungsvoll um Erna. Erich lernt auch mit seinen damals gut 70 Jahren noch alles rund um den Haushalt. Es ist zum Glück nie zu spät, um noch etwas zu lernen, denkt er sich. Mühsam ist es schon. Und immer mühsamer wird es, weil Erna mit der Zeit immer weniger Essen möchte und immer dünner wurde. Das macht schon Angst. Sie ist doch nicht körperlich krank! Nein, Herz und Nieren, die Blutgefäße, der Zucker, alles ist in Ordnung, nur das Hirn, das spielt verrückt. Was wird das Füttern doch für Erich eine Geduldsprobe. Es ist manchmal eine richtige Qual, das bisschen Essen in Erna hineinzubekommen, das zum Leben zu wenig, zum Sterben aber zu viel war. Da kann Erich doch schon mal der Geduldsfaden reißen, wenn er wieder einmal Ernas Lieblingsessen kocht und Erna die Zähne zusammenbeißt und einfach nicht den Mund aufmachen will. Wenn Erich dann schreit oder ihm sogar die Hand ausrutscht, tut es ihm sofort wieder so sehr leid. Aber was soll er tun?

Eine künstliche Ernährung mit so einer „PEG-Sonde" durch die Bauchwand, das kommt für Erna nicht infrage! Das hat sie immer ganz klar gesagt. Aber jetzt? Die Leute reden, der Pflegedienst fragt nach. Sie wird dünner, schwächer. Kann das denn noch richtig sein? Und sie ist doch körperlich gar nicht krank.

1.3 Peter, 48 Jahre, Bauchspeicheldrüsenkrebs

Peter, 48 Jahre (▪ Abb. 1.3)

Peter fühlt sich wirklich besser als je zuvor in seinen 48 Jahren. Er ist nun zum zweiten Mal glücklich verheiratet. Seine Tochter Petra hat das Studium endlich abgeschlossen und eine gute Stelle als Assistenzärztin im Nachbarkreis bekommen.

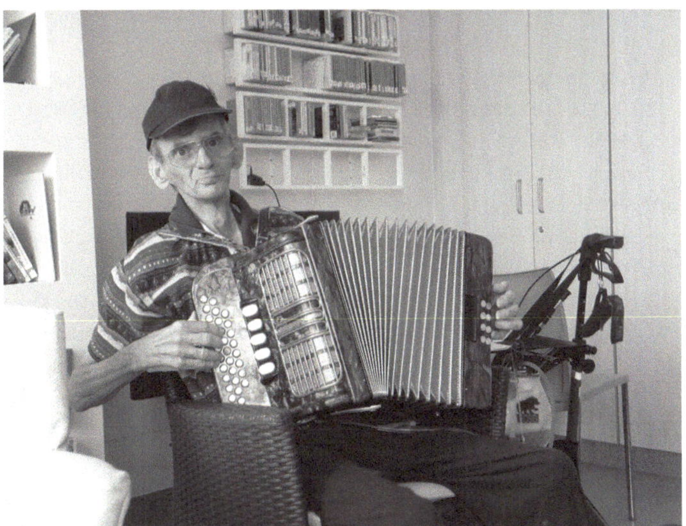

▪ **Abb. 1.3** Durch Musik können Gefühle und Erinnerungen wach werden, die wir sonst vergessen und verdrängen.
(Mit freundlicher Genehmigung des Deutschen PalliativVerlages)

Er selber wurde kürzlich zum Abteilungsleiter in einem großen Verlag befördert. Nun ist er zuständig für gut 50 Mitarbeiter und hat ein ordentliches Budget zu verantworten.

Wenn bloß diese lästigen Rückenschmerzen nicht wären, die ihn seit ein paar Wochen Tag und Nacht begleiteten. Er ist top trainiert, Triathlet! Ironman! Da hat man so was nicht, steckt es weg und macht einfach weiter. „No Pain, No Gain!", das war doch immer sein Motto hinter jedem Erfolg, „Ohne Schmerzen, kein Gewinn". Trotzdem hat es seine Frau geschafft, dass er endlich zum Hausarzt geht. Der kennt ihn nur von den Impfungen alle paar Jahre. Peter war sonst nie krank. Und jetzt das. Eine Geschwulst an der Bauchspeicheldrüse ist die Verdachtsdiagnose, die ihn wie ein Hammer trifft. Dann folgen einige Untersuchungen bei Spezialisten und nach einer Woche ist es völlig sicher: Krebs. Krebs im weit, weit fortgeschrittenen Stadium. Vielleicht wäre es besser gewesen, er wäre gleich mit den Rückenschmerzen zum Arzt gegangen. Aber hätte dieser dann überhaupt schon etwas gesehen? Oder wäre dann noch eine echte Chance gewesen?

Jetzt Lebermetastasen, Metastasen im Bauchraum, in der Lunge. Weit gestreut hat er schon, der Krebs.

Peter hat die letzten Jahre alles im Griff gehabt. Jetzt hat er ihn im Griff, der Krebs. Peter zieht es den Boden unter den Füßen weg, seine Frau Pia kann ihn kaum trösten, beistehen. Er will lieber alleine sein, schluckt seine Wut und seinen Ärger mal hinunter und läßt auch manchmal an ihr seinen Überdruck ab, was ihm selber gleich wieder so leid tut! Zum Glück versucht Pia ihn immer wieder vorsichtig zu unterstützen und bedrängt ihn nicht. Jetzt sollten noch ein paar anstrengendere Untersuchungen gemacht werden. Dann steht die Entscheidung an: Operation oder Chemotherapie, nein Operation UND Chemotherapie oder nur Chemotherapie, weil die Operation schon gar nicht mehr sinnvoll, technisch auch kaum mehr möglich wäre. Palliative Chemo, hatten die Ärzte es genannt. „Palliativ", so als ob er schon mehr tot als lebendig wäre. Von ein paar Monaten hat dieser Arzt sogar geredet, als Peter nach der Zeit fragte, die ihm wahrscheinlich noch bliebe. So was will er nun wirklich nicht als Antwort hören.

Aber Peter hat bislang doch nur Rückenschmerzen, sonst nichts. Der Appetit ist noch gut, ein richtig guter Esser war er sowieso noch nie. Und Alkohol hat er nie gemocht. Genauso wenig wie Zigaretten. Peter hat immer gesund gelebt, Pia hat immer Bio gekocht, viel vegetarisch und so. Und dann Krebs. Da fragt sich Peter doch immer wieder, ob die Diagnose überhaupt stimmt. Die können sich doch auch mal irren, die Ärzte. Auch wenn sie „Dr. med." oder sogar „Prof. Dr." und noch viel mehr sind. Die müssen sich vielleicht doch sogar irren. So fit und so gesund gelebt, da müssen die sich doch irren.

Immer wieder kreisen so die Gedanken, schwankt er von Verzweiflung über unbedingten Kampfeswillen hin zur Verleugnung der Diagnose. An richtige Arbeit ist da nicht zu denken, obwohl er so gerne auf der Arbeit war. Selbst die Tochter Petra kann ihn kaum vom Grübeln und den ganzen düsteren Gedanken, die aufziehen, abbringen. Ab in die Schweiz! Oder sich einen Strick besorgen! Er hat doch eine Hausapotheke, vielleicht könnte er das ganze Zeug schlucken, das reicht dann bestimmt.

1.4 Sophie, 25 Jahre, fortschreitende Lähmung

Sophie, 25 Jahre (◘ Abb. 1.4)

„Kongenitale, neuromuskuläre, degenerative Erkrankung", so wird Sophies Diagnose umschrieben. Dazu noch irgendein schwieriger Eigenname vom stolzen Entdecker der Krankheit, irgend so was seltenes aus dem großen, bunten Strauß der Krankheiten, die man nun wirklich nicht brauchen kann.

Aber Sophie hat es halt getroffen. In der Schulzeit fing es schon an. Eigentlich zu früh, die meisten würden viel später mit Beschwerden auffällig, hieß es damals. Aber warum sollte das

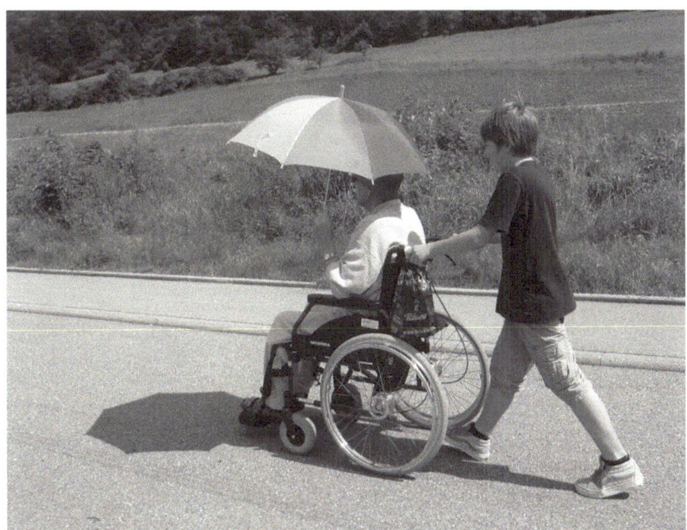

◘ Abb. 1.4 Noch ein letztes Mal hinaus ins Grüne. Wenn man denkt, es sei unmöglich, kommt man doch mit Hilfe viel weiter.
(Mit freundlicher Genehmigung des Deutschen PalliativVerlags)

Sophie interessieren? Oder ihre Eltern? Sie, Sophie, ist 25 Jahre alt, und sie ist jetzt krank, schon ein paar Jahre. Mal ist es schlechter, mal ist es besser. Oder sollte man vielleicht lieber sagen: Mal wird es schnell schlechter, mal wird es langsam schlechter? Denn eines ist glasklar, es geht nur in eine Richtung: bergab. Nicht wie bei allen Menschen, so langsam bergab über viele Jahrzehnte, sondern rasant, über Jahre und Monate.

Medikamente gibt es keine dagegen, überhaupt keine. Es gibt auch keine Studien in den USA, wo man vielleicht noch als „Versuchskaninchen" hinfahren könnte. Sophie würde alles versuchen! Sie war sogar schon einmal auf den Philippinen bei einem Wunderheiler und einmal in einer chinesischen Universität, dort sollte es etwas Neues geben, das ihren Verfall aufhalten könnte. Aber nichts half bis jetzt.

Was immer hilft, wäre Training, aber das heilt die Krankheit doch nicht, sondern macht nur, dass sie etwas kräftiger bleibt und länger selbständig. Und es ist so anstrengend. Zum Glück ist Sophie eine charmante, attraktive, junge Frau, die intelligent, freundlich und nicht auf den Mund gefallen ist; da helfen die anderen umso lieber.

Treppensteigen kann Sophie schon lange nicht mehr. Lange Strecken laufen auch nicht mehr. Oft muss sie im Rollstuhl geschoben werden. Immerhin kann Sophie noch einige Zeit selbständig sitzen. Irgendwann wird das auch nicht mehr gehen. So wenig, wie sie bald nicht mehr sitzen kann, wird sie irgendwann auch nicht mehr schlucken können. Das kann sie sich kaum vorstellen, aber jetzt verschluckt sie sich ja auch schon öfters als die anderen und bekommt dann scheußliche Hustenanfälle. Und ganz zum Schluss hat Sophie keine Kraft mehr zum Atmen. Nicht einmal dazu.

Aber, was heißt, ganz zum Schluss?! Das kann dann noch lange weitergehen. Mit einer PEG-Sonde kann sie gut künstlich ernährt werden. Und eine künstliche Beatmung kann man heute auch sehr gut zuhause machen. Nur bewegen, das kann sie sich dann nicht mehr.

1.5 Murat, 4 Jahre, stoffwechselerkrankt

Murat, 4 Jahre (▣ Abb. 1.5)

Unvorstellbar für glückliche Eltern ist es immer wieder, wenn ein augenscheinlich gesundes Kind plötzlich nicht mehr so ist wie zuvor. Murat wird als erstes Kind solcher glücklicher Eltern geboren und sein Name bedeutet auf Deutsch der Erwünschte.

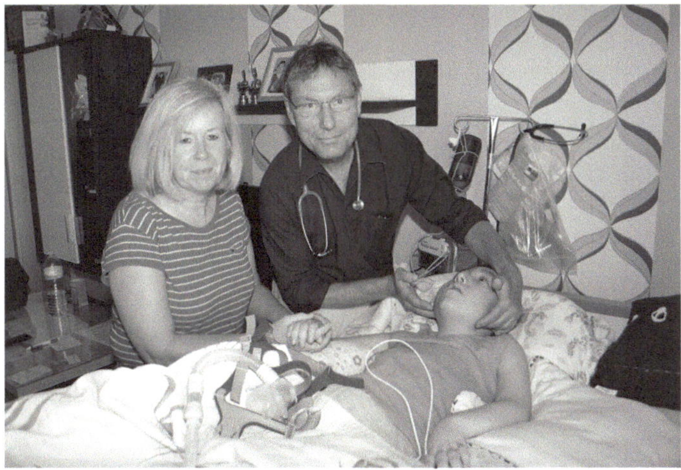

Abb. 1.5 Der kleine Mustafa auf dem Bild hat mich wesentlich zur Lebensgeschichte von Murat inspiriert. Wenn auch einiges davon bewusst verfremdet wurde und aus anderen Erlebnissen meiner täglichen Arbeit entnommen ist. Wir haben über Mustafa in der Zeitung und im Fernsehen berichten dürfen. Für diesen Mut bin ich den Eltern sehr dankbar. Eine gute Palliativversorgung braucht eine gute Öffentlichkeitsarbeit.
(Mit freundlicher Genehmigung des Deutschen PalliativVerlags)

Mesut und seine Frau Medine waren vor gut dreißig Jahren aus der Türkei nach Deutschland gekommen. Schon lange sind sie eingebürgert worden. Sie haben auch viele deutsche Freunde, wohnen in einer deutschen Gegend. Ihr Herz schlägt natürlich noch türkisch und auch ihre Kultur bleibt orientalisch und muslimisch geprägt. Warum sollten sie ihren Glauben ablegen, nur weil sie 3.000 km nach Nordwesten gezogen sind.

Murat entwickelt sich anfangs prächtig und völlig normal, wächst und gedeiht. Er lernt krabbeln, brabbelt vor sich hin, läuft irgendwann, lernt zu sprechen und wird immer wissbegieriger und selbständiger. Wunderbar zu sehen, wie solche kleinen Menschen jeden Tag ihre Erfahrungen machen und etwas dazulernen. Das können wir Erwachsenen leider nicht mehr. Zwei Jahre später kommt seine Schwester Mesure zur Welt und man kann sehen, wie lieb Murat die Kleine hat. Immer will er zu ihr hin, küsst und streichelt sie und ist voller Stolz. Dann, mit rund drei Jahren verändert sich etwas. Murat wird tollpatschig. Er verschüttet beim Essen immer öfters den Kakao, fällt hin, wenn er etwas schneller laufen will. Murat wird nicht geschickter, er wird ungeschickter. Da stimmt etwas nicht, so denken zumindest Freunde der Eltern. Mesut und Medine denken sich erst einmal nichts dabei. So ist es oft: das Schwerste zu sehen ist das vor den Augen liegende, so hat es schon der große Goethe treffend gesagt. Außerdem, wer möchte denn als stolzer Vater schon zugeben, dass mit dem Sohn etwas nicht so ganz stimmt. Dann, bei der nächsten Vorsorgeuntersuchung stutzt die Kinderärztin, nimmt sich mehr Zeit als sonst für die Untersuchungen und gibt den Eltern noch einen Termin für die kommende Woche. Auf die Frage, worum es geht, gibt es nur ausweichende Antworten.

Vor dem Folgetermin sind die Eltern doch aufgeregt, ganz anders, als sonst bei einem Arztbesuch zur Früherkennung oder Vorsorge. Sie sind die letzten Eltern die vor dem Feierabend in die Praxis bestellt wurden. Niemand ist mehr da, nur eine Sprechstundenhilfe und die Frau Doktor. Die Ärztin fragt kurz, wie es Murat und den Eltern geht. Dann meint sie, ob Ihnen nichts an ihrem Sohn aufgefallen wäre. Eigentlich schon, meinen sie, sie denken aber, das wird schon nichts sein oder doch?

Die Ärztin macht ein ernstes Gesicht und sagt: „Gut, dass Sie beide da sind. Sie können sich gerne Notizen machen und jederzeit Fragen stellen, wenn Sie etwas nicht verstehen." Sie macht eine besorgte Miene. Dann erklärt sie mit ruhiger Stimme, dass sich nun das Leben der jungen Familie anders entwickeln wird, als es alle gedacht haben. Murat hat eine schlimme Stoffwechselerkrankung die sich erst nach einigen Jahren, jetzt, herausstellt und dazu führt, dass Murat alles verlernen wird, was er einmal konnte. Jetzt können wir durch eine intensive Förderung diesen sicheren Verlauf ein wenig verzögern. Aber irgendwann geht es los. Erst sind die Eltern völlig starr vor Schreck. Dann meinen sie, es müsse doch alles ein Irrtum sein. Die Sprechstundenhilfe, die mit am runden Tisch sitzt, holt etwas zu trinken für alle. So können sich Mesut und Medine wenigstens am Teeglas festhalten, wenn sie sonst schon jeden Halt verlieren. Schließlich wollen die Eltern es genau wissen, sie fragen immer wieder nach. Einfach alles wird Murat wieder verlernen. Sprechen, Laufen, Essen und Trinken. Sogar sein wunderbares, glückliches Lachen wird er verlieren. Es gibt keine Therapie gegen die Krankheit. Nur sehr viele Möglichkeiten Beschwerden zu lindern, Fähigkeiten zu fördern, so gut es geht, um das Verlernen zu verzögern.

Schließlich dreht sich den Eltern alles im Kopf, die Welt scheint unter zu gehen. Sie verstehen überhaupt nichts mehr. Sie hören nicht mehr, was die Ärztin noch zu erklären versucht. Schweigend stehen die Eltern irgendwann auf, vergessen sogar den Abschiedsgruß und gehen schweigend durch die anbrechende Nacht nach Hause.

Zeit vor der Krankheit

Thomas Sitte

T. Sitte, *Ratgeber Lebensende und Sterben*, https://doi.org/10.1007/978-3-662-56029-7_2

2.1 Was können wir tun, solange wir gesund sind?

Hauptsache gesund? Dafür könnten wir sehr viel tun.

„Hauptsache gesund", das hören wir meist, wenn wir fragen, was Menschen im Leben am meisten bedeutet. „Gesundheit ist das höchste Gut", ist ein anderer Spruch. Würden wir versuchen und uns tatsächlich bemühen, immer alles dafür zu tun, möglichst lange, möglichst gesund zu sein und zu bleiben, so würden dafür die 24 Stunden, die der Tag uns bietet, noch lange nicht ausreichen. Es gibt so viele Dinge, die sicher hilfreich wären, unsere Gesundheit zu erhalten – aber teils sind diese Dinge uns zu anstrengend, teils lästig, teils teuer, teils widersprechen sie sich.

Wer kann und will die Übersicht behalten? Nur Eines ist uns im Leben ganz sicher: Wir werden, wenn wir einmal geboren wurden und auf der Welt leben, eines – hoffentlich fernen – Tages sterben.

2.1.1 Es ist wichtig, das rechte Maß zu halten

Was geht mich „palliativ" jetzt an, solange ich kerngesund bin?

Ein fundiertes Wissen über die hospizlich-palliativen Möglichkeiten ist eine Art von Versicherung für unsere Zukunft und auch die Zukunft unserer Angehörigen. Denn jeder von uns braucht dieses grundlegende Wissen entweder für sich oder für nahestehende Menschen. Vielleicht lesen Sie dieses Buch gerade, um sich wegen aktuell anstehender Probleme zu informieren. Vielleicht lesen Sie es aber nur aus allgemeinem Interesse. Und auch Sie werden das Wissen aus diesem Buch wohl schneller brauchen als Sie es jetzt erwarten.

Wünsche und Vorstellung über das eigene Lebensende? Sie können darüber nachdenken und sollten es besprechen.

Denn durch eine angemessene Palliativversorgung und Hospizarbeit wird es Schwerstkranken möglich sein, auf breiter Basis besser am Leben teilzunehmen, als sie es sonst könnten, nicht nur die Lebensqualität verbessert sich oft entscheidend, sondern es werden auch dem Leben Tage hinzugefügt. Beides ist gerade auch für die Angehörigen von schwerstkranken Patienten wichtig. Nicht nur die Patienten, auch deren Angehörige werden durch die Diagnose und den Therapieverlauf einer schweren Krankheit aus ihrem Lebensumfeld gerissen.

Mein Ziel ist es, allen Menschen die Chance zu geben, Wünsche und Vorstellungen über das eigene Sterben auszusprechen, dann erfüllt leben zu können und ihr Leben auch so zu beenden. Dafür kann man vorsorgen, man kann sich beizeiten Gedanken machen, man kann diese Gedanken mit Angehörigen, Freunden diskutieren und einiges beachten, damit es viel später einmal viel besser geht, als ohne dieses Vor-Denken und Vor-Sorgen. Irgendwann dann brauchen Sie dazu noch ein tragfähiges Netzwerk, das eine gute Versorgung garantiert. Aber davon später.

Allenthalben herrscht ein Geist des „Höher, schneller, weiter". Was wir aber brauchen, ist ein Geist des „Nicht zu hoch, nicht zu schnell, nicht zu weit". Ein Geist des „genau richtig".

Höher, schneller, weiter?
Besser:
Nicht zu hoch,
Nicht zu schnell,
Nicht zu weit

Was wir brauchen ist eine maßvolle medizinische Versorgung. Und wir brauchen auch eine Vorsorge mit Maß. Erwarten Sie nicht, dass Ihnen der „ beste Arzt", die „beste Medizin" oder die „beste Therapie" auch immer die besten Chancen oder die beste Lebensqualität geben werden. Im Gegenteil, je mehr Energie Sie investieren in einer Notsituation das Beste zu schaffen, umso eher laufen Sie in Gefahr, dass dann Ihre Chancen sinken werden, dass es Ihnen überhaupt noch gut geht. Das klingt für Sie jetzt unverständlich? Ich werde es Ihnen später, in ▶ Abschn. 2.3, noch genauer erklären.

Wer nur das Allerbeste sucht, erreicht meistens gar nichts.

2.1.2 Woran wir beizeiten denken können, damit es uns in der Krankheit besser geht…

Peter, 48 Jahre

Erinnern wir uns einmal an Peter; er ist doch immer gesund, zufrieden, mitten im Leben gewesen. Warum hätte Peter sich da Sorgen machen oder für ein Problem vorsorgen sollen, das doch wahrscheinlich gar nicht eintritt? Aber, wenn wir Peter nach seinen Versicherungen fragen, wird er wohl aufzählen: Kranken-, Renten-, Pflege-, Arbeitslosen-, Lebens-, Reisegepäck-, private Haftpflicht-, Kfz-, Reiserücktritt-, Feuer-, Elektronik-, Glasbruchversicherung und vermutlich noch einige mehr. Er hat sie nicht abgeschlossen und bezahlt die teils sehr hohen Prämien nicht dafür, weil der Fall jetzt wahrscheinlich eintritt, sondern weil er sich für den seltenen Schadensfall schützen will und er hofft, dass er die Versicherungen gar nicht braucht.

So ist es mit der Palliativversorgung auch. Wir müssen sie kennen, ungefähr wissen, was möglich ist, um sie dann rechtzeitig (!) zu nutzen, wenn wir sie brauchen. „Vorsorgen ist besser als bohren", war einmal ein Werbespruch in den 1960er Jahren des letzten Jahrhunderts für eine Zahnpasta. Mit dem Vorsorgen für das eigene Ende ist es wirklich so ähnlich wie mit dem Zähneputzen:

Palliativversorgung ist Vorsorge!

- man muss es lernen,
- man begreift zunächst nicht, wozu es taugen soll, liegt doch das, was wir damit erreichen wollen, in ferner Zukunft,
- man muss dazu angehalten werden,
- ohne Hilfe lässt man gerade zu Beginn schnell nach,
- später verinnerlicht man es und wir verlieren die Angst davor.

Hospizarbeit und Palliativversorgung können den Tagen mehr Leben geben
UND
dem Leben mehr Tage geben.

Irgendwie lästig bleibt es trotzdem. Denn jetzt, hier und heute könnte ich mit der Energie und der Zeit, die ich aufwende, auch etwas anderes tun. Zum Thema Vorsorge möchte ich Ihnen die zwei aus meiner Sicht allerwichtigsten Dinge ans Herz legen:

Das Minimum: eine (Vorsorge-)Vollmacht!

1. Bewegen Sie sich! Nicht unbedingt viel, aber immer etwas mehr, als Sie eigentlich möchten.
2. Schreiben Sie etwas auf, wenn Sie „so-wenig-wie-es-nur-irgendwie-geht" schreiben wollen, füllen Sie wenigstens sofort eine (Vorsorge-)Vollmacht aus. Als ein Muster zeige ich Ihnen in ◘ Abb. 2.4. meine eigene (Vorsorge-)Vollmacht.

Beides werde ich Ihnen später noch genauer erklären, aber so viel möchte ich Ihnen schon vorweg ans Herz legen: „Bewegung ist Leben. Das gilt in gesunden Tagen. Bewegung ist, gerade wenn Sie krank werden oder sind, das, was Sie am längsten und besten am Leben halten wird. Ich kann es gut verstehen, wenn mir ein Patient sagt, ich bin schwerkrank, ich bin müde, ich will mich einfach nicht mehr anstrengen müssen. Doch wenn wir uns hinlegen und nichts mehr tun, werden alle Muskeln des Körpers rasend schnell abgebaut. Beides zusammen geht also nicht, möglichst lange, möglichst gut leben und sich möglichst nicht anzustrengen" – dies gilt in gesunden wie in kranken Tagen.

Wir sind nicht verpflichtet, gesund zu leben, uns gesund zu ernähren und ganz ohne Alkohol und Tabak zu leben und dazu regelmäßig die richtige Menge an Sport zu machen. Das alles ist anstrengend, es kann schlicht zu anstrengend für mich persönlich und für Sie persönlich sein, sodass wir beide eben doch nicht versuchen, das Möglichste für uns zu tun, obgleich es uns ohne zu große Anstrengung schon lieb wäre.

Anton, 99 Jahre

So ähnlich geht es jetzt Anton: Er wird schwächer, kann sich kaum noch aufraffen, etwas zu tun, sich anzustrengen.

Die Ärzte müssen ausreichend beraten, entscheiden muss der Patient selbst.

Sie sind auch nicht verpflichtet, sich „vernünftig" medizinisch behandeln zu lassen. Gut, nach dem aktuellen, medizinischen Wissenstand müssen wir Ärzte Sie beraten, Ihnen alle Ihre Fragen dazu sachgerecht beantworten. Dies müssen die Ärzte, damit Sie sich dann entscheiden können, ob Sie den Rat annehmen wollen oder auch nicht. Da geht es mir als Arzt übrigens auch nicht anders, wenn ich selber einmal Patient bin. Auch wenn ich als Arzt, Kranken- oder Altenpfleger oder Krankengymnast krank bin, bin ich zuerst einmal ein Patient, der andere, nicht betroffene Profis braucht, die ihm mit Rat und Tat zur Seite stehen, damit ich, der Patient, dann die Therapien wählen kann, die für mich passen.

500 g und mehr Muskulatur pro Tag können wir verlieren, wenn wir krank, schwach und unbewegt im Bett liegen; das ist entsetzlich viel, denken Sie jetzt wahrscheinlich. Und stellen Sie sich einmal vor, wie es danach wird, denn wieder die verlorene Muskulatur aufzubauen geht viel, viel langsamer als sie zuvor zu verlieren. Die Muskulatur brauchen wir dringend für die Atmung aber auch für die Verdauung, also die Nährstoffaufnahme ins Blut und vieles mehr. Wenn wir wieder auf die Beine kommen wollen, ist es ohnehin klar, dass Muskeln dabei eine entscheidende Rolle spielen.

Es ist wichtig, den Körper zu pflegen, sich zu stärken, um die Lebensqualität zu erhalten. Aber was, wenn die Kräfte doch nachlassen? Zurück zu der (Vorsorge-)Vollmacht, die ich weiter oben erwähnte: Wenn Sie in eine Situation kommen, in der Sie schwerkrank sind – was auch ganz akut durch einen Unfall oder eine sehr schnell fortschreitende Krankheit geschehen kann – und deswegen Ihren Willen nicht mehr verständlich äußern können, muss immer ein anderer für Sie in Behandlungen einwilligen oder diese ablehnen. Ihre Eltern, Ihre Kinder, meist auch der Partner dürfen das nicht! Es sei denn, Sie haben in geistig klaren Zeiten einem oder mehreren Menschen, denen Sie ganz vertrauen können, eine Vollmacht ausgestellt (◘ Abb. 2.1). Genaueres können Sie im ▶ Abschn. 2.5 und folgenden nachlesen.

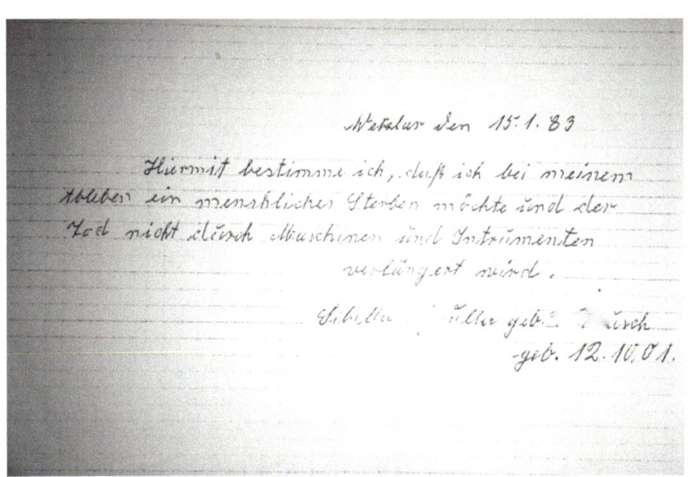

Wetzlar den 15.1.83

Hiermit bestimme ich, daß ich bei meinem Ableben ein menschliches Sterben möchte und der Tod nicht durch Maschinen und Instrumenten verlängert wird.

Sibilla [illegible]ller geb. [illegible]rch
geb. 12.10.01.

◘ **Abb. 2.1** Vollmacht anno 1983.
(Fotograf: Thomas Sitte, mit freundlicher Genehmigung des Deutschen PalliativVerlags)

2.2 Bedeutung der Auswahl des Hausarztes

Gewachsenes Vertrauen ist die beste Grundlage jeder Behandlung.

(und des Facharztes, Pflegedienstes, Klinik, Hospizdienstes, ...)

Erna, 74 Jahre

Der Hausarzt von Erna und ihrem Mann Erich war vor gut 10 Jahren in Rente gegangen und hat seine Praxis an seinen Nachfolger übergeben. Da sind die beiden dann geblieben, weil es so bequem war. Damit haben sie auch großes Glück gehabt, denn es hat den großen Vorteil für die zwei, dass der Arzt nicht nur ihre Diagnosen und Medikamente kennt, die gerade wichtig sind, sondern auch viel aus der Familie und dem Umfeld weiß. Der neue Arzt kennt sie vielleicht noch nicht so lange wie der alte, aber viel von dem Wissen ist in der Praxis erhalten geblieben, es wurde sozusagen „vererbt" – natürlich unter Wahrung der Schweigepflicht. Erna musste ausdrücklich einwilligen und es sogar unterschreiben, dass das Wissen um sie in Form der Krankenakte an den Nachfolger weitergegeben werden darf.

Das Wichtigste vorweg, entscheidend ist es dabei immer, dass „die Chemie" stimmt (▫ Abb. 2.2).

Für mich ist der Hausarzt der wichtigste Lotse im verwirrenden System der Gesundheitsversorgung. Das sage ich ganz bewusst als Palliativexperte. Mit großem Abstand am liebsten ist es mir in der Versorgung schwerstkranker Patienten, wenn der Hausarzt stets informiert wird und ist sowie den Überblick und „das Heft in der Hand" behält.

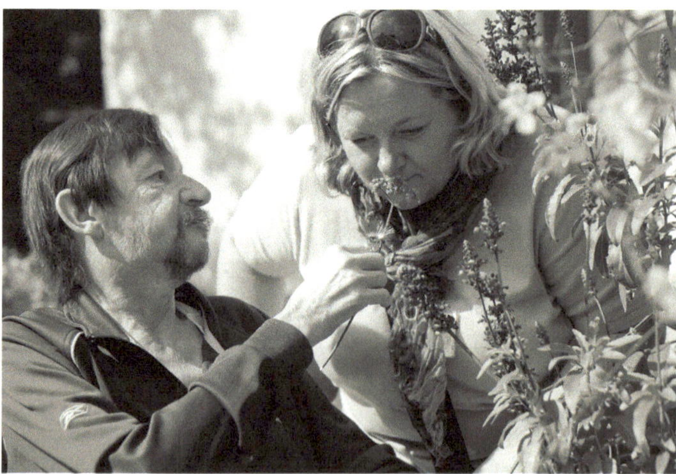

▫ **Abb. 2.2** Was mir wichtig ist, weiß ich nur alleine. Aber ich kann es anderen sagen oder zeigen!
(Mit freundlicher Genehmigung des Deutschen PalliativVerlags)

Die Eigenheiten des Patienten müssen gut zum Arzt passen und umgekehrt. Dann wächst das gegenseitige Vertrauen leichter, ohne das eine gute, therapeutische Beziehung schwierig wird, und es ist beständiger. Oft ist es dann ein wenig wie in einer alten Ehe, könnte man sagen. Warum ist der Hausarzt für Erna so wichtig? Er kann und sollte der Dreh- und Angelpunkt für alle Behandlungen, Fragen und Probleme sein. Dazu muss er aber immer auch die Befunde der anderen Behandler erhalten und am besten auch vorher gefragt werden, wenn man zum Spezialisten muss oder will.

Alle Behandler müssen voneinander wissen, sonst kann großer Schaden angerichtet werden.

Wenn der Hausarzt keine Überweisung schreibt, ist es für ihn schwieriger, auch alle Befunde zu erhalten. Leicht geht sonst etwas unter und der Hausarzt erfährt nichts von neuen Befunden oder Therapieänderungen. Mit einer Überweisung vom Hausarzt wird der Befund oder Arztbrief automatisch an seine Praxis geschickt, wenn es richtig funktioniert. So kann der Hausarzt sich dann das notwendige Gesamtbild machen, denn die Spezialisten sehen in erster Linie den Teil des Patienten, für den sie zuständig sind. Das ist auch gut so, denn mit diesem Teil der Medizin müssen sie sich ja besonders gut auskennen.

Die Patienten würden staunen, wie oft die verschiedenen Ärzte nicht voneinander wissen, was der andere tut und verschreibt. Das kann leider gerade bei Medikamenten großen Schaden anrichten. Ein guter Hausarzt wird es auch nicht „krumm nehmen", wenn der Patient direkt zum Experten gegangen ist (oder zum Heilpraktiker, Heiler usw.). Nur wissen sollte er es und vor allem sollte er wissen, was wann, wie und warum gemacht worden ist oder noch gemacht wird, damit die Behandlungen gut aufeinander abgestimmt werden können. Durch den Hausarzt – und auch den „Hausapotheker" – hat der Patient die Chance, dass jemand aufpasst und eingreifen kann, wenn zwei Therapeuten – vermutlich gut meinend – verschiedene Medikamente verschreiben, die nicht gut zueinander passen. So etwas kommt gerade bei alten und dementen Patienten nicht selten, sondern eher regelhaft vor, wenn mehr als fünf verschiedene Medikamente verordnet werden. Dann muss jemand sehr genau hinsehen!

Hier möchte ich Ihnen gerne eine Gesprächshilfe für Patienten mit Demenz vorstellen, die wir mit der PalliativStiftung einmal aus Kanada übernommen und an deutsche Verhältnisse angepasst haben. Oft ist es kaum möglich in entscheidenden Gesprächen als Betroffener sich an die wichtigen Fragen zu erinnern. Auch die Antworten schwirren danach völlig verwirrend und verwirrt durch den Kopf. Deshalb, immer vor dem Gespräch in Ruhe überlegen, was Sie fragen wollen. Bitte schreiben Sie diese Fragen auf. Bitte vergessen Sie nicht, den Zettel auch zum Gespräch mitzunehmen. Und bitte, machen Sie sich beim Gespräch Notizen und lassen sich von einer Vertrauensperson begleiten!

Fragen zu stellen, kann viel Überwindung kosten.

Die Diagnose Demenz bringt jedoch viele Fragen mit sich. Wir wissen trotzdem nicht gleich, welche Fragen zum besseren

Verständnis und zur besseren Planung der nächsten Zeit hilfreich sein können. Die folgenden Vorschläge wurden zusammengestellt, um Gespräche zwischen Ihnen, Ihrer Familie und den Experten für Gesundheitsfragen anzuregen. Die Antworten auf diese Fragen können schwierig oder nicht ganz eindeutig sein, weil Demenz verschiedene Formen annehmen kann.

Mit diesen wichtigen Fragen sind Sie besser in der Lage, die Informationen zu erhalten, die Sie benötigen, um die letzten Schritte im Leben Ihres Angehörigen begleiten zu können und sich auf die Zukunft vorzubereiten.

Gespächshilfe für Patienten mit Demenz

1. **Demenz ganz Allgemein**
   - Können Sie mir erklären, an welcher Art von Demenz mein Angehöriger leidet?
   - Können Sie mir die wichtigsten Veränderungen beschreiben, auf die ich mich bei meinem Angehörigen einstellen sollte? Wichtig sind mir besonders Änderungen des Verhaltens und der Persönlichkeit.
2. **Demenz am Lebensende**
   - Was sind Zeichen und Symptome, die in den letzten Lebensmonaten häufig auftreten können?
   - Wie werden die letzten Tage und Stunden meines Angehörigen aussehen? Kann man an Demenz sterben?
   - Mein Angehöriger leidet neben der Demenz auch an anderen Krankheiten. Welche Auswirkungen hat dies auf seine Beschwerden und auf seine Pflege am Ende des Lebens?
3. **Pflege eines Menschen, der dement stirbt**

a. Pflege und Wohlbefinden
   - Ändern sich Ihre Pflegemaßnahmen für meinen Angehörigen in seinen letzten Lebenstagen?
   - Können Sie mir schildern, wie Sie durch Pflege Leiden lindern können?
   - Wie können wir die für uns als Familie wichtigen kulturellen, spirituellen und/oder religiösen Rituale und Bräuche während der letzten Lebenstage unseres Angehörigen ausüben?

b. Schmerzen und Symptome
   - Wie können Sie die Schmerzen, Atemnot und andere Beschwerden meines Angehörigen einschätzen und behandeln?
   - Mein Angehöriger wirkt ruhelos. Was kann das bedeuten und wie kann seine Ruhelosigkeit gelindert werden?
   - Mein Angehöriger wirkt und klingt, als bereite es ihm große Mühe zu atmen. Wie kann man ihm helfen?
   - Mein Angehöriger kann nicht mehr schlucken. Wie bekommt er dann Medikamente?

   - Braucht mein Angehöriger überhaupt noch alle Medikamente?
   - Treten bei Menschen mit Demenz häufig Lungenentzündungen und Harnweginfektionen auf? Wie reagiert man darauf?

c. Nahrung und Flüssigkeit
   - Mein Angehöriger isst und trinkt nicht mehr viel. Was bedeutet das und ist das normal?

4. **Meine Rolle als Entscheidungsträger**
   - Was muss ich über folgende Dokumente wissen und wie oft werden sie überarbeitet?
     - Pflegeanweisung durch die Ärzte,
     - Patientenverfügung,
     - Vorsorgevollmachten,
     - gesetzliche Betreuung.
   - Unter welchen Umständen muss mein Angehöriger unbedingt ins Krankenhaus verlegt werden?
   - Welche Rolle spielen wir Angehörigen bei der Entscheidung über Behandlungen oder eine Einweisung ins Krankenhaus?
   - Andere Angehörige und ich sind uns nicht einig oder können im Zusammenhang mit unserem kranken Angehörigen keine Entscheidung treffen. Welche Hilfe können wir für die Klärung wichtiger Fragen in Anspruch nehmen?
5. **Meine Rolle als Pflegender**
   - Wie stelle ich mich am besten auf meinen Angehörigen ein, wenn sein Gesundheitszustand sich verschlechtert?
   - Wie reagiere ich am besten darauf, wenn mein Angehöriger mich nicht mehr erkennt?
   - Wie können wir für unseren Angehörigen bis zuletzt jeden Tag lebenswert gestalten?
   - Wie können wir unseren Angehörigen an Dingen im Leben teilhaben lassen, die ihm immer wichtig waren?
   - Wie kann ich zur Pflege meines sterbenden Angehörigen beitragen?
6. **Wie komme ich selbst zurecht**
   - Welches sind die häufigsten Gefühle, die ich als pflegender Angehöriger durchmachen werde?
   - Demenz kann für uns belastend und unvorhersehbar sein. Welche seelische Unterstützung und Informationen helfen mir dabei, dies zu bewältigen?
   - Wenn mein Angehöriger stirbt, was sind die nächsten Schritte und was muss ich tun?
7. **Beziehung zum Pflegepersonal**

a. Kommunikation
   - Wie vermitteln meine Familie und ich dem Personal unsere Bedürfnisse, Befürchtungen und Fragen?

- Wie ist unsere Familie für das Personal am besten zu erreichen?
- Wie kann ich ein Treffen mit einem Arzt vereinbaren?
- Wie wird mit vertraulichen Informationen über meinen Angehörigen umgegangen?

b. Hilfreiche Unterstützung für uns
- Was möchten Sie über meinen Angehörigen oder unsere Familie wissen, um uns bestmöglich begleiten zu können?
- Ich würde Ihnen gerne erzählen, wie mein Angehöriger begleitet werden möchte.
- Ich würde gerne mit Ihnen über meine Hoffnungen und Wünsche hinsichtlich der Pflege meines Angehörigen am Ende seines Lebens sprechen.

c. Funktionen und Verantwortungsbereiche des Personals
- Schildern Sie mir bitte die Aufgaben der in dieser Einrichtung Beschäftigten.
- Welche Rolle spielt der Hausarzt in dieser Einrichtung und wie oft werde ich ihn sehen können?
- Haben Sie einen (Heim-)Arzt, der immer erreichbar ist?
- Mit welchem Team für spezialisierte oder allgemeine ambulante Palliativversorgung arbeiten Sie in dieser Einrichtung zusammen?

8. **Allgemeine Fragen über das Leben in einer Pflegeeinrichtung**
   - Darf ich Süßigkeiten, Pflanzen oder das Haustier der Familie mitbringen?
   - Welche Vorkehrungen werden getroffen, um meinen Angehörigen zu (be)schützen?
   - Welche Beschäftigungen für an Demenz erkrankte Personen gibt es, insbesondere wenn die Demenz bereits fortgeschritten ist?

Diese Liste haben wir auch als kleines, foliertes Merkblatt in der PalliativStiftung, wo Sie es kostenlos auch in größerer Menge bestellen können.

2.3 Bedeutung von (Vorsorge-)Vollmacht und Patientenverfügungen

Vor einer Einwilligung muss eine Indikation vorliegen. Jede Behandlung ohne Einwilligung ist eine Körperverletzung.

Wenn wir krank sind, kann uns medizinisch geholfen werden. Aber eine medizinische Behandlung ist, einfach gesagt, immer eine Körperverletzung, die nur durchgeführt werden darf, wenn bestimmte Bedingungen erfüllt werden. Für eine Therapie muss deshalb dreierlei vorliegen:

1. die medizinische Indikation,
2. die ärztliche Indikation,
3. die Einwilligung des Patienten.

Was heißt das praktisch? Erst einmal muss eine Behandlung überhaupt sinnvoll und in der Regel auch erprobt und nachgewiesen gegen eine Beschwerde, Krankheit, Symptom helfen können. Das ist die Grundlage. Sicher gibt es Therapien, von denen (fast) jeder sagt: „Ja, das hilft gegen diese Krankheit" – ein Gips bei einem Beinbruch zum Beispiel. Aber auch beim komplett gebrochenen Bein gibt es schon wieder die Fragen: „Wie soll man gipsen?", Wäre vielleicht eine Operation nicht besser?", „Wenn operieren, welche Operationstechnik sollte man anwenden?".

Peter, 48 Jahre

Ganz plötzlich trifft es zum Beispiel Peter. Er hat sich Hals über Kopf entschlossen, wirklich alles zu versuchen, um wieder gesund zu werden. Jeden Strohhalm würde er ergreifen, ach was, jeden Grashalm würde er suchen, auch wenn es nur den Hauch einer Chance gäbe, er will sie nutzen. Doch kaum beginnt er mit der Chemotherapie, wird er quittegelb. So eine Hautfarbe hat er noch nie gesehen. Jetzt gibt es als weitere, neue Diagnose: „Akuter Gallengangsverschluss". Die Gallenflüssigkeit staut sich zurück, weil der Krebs den Abfluss abdrückt und vergiftet so seinen Körper. Die Ärzte sagen ja ganz klar, eine Operation bei dieser fortgeschrittenen Krebserkrankung würde nichts nutzen. Jetzt wollen sie aber doch ran. Vielleicht müssen sie nur eine Magenspiegelung machen, vielleicht aber auch den Bauch aufmachen und richtig operieren …

Hier lag also (mindestens) eine medizinische Indikation vor. Der Krebs drückte die Gallenwege komplett ab. Das kann ein Mensch nur eine begrenzte Zeit überleben. Die einzig mögliche Behandlung ist, den Weg wieder frei zu machen.

Also gehen wir einmal davon aus, diese medizinische Indikation ist klar. Dann müssen wir weiterüberlegen.

Neben der medizinischen Indikation, sozusagen dem Lehrbuchwissen, muss der Arzt überlegen: Ist diese erprobte und eigentlich gute Maßnahme bei diesem Patienten jetzt richtig? Nutzt sie diesem speziellen Patienten jetzt für das, was er will oder würde die Behandlung vielleicht sogar wahrscheinlich mehr Schaden als Nutzen bringen? Jede Behandlung kann Wirkungen und auch mögliche unerwünschte (Neben-)Wirkungen haben, die bei den verschiedenen Patienten wahrscheinlich auch wieder individuell sein können. Hier ist es nun die ärztliche Kunst, durch Wissen und Erfahrung eine ärztliche Indikation zu stellen, die diesem einem Patienten am ehesten gerecht wird und hilft.

Anton, 99 Jahre

Schauen wir uns zur Verdeutlichung dazu Anton an: Mit seinen 99 Jahren hat er zwar keinen Lebenswillen mehr, aber einfach nur im Bett liegen will er auch nicht. Und weil er auch sonst (zu) stur ist, hat er es sich in den Kopf gesetzt, doch möglichst viel alleine zu machen. So steht er nachts auf, weil ihn wie immer drei Stunden nach dem Einschlafen die Blase drückt. Er kennt ja den Weg ins Bad. Da kann er den Strom für das Licht sparen. Das Sparen hat er in der armen Zeit gelernt. Was passiert? Er hebt einen Fuß nicht ordentlich, bleibt mit seinem rechten Schlappen am Rand des dicken, guten Teppichs hängen und stürzt der Länge nach und auf die rechte Hüfte.

Jetzt kommt er vor Schmerzen nicht mehr hoch, zum Glück hat er aber den Notrufknopf am Handgelenk, den er eigentlich immer nicht wollte. Seine Schwiegertochter hatte ihn so gedrängt und ihr zuliebe hat er sich den Notruf vor fünf Jahren installieren lassen und nie gebraucht. Jetzt kann er damit die Feuerwehr verständigen, die im Computer sieht, dass der Sohn im Nachbarhaus wohnt und diesen anruft. Der Sohn Alwin kommt und schimpft erst einmal, weil er schon seit Jahren sagt, die schönen Teppiche müssen weg, sonst bricht man sich irgendwann die Knochen deswegen. Zu spät.

Alwin ruft den Hausarzt an, der auch nachts um 2:00 Uhr noch freiwillig kommt. Zum Glück, denn man kennt sich schon so lange. Mit dem ärztlichen Notfalldienst wäre es wohl schwieriger geworden. Der Hausarzt Dr. Adler gibt erst einmal eine Spritze in die Vene gegen die Schmerzen. Danach kann man Anton leicht und schmerzarm ins Bett helfen. Dort liegt er nun.

Eine gebrochene Hüfte, die sogenannte Schenkelhalsfraktur, wird auch in diesem hohen Alter inzwischen gut und routinemäßig operiert. Aber Antons Lebensmut ist schon lange erloschen. Er hat viele Gebrechen, Krankheiten, Medikamente, die auch die Operation deutlich riskanter machen. Die gebrochene Hüfte ist wohl für ihn ein Todesurteil, das Signal auf das er doch schon lange gewartet hat. Aber eigentlich auch der normale Lauf der Dinge, wenn ein sehr alter Mensch immer schwächer, immer gebrechlicher wird und einfach nicht mehr kann. So begreifen Anton, Dr. Adler und auch Sohn Alwin gemeinsam, dass hier zwar eine medizinische Indikation vorliege, aber keine ärztliche! Anton ist schon länger auf seinem Weg am Lebensende in einem langsamen Sterbeprozess. Anton hat kaum Schmerzen, jetzt wo er ruhig im Bett liegt. Er will auch nicht mehr kämpfen, sagt er klar und deutlich. Auch wenn man ihn jetzt operieren würde, steht er nicht mehr auf, sagt er ganz fest.

Also kann er so auch zuhause liegen bleiben, entscheiden dann Patient und Hausarzt gemeinsam und der Sohn akzeptiert es.

Wenn die medizinische **und** ärztliche Indikation vorliegen, hat der Patient das Recht zu entscheiden, ob er überhaupt behandelt werden will. Erst muss er über die Behandlungsmöglichkeiten, Risiken, Nebenwirkungen, Belastungen genau aufgeklärt werden, prinzipiell so genau, wie er dies möchte. Er hat aber auch das Recht auf Nichtwissen, das heißt, als Patient können Sie sagen: „Nein, ich habe so eine Angst und auch so ein Vertrauen, machen Sie, was Sie für das Richtige halten". Dann wird der Arzt dies schriftlich dokumentieren und es bei der Einwilligung des Patienten unterschreiben lassen.

Sophie, 25 Jahre

Wie geht es da zum Beispiel Sophie, sie ist jung, „gesund", bis auf die Lähmung, die sich immer weiter in ihrem Körper ausbreitet. Sie hat einen wachen Verstand und will alles wirklich genau wissen. Das ist, wie ich eben beschrieben habe, ihr gutes Recht. Sie kann Antworten auf ihre Fragen fordern, wenn es Antworten gibt. Auf jeden Fall muss der Arzt versuchen, eine Antwort zu finden oder doch wenigstens einen Plan B.

So hat sie sich auch schon sehr genau über ihren möglichen Krankheitsverlauf informiert. „Frag´ doch Dr. Google", hat ihr eine Freundin einmal gesagt. So ist sie mit der Zeit zu einer Expertin für ihre Krankheit geworden. Sie bespricht immer wieder einmal mit der Familie, wie sie sich Leben, Sterben und den Tod vorstellt und genauso auch mit ihrem Hausarzt. Die in der Klinik haben ihr letztes Mal erklärt, dass es wahrscheinlich sei, dass sie innerhalb der nächsten Monate voll beatmet werden muss. Jetzt hat sie schon eine Nasenmaske, die sie nachts immer trägt und tags immer öfters, weil die Kraft zum Atmen nicht mehr ausreicht.

Die medizinische Indikation ist ganz klar. Das hilft. Die Beatmung ist das einzige, womit sie langfristig am Leben erhalten werden kann. Viele andere Patienten mit ähnlichen Krankheiten werden über so einen Luftröhrenschnitt beatmet und kommen sehr gut damit klar.

Aber Sophie sagt: „Nein". Ein ganz klares Nein. Künstliche Ernährung über eine Magensonde, das ging sehr gut, sonst wäre sie schon lange tot. Auch mit der Nasenmaske hat sie eine für sie selber noch richtig gute Lebensqualität empfunden. Nur durch den Luftröhrenschnitt eine Dauerbeatmung, das will sie nicht. Die Familie redet auf sie ein, der Hausarzt, die Fachärzte, der Pflegedienst meinen, das soll sie sich doch überlegen. Alleine, Sophie bleibt bei einem klaren Nein zu einem Luftröhrenschnitt.

Erst, wenn also die medizinische und ärztliche Indikation klar ist, und der Patient einverstanden ist, darf eine Behandlung beginnen.

Sophie, 25 Jahre
Sophie hat hier erst einmal vorgesorgt und diesen Luftröhrenschnitt in einer Patientenverfügung eindeutig verboten.

Im lebensrettenden Notfall, wenn der Patient nicht ansprechbar ist, der Wille nicht bekannt ist, sieht dies etwas anders aus. Auch dies wird später noch genauer erklärt. An dieser Stelle möchte ich so viel vorwegnehmen. Jahrzehntelang durfte ohne Vollmacht oder Betreuung ausschließlich der Patient entscheiden. Kein Angehöriger, auch wenn dies sehr oft falsch gemacht wurde und wird. Im Jahre 2018 ändert sich die Rechtslage höchstwahrscheinlich, es wird dann bei volljährigen Patienten der Ehepartner (nicht ein Kind oder Elternteil!) entscheiden dürfen, wenn der Patient dies nicht oder nicht mehr kann.

Es gibt aber auch einen ganz anderen Fall, der häufiger vorkommt, als man glaubt. Wie muss Ihr Arzt handeln, wenn Sie als Patient vielleicht Ihre ganze Hoffnung auf eine Behandlung setzen, die weder medizinisch indiziert ist, noch für die Ihr Arzt eine Indikation sieht? Die Antwort ist so einfach, wie sie verzweifelten Patienten schwer verständlich zu erklären ist: Ihr Arzt darf Sie dann nicht behandeln. Sie könnten sich aber einen anderen Arzt suchen, der die Indikationen vielleicht anders sieht. Auch dies wäre möglich, auch wenn ich selber in der Regel davon abraten würde, dann lange zu suchen. Eine zweite Meinung einholen kann gut sein, Sicherheit bieten, helfen. Von einem Arzt zum nächsten gehen und jemanden suchen, der dann sagt: „Ja, das was Sie wollen, das mache ich für Sie", ist in der Regel kein guter Weg.

2.4 Wie, was, wo dokumentieren

Wie ich oben erklärt habe, sollte der Hausarzt alle Befunde und Arztbriefe von allen Behandlern haben, er sollte auch über alle Therapien und Medikamentenverordnungen Bescheid wissen. Weil aber die anderen Behandler, egal ob Fachärzte, Kliniken, Physiotherapeuten, Pflegedienste oder was auch immer, nicht die Befunde kennen, die der Hausarzt hat, lege ich es Ihnen dringend ans Herz, sich eine eigene Akte über Ihre Krankheit anzulegen. Das kann man hervorragend ausgearbeitet machen, klar, übersichtlich, mit viel Geschick. Wenn man unsicher ist, ob man das so ganz richtig macht, kann es passieren, dass man aus Angst erst gar nicht anfängt. Prinzipiell haben Sie immer das Recht, sich Befunde etc. kopieren und für Ihre eigenen Unterlagen zur Verfügung stellen zu lassen.

Deshalb ist es mein Rat: Fangen Sie einfach an, auch ohne Plan: Kopieren, Lochen, Abheften.

Auch ohne System besser als nichts: Befunde kopieren, lochen, abheften.

Nehmen Sie sich einen handlichen Aktenordner, lochen Sie die Unterlagen und heften Sie erst einmal einfach alles der Reihe nach ab. Vielleicht kann Ihnen später jemand helfen, zu sortieren, Unterkapitel mit Trennblättern anzulegen, die am Rand den Hinweis haben, was man darin findet. Zum Beispiel ist ein Vorschlag für eine praktische Unterteilung:

- Teil 1 Aktuelles:
  - 1. Blatt: Wichtige Adressen,
  - 2. Blatt: Diagnosen,
  - 3. Blatt aktueller (!) Medikamentenplan mit Datum der Erstellung,
  - dann Kopien der Vollmacht/Verfügungen.
- Teil 2: Kopien der aktuell wichtigen Befunde.
- Teil 3: Kopien alter Befunde.
- Teil 4: Alte Medikamentenpläne.
- Teil 5: Verschiedenes, z. B. Briefe von der Krankenkasse, Bescheinigungen, Rechnungen, ...

Wenn der Ordner unhandlich oder zu dick wird, sortieren Sie ihn aus oder lassen Sie sich dabei helfen. Dann legen Sie damit einen zweiten Ordner an. Sie können einen Notfallordner für die wichtigsten Dokumente bei der Deutschen PalliativStiftung bekommen. Wenn Sie bereits eine schwere Krankheit haben und ein erhöhtes Risiko besteht, so gibt es übrigens einen Ort in Ihrem Haus oder Ihrer Wohnung, den jeder Helfer im Notfall schnell finden kann: Den Kühlschrank in Ihrer Küche. Deshalb gibt es Aufkleber für die Wohnungstür, dass die Notfallunterlagen im Kühlschrank aufbewahrt werden. Das sieht auf den ersten Blick sehr ungewöhnlich aus, es ist aber enorm pragmatisch und hilfreich in einem echten Notfall.

Wie auch der Eintrag „ICE" in Ihrem Smartphone. ICE steht für „In Case of Emergency" oder zu Deutsch „Im Notfall" und unter diesem Eintrag im Telefonbuch kann alles hinein, was ein Ersthelfer im Notfall braucht. Dieser Eintrag hat mir schon einmal als Ersthelfer sehr geholfen, als ich zum Beispiel auf der Skipiste einen mir unbekannten Skifahrer wiederbelebt habe. Letztlich hat es ihm vielleicht sogar das Leben gerettet, dass er und ich diesen ICE-Eintrag kannten und nutzten.

Einen anderen, spannenden Tipp habe ich kürzlich von einem Angehörigen bekommen. Er hat seine Verfügung und die wichtigsten Unterlagen eingescannt und auf seinem Smartphone im Ordner „Patientenverfügung" so gespeichert, dass man diesen sofort sieht, wenn man das Telefon anschaltet. Eine wirklich pfiffige Idee, die ganz einfach umgesetzt werden kann.

2.5 (Vorsorge-)Vollmacht

Nur Sie selber dürfen über Ihre Behandlungen entscheiden.

Wer darf denn nun was wann wissen und entscheiden, tun oder lassen? Die Rechtslage ist relativ einfach, und gleichzeitig wird sie manchmal zum Glück (!) in Teilen wenig beachtet. Sie erinnern sich, in eine Therapie muss immer der Patient einwilligen, sonst darf eine Behandlung weder begonnen noch fortgeführt werden! Also, die wichtigste Kernaussage lautet: „Der Patient bestimmt, was er will!" Das gilt, wenn er einsichts- und entscheidungsfähig ist, spätestens mit der Volljährigkeit und wenn er nicht unter gerichtlicher Betreuung steht. Das Recht für sich in medizinischen Fragen zu entscheiden ist auch nicht an die allgemeine Geschäftsfähigkeit gebunden.

- Kein Anderer darf ohne ausdrückliche Erlaubnis des Patienten Auskunft erhalten über seine Krankheit („Mein Vater liegt auf der Intensivstation! Was hat er denn?"),
- seine Prognose („Wie schlimm steht es um meinen erwachsenen Sohn?")
- oder sogar nur über seinen Aufenthaltsort („Wahrscheinlich hat meine Mutter einen schlimmen Unfall gehabt, ist sie bei Ihnen ins Krankenhaus eingeliefert worden?")

Das haben Sie nicht erwartet? Verständlich, so geht es fast allen Menschen, die damit noch nichts zu tun hatten. Zum Glück, hatte ich geschrieben, wird gegen dieses Recht auf Vertraulichkeit oft verstoßen, wenn zum Beispiel Angehörige Auskunft in guter Absicht erfragen erhalten, ob Ihr naher Verwandter in ein Krankenhaus gekommen ist, auf welcher Station er liegt oder wie es ihm geht. Aber eigentlich dürfte man ohne nachgewiesene, in der Regel schriftliche Erlaubnis gar nichts erfahren! Wenn es um eine notwendige Therapieeinwilligung geht, beachten die Behandler die Gesetze schon besser. Wenn ein Angehöriger beatmet auf Intensivstation liegt oder auch im Koma, z. B. nach einem schweren Schlaganfall, dann muss das Krankenhaus unverzüglich eine Betreuung durch ein Gericht einrichten lassen, wenn nichts anderes geregelt ist. Dies wird heute meist schon beachtet.

Dabei wäre es den meisten Menschen anstelle einer gerichtlichen Betreuung doch viel lieber, dass gleich, wenn es nötig ist, ein lieber Angehöriger sagen kann, was der Patient wahrscheinlich entscheiden würde und für ihn sprechen kann. Ich selber habe deshalb seit Jahrzehnten schon eine Vollmacht für alle medizinischen Fragen, aber auch für andere Rechtsgeschäfte auf meine Frau ausgestellt. Alle ein oder zwei Jahre schreibe ich sie vorsichtshalber neu. Meine Frau kennt mich am besten und wüsste, was ich will, nicht nur, wenn ich nicht mehr für mich sprechen kann, sondern natürlich auch im täglichen Leben. Zum Glück ist das so. So ganz sicher wird sie sich dabei wahrscheinlich nicht immer sein.

Aber das ist besser für mich und mir persönlich viel lieber, als wenn ein mir wildfremder Mensch gut gemeint für mich über mein Leib und Leben entscheiden soll (◘ Abb. 2.3)!

Wegen der immer wieder auftretenden Probleme, wenn es keine Vollmacht oder Betreuung gibt und wohl auch, weil es der gelebten Wirklichkeit entspricht, dass in der Regel Ehegatten so einverstanden sind und füreinander im Notfall entscheiden wollen, beschloss der Bundestag am 18.05.2017 mit großer Mehrheit das Beistandsgesetz. Nach diesem soll(t)en ab dem 01.07.2018 der nicht getrennt lebende Ehegatte oder Lebenspartner den anderen in allen Entscheidungen der Gesundheitssorge vertreten dürfen. Da sich Anfang 2018 noch keine neue Regierung gebildet hat, war es bei Drucklegung dieses Buchs noch nicht sicher, ob das Beistandsgesetz tatsächlich in Kraft tritt.

So ist und bleibt auf jeden Fall eine Vollmacht rechtzeitig ausgestellt der sicherste Weg, dass Ihr Wunsch und Wille in höchster Not auch umgesetzt wird, wenn Sie nicht mehr für sich streiten können.

Im medizinischen Teil meiner eigenen Vollmacht ist geregelt, dass meine Frau oder ein Kind

1. in allen pflegerischen und medizinischen Fragen entscheiden darf,
2. auch einwilligen darf, wenn eine Behandlung gefährlich sein sollte,
3. auch eine Einwilligung widerrufen oder verweigern kann, selbst, wenn ich dann sicher dadurch sterben würde,
4. über meinen Aufenthaltsort bestimmen kann,
5. dazu auch noch alle Auskünfte über mich erhalten und alle Krankenunterlagen einsehen darf.

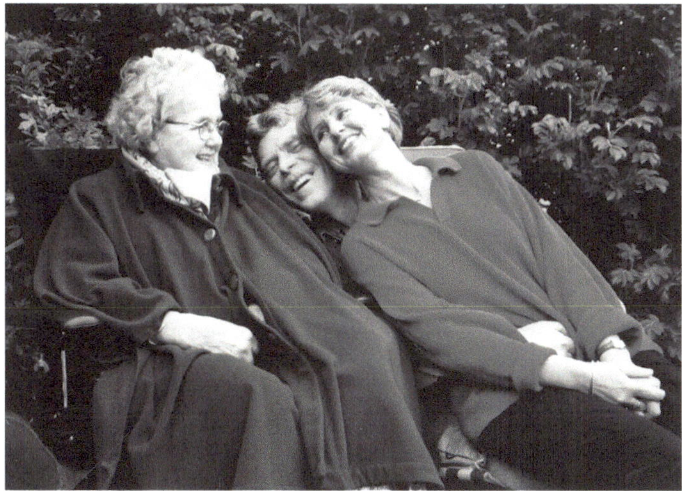

◘ **Abb. 2.3** Gut, wenn man Menschen hat, denen man vertrauen kann. Manchmal sind sie einfach da. Aber wir können uns Vertrauen auch erarbeiten.
(Mit freundlicher Genehmigung des Deutschen PalliativVerlags)

Damit ist es mir persönlich schon viel wohler. Solange ich mich verständlich machen kann, entscheide selbstverständlich ich. Nur für den Fall, dass ich – oder Sie oder jeder andere Patient – nicht mehr selber sagen kann, was ich will und was nicht, entscheidet der andere für mich. Auskunft kann meine Frau, wie alle Bevollmächtigten, jederzeit bekommen, auch wenn ich zu diesem Zeitpunkt geistig fit bin; die ersten vier Punkte entscheide aber ich, solange ich kann.

Mit einer Vollmacht vorsorgen, schützt vor bösen Überraschungen

Wieso ist der fünfte Punkt überhaupt wichtig? Einerseits kann damit der Patient zum Beispiel ins Krankenhaus eingewiesen werden oder auch wieder aus dem Krankenhaus kommen, selbst wenn andere meinen, das wäre nicht wichtig („Nur gegen ärztlichen Rat lassen wir Ihre Mutter zum Sterben nach Hause ..."), andererseits kann es bei starker Unruhe nötig sein, Bettgitter anzubringen. So eine Unruhe kann mich nicht nur treffen, wenn ich alt und dement bin. Das kann auch bei Entzündungen, durch Medikamente, nach Operationen oder extremem Stress bei schwerer Krankheit entstehen. Das sieht vielleicht wie eine Kleinigkeit aus, gilt juristisch aber als Freiheitsentzug. Auf solche freiheitsentziehenden Maßnahmen achten die Behörden sehr genau. Mit einer Vollmacht ist da schon einmal gut vorgesorgt.

Erna, 74 Jahre

Schauen wir, wie es Erna ergeht, als sie einmal wegen eines gebrochenen Unterarms in Krankenhaus muss. Leider ist der Bruch nicht so unkompliziert und kann nicht gegipst werden. Und leider kommt Erna nicht gleich zum Arzt. Es ist der linke Arm, den sie als Rechtshänderin ja nicht viel benutzt hat. Außerdem ist sie nicht so empfindlich. Als sie am nächsten Tag geröntgt wird, ist das Handgelenk schon richtig dick und blau. Die Unfallchirurgen sagen, es muss erst einmal ein paar Tage abschwellen, bevor man es operieren kann.

Es kommt, wie es kommen muss. Alles ist so unruhig und ungewohnt für Erna, die Schmerzmittel, die Schlafmittel haben ihrem müden Geist auch nicht wirklich gut getan und sie fällt gleich in der zweiten Nacht aus dem Bett – außer einem weiteren großen blauen Fleck kommt sie nicht zu Schaden. Dank der gerichtlichen Betreuung kann ihr Mann Erich es den Pflegern erlauben, dass Erna Bettgitter zu ihrem eigenen Schutz bekommt. Trotzdem muss danach diese „freiheitsentziehende Maßnahme" noch einmal vom Gericht bestätigt werden. Das ist keine große Sache und Erna fällt dank Bettgitter auch nicht mehr aus dem Bett.

Für Andere entscheiden ist schwerer als man glaubt.

Eine Vollmacht zu übernehmen, auch oder gerade für einen nahen Verwandten, ist keine einfache Aufgabe, wenn wir sie bewusst, oft unter Zeitdruck im Sinne des Patienten wahrnehmen. Leicht kann man mit einer Vollmacht nicht nur sehr gefordert werden, sondern überfordert, wenn es nicht nur in der Theorie, sondern in der Praxis darauf ankommt, das habe ich selber als Bevollmächtigter auch als wirklich schwierig empfunden. Da gilt es plötzlich, Entscheidungen zu fällen mit einem hohen Risiko für Leib und Leben, für den Ehepartner, Vater, Mutter oder das eigene Kind. Leider geht es nicht anders, wenn wir nicht Dritte als gerichtliche Betreuung einsetzen lassen wollen. Deshalb will ich Sie ausdrücklich ermutigen, sowohl eine (Vorsorge)Vollmacht zu geben, wie sie auch für andere zu übernehmen.

Wenn Sie eine Vollmacht übertragen bekommen haben, können Sie sich auch selber Rat und Hilfe für die Entscheidungen suchen.

Erna, 74 Jahre

Ernas Schwiegertochter erzählt später einem Freund, der selber eine Vorsorgevollmacht übertragen bekommen sollte: „Viele fühlen sich mit dieser Art der Verantwortung völlig überfordert, wenn es tatsächlich darauf ankommt. Ich kann mich noch gut erinnern, wie mein Mann bei meiner Schwiegermutter gefragt wurde: *Und sollen wir nun alle lebenserhaltenden Maßnahmen einstellen?* Da war er mit seinen 50 Jahren plötzlich wie ein kleines Kind, hat sich an mich geklammert und gesagt: *Ich kann das nicht*.

Ich hatte nicht die Vollmacht, aber ich habe letztlich die Entscheidung gefällt. Dafür ist er mir heute noch dankbar. Ich habe allerdings erlebt, dass manche Angehörige die Entscheidung ganz im Sinne ihres Sterbenden gefällt haben und anschließend doch nicht damit zurechtkamen."

2.6 Eigener Wille oder Patientenwille?

Eine Vollmacht zu übertragen fällt leichter als eine solche übertragen zu bekommen. Als Vollmachtgeber muss ich „nur" einen Menschen gut kennen und ihm vertrauen, dass er mich gut kennt und in meinem Sinne handeln wird (◘ Abb. 2.4).

Wenn ich aber eine Vollmacht übertragen bekomme, so habe ich selber eine hohe Verantwortung. Nicht meine Wertvorstellungen, meine Ansichten über das Leben oder mein Verständnis von Lebensqualität sind entscheidend. Nein, ich muss mich hineinversetzen können in den Vollmachtgeber und für ihn entscheiden wie er es selber täte!

Der Vollmachtnehmer MUSS nach den Wertvorstellungen des Patienten entscheiden, nicht nach seinen eigenen.

Ich habe es erlebt, dass ein Betreuer gesagt hat: „Das kann ich mit meinen Wertvorstellungen aber nicht vereinbaren!" Darauf hatte ich eine recht einfache Antwort: „Das brauchen Sie auch nicht. Sie müssen nur so entscheiden, wie es der Patient mit seinen

Wenn ich nicht im Sinne des Patienten handeln kann oder will, muss ich die Vollmacht, bzw. Betreuung abgeben.

(Vorsorge) Vollmacht

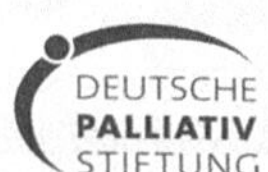

Hiermit erteile ich als Vollmachtgeber/in ...

Name, Vorname, Geburtsdatum	Sitte, Thomas 05.05.1958 *(Vollmachtgeber/in)*
Anschrift	Geranienstr. 6, 36041 Fulda
Telefon 0171-7450379	*Email* thomas.sitte@me.com

Vollmacht an ...

Name, Vorname, Geburtsdatum	Ceppa-Sitte, Edelgard 10.09.59 *(bevollmächtigte Person 1)*
Anschrift	Geranienstr. 6, 36041 Fulda
Telefon 0661-58341	*Email* dr.ceppa@icloud.com

Name, Vorname, Geburtsdatum	*(bevollmächtigte Person 2)*
Anschrift	
Telefon	*Email*

Name, Vorname, Geburtsdatum	*(bevollmächtigte Person 3)*
Anschrift	
Telefon	*Email*

Meine bevollmächtigte/ n Vertrauensperson/ en (im Folgenden: Sie) wird/ werden hiermit bevollmächtigt, mich in allen Angelegenheiten, soweit dies gesetzlich zulässig ist und ich im Folgenden angekreuzt oder gesondert angegeben habe, gerichtlich und außergerichtlich zu vertreten. Sie soll meinen in einer Patientenverfügung festgelegten Willen durchsetzen.

Nur eine Angabe ist möglich, Nichtzutreffendes durchstreichen:

- ☐ Alle Vertrauenspersonen sind ein/ e jede/ r alleine handlungsberechtigt.
- ☐ ~~Vertrauensperson 1 soll die hauptbevollmächtigte Person sein, Person 2 und 3 nur~~ im Ver~~hinderungsfall des/ der Hauptbevollmächtigten tätig werden dürfen~~.

Das Ziel dieser Vollmachtserteilung ist insbesondere die Vermeidung einer vom Gericht angeordneten Betreuung. Deshalb bleibt diese Vollmacht auch dann in Kraft, wenn ich nach ihrer Errichtung vorübergehend oder dauerhaft geschäftsunfähig werde. Diese Vollmacht ist nur wirksam, so lange die bevollmächtigte Person das Original dieser Vollmachtsurkunde besitzt und dieses Original bei Vornahme eines Rechtsgeschäftes vorlegen kann.

1. Gesundheitssorge /Pflegebedürftigkeit

Sie darf in allen Angelegenheiten der Gesundheitssorge entscheiden, ebenso über alle Einzelheiten einer ambulanten oder (teil-)stationären Pflege.	
X **Ja**	☐ **Nein**

Nichtzutreffendes streichen. Seite 1 von 4 Fortsetzung auf Seite 2

Weitere Informationen unter www.PalliativStiftung.de

■ **Abb. 2.4a-d** Muster für eine Vorsorgevollmacht. (Mit freundlicher Genehmigung des Deutschen PalliativVerlags)

Sie darf insbesondere in sämtliche Maßnahmen zur Untersuchung meines Gesundheitszustandes, in Heilbehandlungen oder ärztliche Eingriffe einwilligen, diese ablehnen oder die Einwilligung in in diese Maßnahmen widerrufen oder entziehen um sie nicht fortzusetzen, auch wenn die Vornahme, das Unterlassen oder die Nicht-Fortsetzung dieser Maßnahmen mit Lebensgefahr oder dem sicheren Tod verbunden sein könnten oder ich hierdurch einen schweren und länger dauernden gesundheitlichen Schaden erleiden könnte (§ 1904 Abs. 1 und 2 BGB).[1]

Ja	Nein

Sie darf Krankenunterlagen einsehen, deren Herausgabe an Dritte bewilligen und Kopien der Unterlagen erhalten. Ich entbinde alle mich behandelnden Ärzte und nichtärztliches Personal gegenüber meiner bevollmächtigten Vertrauensperson von der Schweigepflicht.

Ja	Nein

Sie darf über meine Unterbringung mit freiheitsentziehender Wirkung (§ 1906 Abs. 1 BGB), über ärztliche Zwangsmaßnahmen im Rahmen der Unterbringung (§ 1906 Abs. 3 BGB) und über freiheitsentziehende Maßnahmen, z.B. durch Bettgitter, Medikamente u. ä. in einem Heim oder in einer sonstigen Einrichtung (§ 1906 Abs. 4 BGB) entscheiden, solange dergleichen zu meinem Wohle erforderlich ist.[2]

Ja	Nein

2. Aufenthalt und Wohnungsangelegenheiten

Sie darf meinen Aufenthalt bestimmen, Rechte und Pflichten aus dem Mietvertrag über meine Wohnung einschließlich einer Kündigung wahrnehmen sowie meinen Haushalt auflösen.

Ja	Nein

Sie darf einen neuen Wohnraummietvertrag abschließen und kündigen.

Ja	Nein

Sie darf einen Vertrag nach dem Wohn- und Betreuungsvertragsgesetz (Heimvertrag) abschließen und kündigen.

Ja	Nein

3. Behörden

Sie darf mich bei Behörden, Versicherungen, Renten- und Sozialleistungsträgern vertreten.

Ja	Nein

1 Besteht zwischen dem Bevollmächtigten und dem behandelnden Arzt kein Einvernehmen darüber, dass die Erteilung, die Nichterteilung oder der Widerruf der Einwilligung dem Willen des Patienten (Vollmachtgebers) entspricht, hat der Bevollmächtigte eine Genehmigung des Betreuungsgerichts einzuholen (§ 1904 Abs. 4 und 5 BGB)

2 In diesen Fällen hat der Bevollmächtigte eine Genehmigung des Betreuungsgerichts einzuholen (§ 1906 Abs. 2, 3a und 5 BGB).

Nicht Zutreffendes streichen.

Seite 2 von 4

Fortsetzung auf Seite 3

Weitere Informationen unter www.PalliativStiftung.de

Abb. 2.4a-d (Fortsetzung)

4. Vertretung vor Gericht

Sie darf mich gegenüber Gerichten vertreten sowie Prozesshandlungen aller Art vornehmen.	
☑ Ja	☐ Nein

5. Vermögenssorge

Sie darf ...

... mein Vermögen verwalten und hierbei alle Rechtshandlungen und Rechtsgeschäfte im In- und Ausland vornehmen, Erklärungen aller Art abgeben und entgegennehmen sowie Anträge stellen, abändern, zurücknehmen. *(Vorsicht: Haus- und Grundstücksverkäufe, z.B. zur Abdeckung von Pflegekosten, sind nicht umfasst. Hierfür bedarf die Vollmacht zwingend der* ***notariellen*** *Beurkundung.[3])*	
☑ Ja	☐ Nein

... namentlich ...

... über Vermögensgegenstände jeder Art verfügen.[3]	
☑ Ja	☐ Nein
... Zahlungen und Wertgegenstände annehmen.	
☑ Ja	☐ Nein
... Verbindlichkeiten eingehen.[3]	
☑ Ja	☐ Nein
... Willenserklärungen bezüglich meiner Konten, Depots und Safes abgeben. Sie darf mich im Geschäftsverkehr mit Kreditinstituten vertreten.[4]	
☑ Ja	☐ Nein
... Schenkungen in dem Rahmen vornehmen, der einem Betreuer rechtlich gestattet ist.	
☑ Ja	☐ Nein

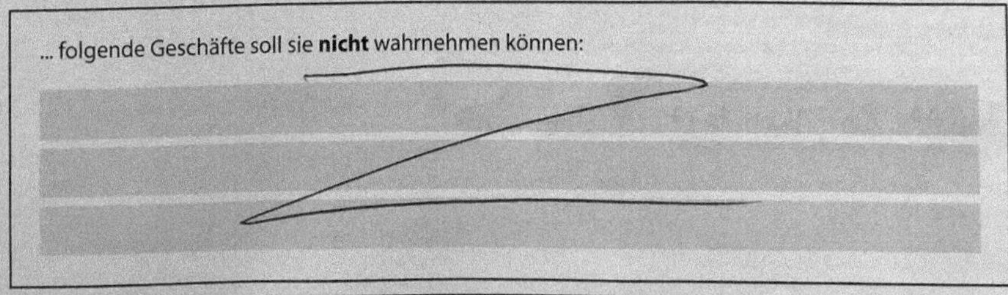

3 Denken Sie an die erforderliche Form der Vollmacht bei Immobiliengeschäften, für Handelsgewerbe oder die Aufnahme eines Verbraucherdarlehens.
4 Für die Vermögenssorge in Bankangelegenheiten sollten Sie auf die von Ihrer Bank/ Sparkasse angebotene Konto-/ Depotvollmacht zurückgreifen, die sie grundsätzlich in Ihrer Bank/ Sparkasse unterzeichnen.
Nichtzutreffendes streichen.

Seite 3 von 4

Fortsetzung auf Seite 4

Weitere Informationen unter www.PalliativStiftung.de

Abb. 2.4a-d (Fortsetzung)

6. Post- und Fernmeldeverkehr

Sie darf die für mich bestimmte Post entgegennehmen – auch mit dem Service „eigenhändig" und öffnen so wie über den Fernmeldeverkehr entscheiden. Sie darf alle hiermit zusammenhängenden Willenserklärungen (z.B. Vertragsabschlüsse, Kündigungen) abgeben.	
✓ Ja	Nein

7. Untervollmacht

Sie darf Untervollmacht erteilen.	
✓ Ja	Nein

8. Betreuungsverfügung

Soweit Zweifel über den Umfang dieser Vollmacht bestehen, soll diese Vollmacht in einer Weise ausgelegt werden, dass die Anordnung einer Betreuung nicht erforderlich wird. Die/der Bevollmächtigte/n soll/en alle Maßnahmen treffen und Erklärungen abgeben und Rechtshandlungen vornehmen können, die ein Betreuer, wäre er bestellt, vornehmen könnte. Falls trotz dieser Vollmacht eine gesetzliche Vertretung („rechtliche Betreuung") erforderlich sein sollte, bitte ich, eine oben bezeichnete Vertrauensperson als Betreuer zu bestellen.	
✓ Ja	Nein

9. Geltung über den Tod hinaus

Die Vollmacht gilt über den Tod hinaus.	
✓ Ja	Nein

10. Regelung der Bestattung

Ich will, dass die bevollmächtigte Person meine Bestattung nach meinen Wünschen regelt.	
Ja ist für mich	nicht wichtig ✓ Nein

11. Weitere Regelungen

12. Unterschriften[5,6]

Fulda, 30. Juni 2017 [Unterschrift]

Ort, Datum, Unterschrift Vollmachtgeber/in

Fulda, 26. September 2017 [Unterschrift]

Ort, Datum, Unterschrift Bevollmächtigte/r

Ort, Datum, Unterschrift, Dienstsiegel, ... Beglaubigung oder Beurkundung

5 Die Vollmacht ist ein einseitiges Rechtsgeschäft, d.h. der Bevollmächtigte muss nicht zustimmen oder die Vollmacht „annehmen".

6 Manche Formen von Rechtsgeschäften (z.B. Immobiliengeschäfte, Verbraucherdarlehen, bei Handelsgewerbe, ...) bedingen als Voraussetzung eine beglaubigte Unterschrift des/ der Vollmachtgebers/ -geberin oder beurkundete Vollmacht.

Nicht Zutreffendes streichen.

Seite 4 von 4

Weitere Informationen unter www.PalliativStiftung.de

Abb. 2.4a-d (Fortsetzung)

Vorstellungen getan hätte. Oder Sie können auch diese Betreuung abgeben an jemanden, der die Wertvorstellungen des Patienten durchsetzen würde."

Das ist ganz wichtig! Vielleicht kann ich als Betreuer nicht alles mittragen, was ein anderer Mensch will. Ich muss es aber auch nicht. So wie ein Arzt auch nicht gezwungen werden kann, gegen seine eigenen Moral und Wertvorstellungen einen Patienten zu behandeln. Jedoch muss dieser Arzt dann den Patienten in die Hände eines Kollegen abgeben.

Genauso muss ein Betreuer, der nicht im Sinne des Patienten entscheiden will oder kann, diese Betreuung an jemand anderen abgeben.

2.7 Betreuungsverfügung

Die Betreuungsverfügung kommt erst zum Zuge, wenn der Patient sich nicht mehr äußern kann.

Liegt eine Vollmacht vor, wird es nur selten dazu kommen, dass vom Gericht eine Betreuung eingerichtet werden wird. Aber es gibt bestimmte Fälle, in denen es doch sein könnte. Durch die sogenannte Betreuungsverfügung kann man hier dem Gericht jemandem vorschlagen, **dem man vertraut**. Man kann auch einen Ersatz vorschlagen, denn nicht immer ist, durch Urlaub, Krankheit oder andere Dinge, der auch wirklich verfügbar, den man sich gewünscht hat.

Und noch eine Besonderheit gibt es bei der Betreuungsverfügung: Sie kann auch negativ ausgestellt werden, das heißt, Sie können Personen benennen, von denen Sie auf **keinen Fall betreut** werden wollen. Auch das kommt häufiger vor als man glaubt. Es muss gar nicht immer ein Streit vorliegen. Vielleicht ist es auch so, dass ein sehr naher Verwandter mit einer Betreuung schnell überfordert wäre. Entweder, weil er solche, oft sehr schweren Entscheidungen für einen anderen nicht gerne treffen will oder auch weil er dieser Belastung nicht gewachsen wäre.

Ich habe da auch schon vieles erlebt. Das ganze Spektrum, mal ist es so, dass die Ehefrau ihren Ehemann nicht überfordern will mit möglichen Entscheidungen, weil er z. B. depressiv ist und sie ihn ihr Leben lang unterstützt hat und für ihn da war. Einmal war es so, dass jemand sagte, auf keinen Fall meinen Ehepartner. Denn dieser hatte kurz zuvor die gemeinsamen Bankkonten bis auf den letzten Cent geleert und war aus dem gemeinsamen Haus ausgezogen.

2.8 Patientenverfügung

Sophie, 25 Jahre

Sophie ist ein gutes Beispiel für das richtige Vorgehen. Sie weiß gut, was in ihrem besonderen Fall wahrscheinlich an Komplikationen kommen wird und beschreibt diese Situationen etwas genauer, ebenso, wie sie jeweils behandelt werden will oder wie nicht. Dazu vermerkt sie auf einem leeren Zusatzblatt, was für sie Leben bedeutet, was sie gern hat und was sie glücklich macht, wie sie leben will und wie sie sich ein weiteres Leben nicht mehr vorstellen kann oder will. So ganz allgemein. Mit diesen allgemeinen Angaben können dann Ärzte und Betreuer sehen und auch recht gut nachweisen, wie Sophie sich wahrscheinlich entschieden hätte, wenn Situationen einträten, die man so vorher nicht erwartet hätte.

Wenn ich bei Vorträgen einmal frage, wer über eine gültige Patientenverfügung verfügt, dann werden dies glücklicherweise von Jahr zu Jahr mehr Menschen. Dennoch sind das jetzt (im Jahr 2018) meistens nur zwischen jedem Fünften (20%) und jedem Dritten (33%), also wenige, viel zu wenige Menschen. Das ist übrigens auch unter Ärzten nicht viel anders! Die meisten Menschen haben Angst überhaupt über ihr eigenes (Lebens-)Ende nachzudenken und besonders, sich vorab festzulegen, etwas jetzt zu bestimmen, von dem sie nicht wissen, ob sie in vielen Jahren, wenn es aktuell sein wird, darüber genauso denken oder im Verlauf vielleicht die Meinung geändert haben würden.

Nur, wann gilt denn überhaupt diese Verfügung? Erst einmal nur dann, wenn ich nicht antworten kann. Dann kann sie dem Bevollmächtigten eine wertvolle Hilfe sein, den Willen des Patienten durchzusetzen. Dann gilt sie auch nur, solange ich sie nicht ändere oder auch einfach vernichte. Wenn ich im Laufe der Jahre, mit oder ohne Krankheit, meine Einstellung zum Leben und was ich davon erwarte ändere, so kann ich auch jederzeit meine Patientenverfügung anpassen (◘ Abb. 2.5). Ich kann mich jederzeit anders entscheiden, solange ich noch entscheiden kann und dieses – wie auch immer – den Menschen um mich herum mitteilen kann.

Es gibt eine unüberschaubare Zahl von Vordrucken und Vorschlägen zur Patientenverfügung. Für die Deutsche PalliativStiftung habe ich intensiv an einer Version mitgearbeitet, die wir über die Jahre immer wieder an die aktuellen Erfordernisse anpassen und immer weiter verfeinern. Ich selber halte sie für das praktikabelste Formblatt, das ich kenne. Deshalb habe ich meine eigene auch hier im Buch abgedruckt.

Aus meiner Sicht sollte eine Verfügung ausdrücklich folgende Maßnahmen und Ihre Einstellung dazu erwähnen:

- Wiederbelebung,
- Krankenhauseinweisung,
- Beatmung,
- Antibiotikatherapie,
- künstliche Ernährung,
- künstliche Gabe von Flüssigkeit,
- Bluttransfusion (Übertragung von Blutbestandteilen),
- Dialyse (Blutwäsche).

Patientenverfügung

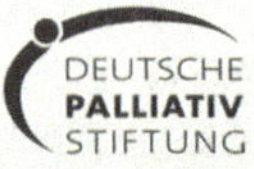

1. Willenserklärung

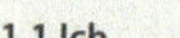

1.1 Ich ...

Name, Vorname, Geburtsdatum	Sitte, Thomas
Anschrift	Geranienstr. 6, 36041 Fulda
Telefon 0171-7450979	Email thomas.sitte@me.com

bestimme hiermit für den Fall, dass ich meinen Willen nicht mehr bilden oder verständlich äußern kann Folgendes:

1.2 Situationen, in denen diese Patientenverfügung gelten soll

Diese Patientenverfügung soll in Situationen gelten, wenn ich ...

A. ... mich nach ärztlicher Feststellung aller Wahrscheinlichkeit nach unabwendbar im unmittelbaren Sterbeprozess befinde:	X Ja	Nein
B. ... mich im Endstadium einer unheilbaren, tödlich verlaufenden Krankheit befinde, selbst wenn der Todeszeitpunkt noch nicht absehbar ist:	X Ja	Nein
C. ... infolge einer Gehirnschädigung meine Fähigkeit, Einsichten zu gewinnen, Entscheidungen zu treffen und mit anderen Menschen in Kontakt zu treten, nach Einschätzung meiner ÄrztInnen aller Wahrscheinlichkeit nach ...		
C.1 ... unwiederbringlich vollständig verloren habe:	X Ja	Nein
C.2 ... soweit verloren habe, dass ein Leben, zu dem ich mich äußern kann, nicht mehr möglich ist:	X Ja	Nein
Meine Antwort zu **C.**, **C.1** und **C.2** gilt selbst, wenn der Todeszeitpunkt noch nicht absehbar ist für jede Gehirnschädigung unabhängig von der Ursache. Es ist mir bewusst, dass in solchen Situationen die Fähigkeit zu Empfindungen erhalten sein kann und dass ein Erwachen aus diesem Zustand nicht völlig auszuschließen, aber sehr unwahrscheinlich ist:	X Ja	Nein
D. ... ich infolge eines weit fortgeschrittenen Hirnabbauprozesses (z. B. bei Demenz) auch mit angemessener Hilfestellung nicht mehr in der Lage bin, Nahrung und Flüssigkeit auf natürliche Weise zu mir zu nehmen:	X Ja	Nein
E. ... ich mich in folgender Lebenslage befinde:	Ja	Nein

1.3 (Vorsorge)Vollmacht und Betreuungsverfügung

Ich habe zusätzlich zur Patientenverfügung eine (Vorsorge)Vollmacht und/oder eine Betreuungsverfügung erteilt und den Inhalt mit folgender von mir bevollmächtigten Person besprochen:

Name, Vorname, Geburtsdatum	Cepa-Sitte, Edelgard
Anschrift	Geranienstr. 6, 36041 Fulda
Telefon 0661-58341	Email dr.cepa@icloud.com

Nichtzutreffendes streichen. Seite 1 von 4 Fortsetzung auf Seite 2

Weitere Informationen unter www.PalliativStiftung.de

Abb. 2.5a-e Muster einer Patientenverfügung. Wichtig ist: Wenn Sie eine Patientenverfügung haben, müssen das auch die anderen wissen.
(Mit freundlicher Genehmigung des Deutschen PalliativVerlags)

2 Wünsche zu Sterbensort und Begleitung

2.1 Unter den unter 1.2. genannten Situationen möchte ich, wenn möglich sterben …

A. … zu Hause/ in vertrauter Umgebung:	X Ja	Nein	C. … auf einer Palliativstation:	Ja	Nein
B. … in einem Hospiz:	Ja	Nein	D. … im Krankenhaus:	Ja	Nein

2.2 Ich möchte Beistand …

A. … seelsorglich:	X Ja	Nein	C. … durch folgende Personen:
B. … hospizlich:	X Ja	Nein	

3 Festlegungen zu Einleitung, Umfang oder Beendigung bestimmter medizinischer Maßnahmen

Für die unter 1.2 genannten Situationen wünsche ich …

3.1 … folgenden Umfang lebenserhaltender und -verlängernder Maßnahmen:

A. Es sollen alle medizinisch möglichen und angezeigten Behandlungen vorgenommen werden, um mein Leben zu erhalten:	Ja	X Nein
B. Es sollen alle lebenserhaltenden Maßnahmen unterlassen werden. Hunger und Durst sollen natürlich gestillt werden, auch mit Hilfe beim Essen und Trinken:	X Ja	Nein
C. Ich wünsche fachgerechte Mund- und Schleimhautpflege sowie menschenwürdige Umgebung, Zuwendung, Körperpflege und Lindern von belastenden Symptomen wie z.B. Schmerzen, Atemnot, Übelkeit, Angst, Unruhe:	X Ja	Nein

3.2 … eine fachgerechte Symptombehandlung …

A. … möglichst ohne bewusstseinsdämpfende Wirkungen:	X Ja	Nein
B. … auch mit Mitteln mit bewusstseinsdämpfender Wirkung, wenn andere medizinische Möglichkeiten zur Symptomkontrolle nicht ausreichend wirken:	X Ja	Nein
C. … selbst dann, wenn die unwahrscheinliche Möglichkeit einer ungewollten Verkürzung meiner Lebenszeit durch eine Behandlung erfolgt:	X Ja	Nein

3.3 … bzgl. künstlicher Ernährung und Flüssigkeitszufuhr[1]:

A. Diese sollen begonnen oder weitergeführt werden, wenn damit …		
… mein Leben verlängert werden kann:	Ja	X Nein
… Beschwerden gelindert werden können:	Ja	X Nein
B. Ich wünsche **keine** künstliche Ernährung oder Flüssigkeitszufuhr, wie z. B. mittels Magensonde durch Mund, Nase oder Bauchdecke, venöse Zugänge, in die Haut):	X Ja	Nein

3.4 … bzgl. einer Herz-Lungen-Wiederbelebung (Reanimation):

Bei einem Herz-Kreislaufstillstand in Situationen wie unter 1.2 wünsche ich, dass …

A. … sofort Wiederbelebungsmaßnahmen begonnen werden:	Ja	X Nein
B. … Rettungsdienst und Notarzt verständigt werden:	Ja	X Nein
C. … der Rettungsdienst beim Eintreffen unverzüglich über meine Ablehnung von Wiederbelebungsmaßnahmen informiert wird:	X Ja	Nein

1 Das Stillen von empfundenem Hunger und Durst gehört zu jeder lindernden Therapie. Aber viele Schwerkranke haben kein Hungergefühl mehr; dies gilt nahezu immer für Sterbende und wahrscheinlich auch für PatientInnen mit schwerster Hirnfehlfunktion. Das Durstgefühl kann bei Schwerkranken zwar länger als das Hungergefühl bestehen, aber künstliche Flüssigkeitsgabe hilft kaum dagegen. Viel besser lindert fachgerechte Mundpflege, ev. ein Anfeuchten der Atemluft. Die künstliche Zufuhr von Flüssigkeit bei Sterbenden kann schädlich sein, z. B. weil sie zu Atemnot durch Wasser in der Lunge führen kann.

Nicht Zutreffendes streichen. Seite 2 von 4 Fortsetzung auf Seite 3

Weitere Informationen unter www.PalliativStiftung.de

Abb. 2.5a-e (Fortsetzung)

3.5 In den oben beschriebenen Situationen wie unter 1.2 wünsche ich Beginn oder Fortführung folgender intensivmedizinischer Maßnahmen:

3.5.1 künstliche Beatmung ...

A. ... für den Fall, dass diese mein Leben verlängern kann:	Ja	X Nein
B. ... ausschließlich zur Linderung von Leiden:	X Ja	Nein

3.5.2 künstliche Blutwäsche (Dialyse) ...

A. ... für den Fall, dass diese mein Leben verlängern kann:	Ja	X Nein
B. ... ausschließlich zur Linderung von Leiden:	X Ja	Nein

3.5.3 Gabe von Antibiotika, ...

A. ... für den Fall, dass diese mein Leben verlängern kann:	Ja	X Nein
B. ... ausschließlich zur Linderung von Leiden:	X Ja	Nein

3.5.4 Gabe von Blut(bestandteilen) ...

A. ... für den Fall, dass diese mein Leben verlängern kann:	Ja	X Nein
B. ... ausschließlich zur Linderung von Leiden:	X Ja	Nein

4 Aufklärungsverzicht

A. Soweit ich bestimmte Behandlungen wünsche oder ablehne, verzichte ich ausdrücklich auf eine (weitere) ärztliche Aufklärung:	X Ja	Nein

5 Hinweis auf weitere geltende Unterlagen zur Patientenverfügung

Als Interpretationshilfe zu meiner Patientenverfügung habe ich beigelegt:

A. ... Darstellung meiner allgemeinen Wertvorstellungen:	X Ja	Nein
B. ... Sonstige Unterlagen, die ich für wichtig erachte: —	Ja	X Nein

6 Ich stimme einer Entnahme meiner Organe und Gewebe zur Transplantation ...

A. ... nach ärztlicher Feststellung meines Todes zu:	Ja	Nein
mit **Ausnahme** folgender Organe/ Gewebe:		
nur für folgende Organe/ Gewebe:	ENTSCHEIDUNG LIEGT BEIM BEVOLLMÄCHTIGTEN	

Komme ich nach ärztlicher Beurteilung bei einem sich abzeichnenden Hirntod als Organspender in Betracht und müssen dafür ärztliche Maßnahmen durchgeführt werden, die ich in meiner Patientenverfügung ausgeschlossen habe, dann geht/ gehen vor die ...

A. ... von mir erklärte Bereitschaft zur Organspende:	X Ja	Nein
B. ... Bestimmungen in meiner Patientenverfügung:	Ja	X Nein

7 Widerrufsmöglichkeit

Mir ist die jederzeitige Möglichkeit der Änderung und des Widerrufs einer Patientenverfügung bekannt. Ich bin mir des Inhalts und der Konsequenzen meiner darin getroffenen Entscheidungen bewusst. Ich habe die Patientenverfügung in eigener Verantwortung und ohne äußeren Druck erstellt. Ich bin im Vollbesitz meiner geistigen Kräfte.	X Ja

Nichtzutreffendes streichen. Seite 3 von 4 Fortsetzung auf Seite 4

Weitere Informationen unter www.PalliativStiftung.de

Abb. 2.5a-e (Fortsetzung)

8 Aussagen zu Verbindlichkeit, Auslegung, Durchsetzung und Widerruf der Patientenverfügung

Der in meiner Patientenverfügung geäußerte Wille zu bestimmten ärztlichen und pflegerischen Maßnahmen soll von den behandelnden Ärztinnen und Ärzten und dem Behandlungsteam befolgt werden. Mein(e) Vertreter(in) soll(en) dafür Sorge tragen, dass mein Patientenwille durchgesetzt wird.

Sollten Arzt/ Ärztin oder das Behandlungsteam nicht bereit sein, meinen in dieser Patientenverfügung geäußerten Willen zu befolgen, erwarte ich, dass für eine anderweitige medizinische und/oder pflegerische Behandlung gesorgt wird. Von meiner/ meinem VertreterIn erwarte ich, dass sie/ er die weitere Behandlung so organisiert, dass meinem Willen entsprochen wird.

In Lebens- und Behandlungssituationen, die in dieser Patientenverfügung nicht konkret geregelt sind, ist mein mutmaßlicher Wille möglichst im Konsens aller Beteiligten zu ermitteln. Dafür soll diese Patientenverfügung als Richtschnur maßgeblich sein.
Bei unterschiedlichen Meinungen über anzuwendende oder zu unterlassende ärztliche/ pflegerische Maßnahmen soll der Auffassung folgender Person besondere Bedeutung zukommen: **meiner/ meinem ... (Alternativen)**

A. ... Bevollmächtigten:	☒ Ja	☐ Nein	**C.** ... behandelnden Arzt/ Ärztin:	☐ Ja	☒ Nein
B. ... BetreuerIn	☐ Ja	☒ Nein	**D.** ... anderer Person:		

Wenn aber die behandelnden Ärztinnen und Ärzte und das Behandlungsteam/ mein(e) Bevollmächtigte(r)/ Betreuer(in) aufgrund meiner Gesten, Blicke oder anderen Äußerungen zu der Auffassung gelangen, dass ich entgegen den Festlegungen in meiner Patientenverfügung doch behandelt oder nicht behandelt werden möchte, dann ist möglichst im Konsens aller Beteiligten zu ermitteln, ob die Festlegungen in meiner Patientenverfügung noch meinem aktuellen Willen entsprechen. Bei unterschiedlichen Meinungen soll in diesen Fällen der Auffassung folgender Person besondere Bedeutung zukommen: **meiner/ meinem ... (Alternativen)**

A. ... Bevollmächtigten:	☒ Ja	☐ Nein	**C.** ... behandelnden Arzt/ Ärztin:	☐ Ja	☒ Nein
B. ... BetreuerIn	☐ Ja	☒ Nein	**D.** ... anderer Person:		

9 Information/Beratung

Ich habe mich vor der Erstellung dieser Patientenverfügung informieren und beraten lassen von...

FAMILIE, HAUSARZT, PALLIATIVSTIFTUNG U.V.A.

10 Ärztliche Aufklärung/Bestätigung der Einwilligungsfähigkeit

Herr/Frau THOMAS SITTE wurde von mir heute bezüglich der möglichen Folgen dieser Patientenverfügung aufgeklärt und war in vollem Umfang einwilligungsfähig.

30.06.17 [Unterschrift]
Datum, Unterschrift der Ärztin/ des Arztes

42 84 022
Dr. med. Edelgard Ceppa-Sitte
Ärztin
Geranienstraße 6
36041 Fulda
Vertragsarztstempel

11 Geltungsdauer dieser Verfügung

A. Diese Patientenverfügung gilt solange, bis ich sie widerrufe: (ich werde versuchen, künftige Änderungen oder Widerrufe möglichst schriftlich zu dokumentieren)	☒ Ja

12 Unterschrift

FULDA, 30. JUNI 2017 [Unterschrift]
Ort, Datum, Unterschrift

Nicht Zutreffendes streichen.

Seite 4 von 4

Weitere Informationen unter www.PalliativStiftung.de

Abb. 2.5a-e (Fortsetzung)

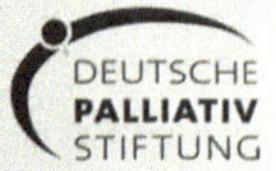

Meine Wertvorstellung

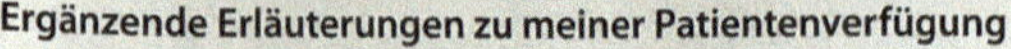

Name, Vorname, Geburtsdatum	SITTE, THOMAS 09.05.1958
Anschrift	GERANIENSTR. 6, 36041 FULDA
Telefon 0171-7450379	Email THOMAS.SITTE@ME.COM

Ich möchte gerne möglichst lange in vertrauter Umgebung bleiben. Ich liebe die Natur und meinen Garten. Familie und Freunde können mich gerne besuchen, so oft sie mögen. Ich kann aber auch gerne einmal alleine sein. Das gilt prinzipiell auch für das Sterben ganz am Ende.

Schwere Veränderungen meiner Persönlichkeit möchte ich nicht erleben und auch niemandem zumuten. Angst hätte ich vor einem Darmverschluss mit Stuhlerbrechen. Bei beidem würde ich auch ev. riskante Behandlungen akzeptieren, wenn es lindert oder lindern könnte; Oder auch eine palliative Sedierung in Kauf nehmen. Sonst würde ich gerne möglichst bei klarem Verstand sterben können.

Wenn ich immer schwächer werde, will ich auch bei Komplikationen immer weniger „behandelt werden", ~~sondern stattdessen~~ um zu gegebener Zeit in Ruhe und Frieden sterben können.

Wenn ich tot bin, habe ich keine Wünsche mehr (so glaube ich es jetzt). Über die Aufbahrung – gerne auch zuhause – die Beerdigungsfeier und meine Grabgestaltung sollen meine Angehörigen frei entscheiden.

Nach meinem Tod bin ich – hoffentlich – zufrieden. Für meine Hinterbliebenen geht das Leben – hoffentlich – gut weiter.

Fulda, 30.06.2017 Thomas Sitte

Weitere Informationen unter www.PalliativStiftung.de

Abb. 2.5a-e (Fortsetzung)

Einen Hinweis zum Thema **Organspende** möchte ich noch geben. Eine Patientenverfügung und die Entscheidung für oder gegen Organ- und Gewebespende sind voneinander vollkommen unabhängig. Sie können eine Patientenverfügung erstellen und darin ausdrücklich erlauben, dass man für die (kurze) Zeit der Diagnostik und Entnahme organerhaltende Maßnahmen durchführen darf (künstliche Beatmung, Infusion, Medikamente). Es wird Ihnen dadurch sicher kein Leiden verlängert werden. Wenn Sie, aus welchen Gründen auch immer, als Spender nicht zur Verfügung stehen wollen, so können Sie dies ebenso angeben.

Sie sehen: Keine Patientenverfügung, keine Vollmacht zu haben, wird nur sehr, sehr selten von Vorteil für Sie sein.

Ich könnte mir selber keinen einzigen Fall vorstellen, wo es ohne Vollmacht besser wäre.

2.9 „Empfehlungen für das Vorgehen in Notsituationen"

Was ich Ihnen über Verfügungen erklärt habe, gilt in der Regel nur, wenn man sich in Zeiten dazu geäußert hat, in denen man noch ausreichend klar denken kann und zugleicht auch schon volljährig war. Denn nach dem deutschen Recht dürfen nur Volljährige eine Patientenverfügung abfassen.

Natürlich müssen aber auch schon Jugendliche gefragt werden, ob sie einwilligen, wenn sie behandelt werden sollten. Das gilt für Medikamente, wie für Operationen oder Untersuchungen. Was geschieht aber, wenn ein Mensch so frühzeitig krank wird, dass er sich noch gar keinen klaren und freien Willen bilden konnte. Oder auch durch ein Problem während der Geburt niemals zu einem Denken wie Sie und ich in der Lage war.

Murat, jetzt acht Jahre

Murat entwickelt sich mit drei Jahren schon nicht mehr so richtig gut. Schon im Kindergarten braucht er einen Integrationshelfer. Der Besuch in der Grundschule ist für ihn wunderschön. Lesen, Schreiben, Rechnen wie die anderen Kinder wird er aber nie lernen können. Murat wird mit einem Behindertenfahrdienst in die Schule gebracht und auch wieder abgeholt. Dort, in der Schule, hat er eine eigene Kinderkrankenschwester nur für ihn dabei. Eins-zu-Eins-Betreuung nennt man dies und es ist für ihn eine wirklich gelungene Integration. Die Krankenschwester braucht er, weil er nicht mehr richtig schlucken kann und ihm immer wieder Speichel in die Luftröhre läuft. Er bekommt etwa alle zwei Stunden Medikamente durch die PEG-Sonde. Das ist ein Schlauch, der durch die Bauchwand direkt in den Magen geht.

Sogar THC bekommt er in der Schule, das ist ein Stoff, der aus Haschisch hergestellt wird. Das THC hilft ihm, dass die Muskeln nicht so stark angespannt sind, dass sich seine Gelenke extrem verbiegen und ganz besonders wirkt es bei ihm gegen epileptische Anfälle. Die sind viel seltener geworden, seit er zu den anderen acht oder zehn Medikamenten auch noch das THC dazu bekommen hat.

Die anderen Kinder akzeptieren Murat wie er ist und Murat genießt sichtlich den Trubel in den Pausen und auch die ruhigen Phasen im Unterricht, auch wenn er mehr dabei ist, als mitzumachen. Das Verschlucken mit den Hustenanfällen und auch die epileptischen Anfälle stören die Mitschüler kaum. Sie machen aber den Lehrern Angst, die befürchten, es könnte auch einmal zu einem Kreislaufstillstand kommen.

Einige Male sprechen die Lehrer deswegen auch mit Murats Eltern. Die Eltern wollen ja unbedingt, dass noch „alles" für ihren Sohn gemacht wird, was medizinisch irgendwie sinnvoll und möglich ist. Deswegen haben sie auch mit mir als Palliativmediziner eine „Empfehlung für das Vorgehen in Notsituationen" (EVN) ausgestellt. Das war kein einfaches Gespräch. Es war auch nicht mit einem Termin getan. Auch werden wir es noch einige Male und immer wieder im Laufe der Zeit wiederholen müssen, wie sich eben die Krankheit und Murats Zustand entwickelt, sodass wir immer die Empfehlungen in seinem mutmaßlichen Sinne verfassen.

Die EVN haben wir dann in Folie eingeschweißt und hinten an Murats Rolli gut sichtbar aufgehängt.

„Empfehlungen für das Vorgehen in Notsituationen" wurden als Vorschlag von den kinderärztlichen Fachgesellschaften erarbeitet (◘ Abb. 2.6). Sie sind ursprünglich für Kinder gedacht gewesen, die schwerstmehrfach behindert sind, niemals bisher und niemals später für sich reden können. Damit hat der Pflegedienst zuhause, aber auch in dem inklusiven Kindergarten oder der Schule oder in der Werkstätte eine gute Richtschnur für den Fall, dass etwas passiert. Natürlich kann immer der Notarzt gerufen werden, wenn etwas Lebensgefährdendes eintritt. Der Rettungsdienst kann dann aber sogleich den einfachen Zettel querlesen und hat damit schon sehr wichtig Informationen für die weiteren Maßnahmen bekommen. Bei Murat steht zum Beispiel noch darauf, was alles gemacht werden soll. Natürlich soll der Notarzt kommen. Unbedingt wünschen die Eltern bei einem Kreislaufstillstand eine Wiederbelebung, ein Kreislaufstillstand kommt zwar bei einer Epilepsie nicht oft vor, aber er tritt doch öfters als bei Nichtepileptikern auf. Und wenn es notwendig ist, soll Murat unbedingt ins Krankenhaus gebracht werden.

Empfehlung zum Vorgehen in Notfallsituationen oder bei Verschlechterung des Gesundheitszustandes

Bei **Murat Mala** geboren am 02.04.2005

bestehen folgende schwere, lebensbegrenzende Erkrankungen: **genetisch determinierte neurodegenerative Systemerkrankung durch KCDT7-Mangel, therapierefraktäre Myoklonusepilepsie, zunehmende respiratorische Insuffizienz mit teils schwerster Dyspnoe (Hyperkapnie, Hypoxie)**

Auf Grund der Gesamtprognose und einer Abwägung von Belastungen und Nutzen sind die gesetzlichen Vertreter nach ausführlicher Aufklärung durch einen (mit)behandelnden Facharzt der Auffassung, welche kurativen und palliativen Therapieziele jetzt im Vordergrund stehen sollten. Insbesondere für das Vorgehen in Notfallsituationen oder bei Verschlechterung des Gesundheitszustandes werden von den Sorgeberechtigten die folgenden Anweisungen getroffen. Sie sollen dem behandelnden Team helfen, in Situationen, in denen rasch gehandelt werden muss und keine Zeit bleibt, die persönlichen Wünsche und Einstellungen des/ der Patienten/ in zu besprechen, die mutmaßlich richtige Behandlung einzuleiten.

A) Sollte sich die Atmung verschlechtern, wünschen wir eine (Hand)Beatmung über Nasen(-Mund)-Maske, NICHT ÜBER EINEN Beatmungstubus, NICHT ÜBER EINE Trachetomie.

B) Sollte das Herz stehen bleiben, wünschen wir KEINE Herzdruckmassage.

C) Im Falle eines lebensbedrohlichen Notfalles wünschen wir das Hinzuziehen eines Notarztes des Rettungsdienstes und KEINE Verlegung in ein Krankenhaus.

Ja (palliative Symptom-/Leidenslinderung, Maskenbeatmung, endotrachealem Absaugen)

D) Sollte sich eine Infektion (Lungenentzündung, Nierenentzündung o.ä.) entwickeln, wünschen wir die Gabe eines Antibiotikums in geeigneter Form.

Ja **Nur** nach Rücksprache mit den Eltern

E) Sollten die Situation es nahe legen, wünschen wir die Verlegung in ein Krankenhaus.

Nur nach Rücksprache mit den Eltern **auch wenn Mustafa versterben sollte.**

Wir hatten ausreichend Gelegenheit, diese Entscheidungen zu besprechen. Wir wissen, dass Entscheidungen jederzeit geändert werden können, und dies dem Team mitgeteilt werden kann.

Diese Vereinbarung soll bis auf weiteres gelten. Sie ist jederzeit formlos zu widerrufen.

Fulda, den 12.09.2017 Mala Mala

(beide Eltern)

Thomas Si Krahl

(Dr. med. Thomas Sitte) (Maria Krahl, Palliative Care Fachkraft)

Abb. 2.6 Muster einer Empfehlung für das Vorgehen in Notfallsituationen. Diese kann man nicht nur für behinderte Kinder ausstellen, sondern für jeden, der sich nicht mehr richtig äußern kann. Da hilft eine EVN im Notfall sehr gut als Orientierung.
(Mit freundlicher Genehmigung des Deutschen PalliativVerlags)

Sie sehen, es geht nicht darum, dass die Eltern „nichts" mehr gemacht haben wollen, sondern darum, dass ihr Kind, Ihr Angehöriger, so behandelt wird, wie es die Bezugspersonen für angemessen, als richtig und vom Patient gewünscht einschätzen. Sie werden auch sehen, dass sich solche Wünsche im Laufe der Zeit ändern und dass es manchmal ein zähes Ringen um den angemessenen Weg ist.

Zeit des Bruchs

Thomas Sitte

T. Sitte, *Ratgeber Lebensende und Sterben*, https://doi.org/10.1007/978-3-662-56029-7_3

3.1 Die einzige Gewissheit – der Tod

Von Geburt an ist die einzige wirkliche Gewissheit unseres Lebens der kommende Tod. Natürlich verdrängen wir das gerne. Es wäre ja auch wenig hilfreich, ständig an den eigenen Tod erinnert zu werden und darüber zu grübeln.

Der Tod ist für jeden von uns die einzige wirkliche Gewissheit.

Erst einmal wünsche ich selber mir, wie wohl auch Sie verständlicherweise ein langes, gesundes, glückliches Leben. Wenn einmal die Zeit gekommen ist, wünschen es sich die meisten von uns, abends zufrieden einzuschlafen und morgens nicht mehr aufzuwachen, ohne dass sie oder ihre Angehörigen irgendetwas davon gemerkt haben.

Was ist wohl wichtiger für Sie: Hauptsache gesund oder Hauptsache zufrieden?

Beschäftigen wir uns länger mit Fragen des Lebensendes, sammeln wir vielleicht Erfahrungen in der Begleitung Schwerstkranker und Sterbender oder erleben wir sogar die schweren Erfahrungen mit dem erwarteten oder auch plötzlichen Tod naher Angehöriger, so verschieben sich oft unsere Wünsche.

Plötzlich und gesund sterben oder krank, erwartet und vorbereitet?

Ich persönlich wünsche mir, dass ich irgendwann lebenssatt und zufrieden, im Kreis jener, die ich dann dabei haben möchte, ganz bewusst in meinem sonnigen Garten sterben darf. Ich möchte dann auch nicht von zu vielen Medikamenten meinen Geist vernebelt bekommen. Aber ich möchte die Möglichkeit haben, meine Beschwerden selber zu lindern oder gelindert zu bekommen, wenn es mir zu viel wird, sie auszuhalten. Der plötzliche, vielleicht auch völlig schmerzfreie Tod aus voller Gesundheit heraus erschreckt mich inzwischen eher. Er erschreckt mich weniger für mich selber, sondern weil ich vielfach erlebt habe, wie schwierig ein überraschender Tod die Zeit der Trauerarbeit danach für die liebenden Angehörigen macht!

3.2 Woran denken, wenn uns eine lebensbedrohliche Diagnose trifft?

Auch wenn wir meinen, die Welt geht unter, wenn wir eine schlimme Diagnose bekommen, das Leben geht erst einmal weiter. In dem Augenblick, in dem Sie zum ersten Mal eine solche Diagnose hören, scheint die Zeit für Sie still zu stehen. Viele ganz unterschiedliche Reaktionen können in so einer extremen Situation völlig normal sein und Sie sollten das Meiste davon erst einfach einmal hinnehmen oder annehmen. Das gilt besonders auch für die nächsten Begleiter: Partner, Eltern, Kinder der Patienten. Sie können die Gefühle des Patienten, die er in seiner aufgewühlten Seele empfindet, nicht einfach so durch tröstende Worte verändern oder gar beseitigen.

Angehörige und Freunde können aber wunderbar mitaushalten und beistehen.

Sophie, 25 Jahre

Den Stationsarzt beindruckt es tief, als ein Freund Sophie besucht, die wieder einmal wegen einer Lungenentzündung im Krankenhaus liegt. Es kommen ja zum Glück immer wieder Freunde und Verwandte, um sie aufzumuntern. Das hilft ihr sehr viel, um am Leben bleiben zu wollen. Dann kommt ihr Ausbilder, ein sonst eher feiner Herr, sieht Sophie da liegen, geschwächt und um Luft ringend, setzt sich an ihr Bett und sagt: „Du armes Schwein!" Sophie meint später, von niemandem habe sie sich bis dahin so sehr verstanden gefühlt und niemand habe sie bis dahin mit dieser Anteilnahme an der eigenen Verzweiflung auch zugleich wunderbar so aufgerichtet! Ganz ohne Trost, ganz ohne Hoffnung zu geben, ohne mit möglichen und unmöglichen Lösungsvorschlägen zu kommen, ohne sich wohlgesetzte Worte zu überlegen:

... was Sophie in diesem Augenblick braucht, ist einfach ehrliche Anteilnahme und Verständnis!

Empathie, verständnisvolle Anteilnahme, kann manchmal mehr bewirken als wohlgesetzte Worte!

Auf der Sachebene ist es gut, die Gedanken, so gut es geht, zu sammeln, um den Überblick zu behalten. Obwohl so vieles, das man kaum versteht, auf Sie als Patient einstürzt, geht trotzdem alles erst einmal viel zu langsam, weil man glaubt, es sei jetzt keine Zeit zu verlieren. Dabei geht es aber auch viel zu schnell, um es verstehen und den Überblick behalten zu können. Jetzt wäre es zum Beispiel höchste Zeit, sich einen Aktenordner anzulegen (Kopieren, Lochen, Abheften.) und auch eine Vorsorgevollmacht und vielleicht noch eine Patientenverfügung auszufüllen und zu unterschreiben.

Wer als Patient jetzt alleine stehen gelassen wird, hat es sehr, sehr schwer. Versuchen Sie also in gesunden Zeiten Ihr soziales Netzwerk zu pflegen, auszubauen und zu festigen. Durch die eigene, persönliche und so existenzielle Betroffenheit kann man vielem geistig nicht mehr so folgen, wie wenn man neutral daneben stände und zuhören würde.

Das Leben bringt immer wieder unerwartete Umstände mit sich, die man nicht sofort verstehen und begreifen kann. Jeder muss, so eine indianische Weisheit, von Zeit zu Zeit eine Rast einlegen und warten, bis unsere Seele uns wieder eingeholt hat. Lassen Sie sich diese Zeit.

3.3 Partner einbeziehen

(als Ratgeber und Begleiter)

Es ist deshalb ein sehr guter Rat, den auch ein guter Arzt immer geben wird: Nehmen Sie jemanden mit zu allen Terminen und Gesprächen, die wichtig sein können (◘ Abb. 3.1).

Der **erste Grund** ist: Vier Augen und Ohren sehen und hören viel mehr als zwei. Insbesondere erinnern sie sich besser.

Ihr vertrauter Partner kann anders zuhören als Sie, er kann anders nachfragen als Sie und er wird das Gesprochene vor allem

Suchen Sie sich Hilfe, einen Begleiter, denn vier Augen und Ohren sehen und hören viel mehr als zwei es je könnten.

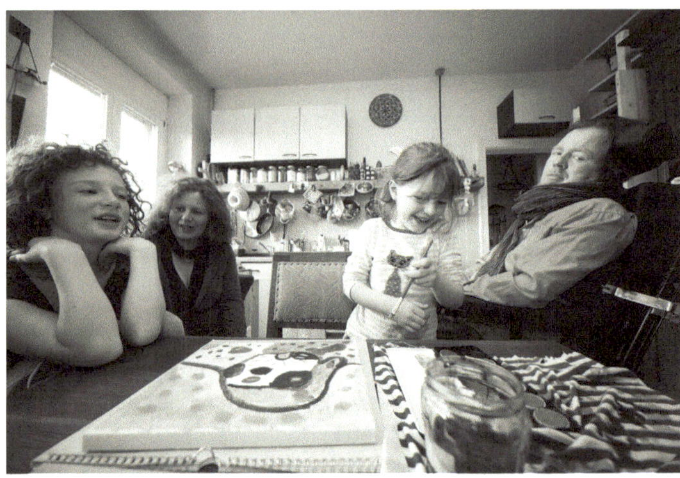

Abb. 3.1 Eine ganz normale Familie? Wenn das soziale Netz funktioniert, kann man auch in schwerster Krankheit am Leben teilhaben. Seinen Partner kann man mehr einbeziehen als man denkt.
(Mit freundlicher Genehmigung des Deutschen PalliativVerlags)

auch anders behalten oder anders notieren als Sie! Wenn Sie alleine wichtige Gespräche führen, werden Ihnen die meisten Inhalte völlig verlorengehen. Man kann es sich kaum vorstellen, wie man emotional plötzlich im Gespräch jeden Halt und jede Richtung verlieren kann, nur noch da ist, ohne zu verstehen oder sich danach zu erinnern. Mit einem Vertrauten gelingen Gespräche viel besser.

Ich selber habe viele hundert Stunden psychotherapeutische Weiterbildung im Rahmen der Palliativmedizin mitgemacht und später auch angeboten. Dabei gibt es immer wieder die von den meisten Teilnehmern wenig geliebten Rollenspiele. Es war für mich eine sehr wertvolle Erfahrung als ich einmal in einer Kleingruppe den Patienten gespielt habe, dem die Diagnose mitgeteilt wurde. Selbst in dieser Spielsituation verlor ich die Kontrolle über mein Denken und Fühlen.

Der **zweite Grund** ist, Sie haben eine Stütze, jemanden, nach dessen Hand Sie greifen können oder der Ihnen auch wörtlich oder im übertragenen Sinne unter die Arme greifen kann. Wenn Sie nach einem Gespräch nach Hause gehen oder fahren, sind Sie oft am oder noch lieber im Arm eines Partners viel besser aufgehoben als wenn Sie alleine bleiben und die Gedanken einen Strudel im Kopf bilden. Das muss nicht der Lebensgefährte sein. Das kann auch ein guter Freund sein, ein Nachbar, Bekannter, ein ehrenamtlicher Hospizhelfer, einfach jemand, dem man vertrauen kann und auch vertraut.

Auch das ist mir aus dem eben genannten Rollenspiel noch lebhaft in Erinnerung. Wie hilfreich der Griff nach der Hand der, gespielten, Ehefrau war. Wie gut das angebotene Glas Wasser von der, gespielten, Krankenschwester tat.

Der **dritte Grund** ist weniger naheliegend. Oft fällt es schwer, das was man will, auch selber so wiederzugeben. Als Patient, gerade mit einer relativ „frischen" Diagnose, ist jeder erst einmal zutiefst verunsichert. Es gibt so viele „Wenn und Aber", wohlmeinenden Rat Anderer dazu, dass es mir als Patient dann schwer fällt, das, was ich als „eigenen Willen" eigentlich selber am besten kenne, auch zu benennen und durchzusetzen. Da kann ein Partner sehr gut unterstützen, wenn er mich schon lange und/oder sehr gut kennt und auch selber von Haus aus etwas Durchsetzungsvermögen mitbringt.

Es ist leider so, dass immer mehr Menschen niemanden mehr haben, der hier zur Seite stehen kann. Doch auch das ist eine Aufgabe für Sie in Ihren gesünderen Zeiten. Wir sind, Sie sind auch selbst, für uns bzw. sich verantwortlich. Wir sollten versuchen und uns bemühen, ein soziales Netz aufrechtzuerhalten und uns nicht zu sehr in unsere Höhle zurückzuziehen. Auch wenn wir uns alleine immer wohl fühlen. Irgendwann brauchen wir fast immer ein „Du" als Gegenüber, Helfer, Partner.

Pflegen Sie beizeiten Ihr soziales Netzwerk, ziehen Sie sich nicht zu sehr zurück!

3.4 Wahrheit, Wahrhaftigkeit oder gnädige Lügen?

Sophie, 25 Jahre

„So hat uns das noch niemand gesagt! Sie sind die Erste, die wirklich ehrlich zu uns ist." So dankten die Eltern von Sophie der erfahrenen Palliativschwester aus dem SAPV-Team (also der spezialisierten ambulanten Palliativversorgung), als sie das erste Mal zu ihnen nach Hause kam. Sie hatten in einem langen, intensiven und anstrengenden Gespräch bei Kaffee und selbst gebackenen Schokoladenkuchen gemeinsam mit Sophie darüber gesprochen, wie es jetzt weitergeht, was vielleicht gerade helfen könnte und vor allem, was kommen kann und was sicher kommen wird bei der Lähmung, die immer mehr Sophies Kräfte raubt.

„Sicher, man möchte manche Dinge nicht wirklich wissen, doch ohne Wissen kann Sophie viele Entscheidungen nicht in ihrem eigenen Sinne fällen und wir als Eltern wissen nicht, was wohl ein richtiger Weg für unsere Tochter sein kann, wie wir sie unterstützen können", so hat die Mutter es gut für die Familie zusammengefasst.

Aber nicht immer ist die Wahrheit, das, was alle hören wollen.

Peter, 48 Jahre

Peter ist ein starker Mann. Früher. Jetzt, gezeichnet von der Krankheit, versucht seine Familie ihn zu beschützen, vor Leid, Hoffnungslosigkeit, Verzweiflung – Dinge, mit denen er immer wieder zu kämpfen hat. Und sie wollen ihn nicht gerne spüren lassen, dass der Tod nahe ist.

Die Mitarbeiter des Palliative Care Teams sagen immer wieder, man müsse ehrlich darüber reden. Die Familie will, kann es nicht. Peters Schmerzen sind teils sehr schwer zu behandeln. Er braucht zeitweise immer mehr Schmerz- und Beruhigungsmittel, ja sogar Narkosemittel bekommt er gespritzt. Aber meist ohne rechten Erfolg. Sobald er wacher wird, hält er die Schmerzen kaum noch aus.

Irgendwann sage ich als der Palliativmediziner der Ehefrau, ich werde jetzt mit Peter ehrlich reden. Sie will es partout nicht. Aber ich setze mich einfach zu ihm und spreche lange und ehrlich mit ihm, dass Peter jetzt bald sterben würde. Die Familie ist erst unglaublich wütend auf mich. Bald darauf stirbt Peter und sie geben mir als dem Arzt die Schuld, dass es so schnell ging.

Viel später trifft man sich völlig unverhofft wieder. Da erzählt mir die Ehefrau, dass sie jetzt sehen würde, wie viel weniger Schmerzen Peter nach dem Gespräch bis zu seinem Tod gehabt hat und dass es war, als ob eine schwere Last von Peter abgefallen war, nachdem er wahrhaftig Auskunft über seine Krankheit bekommen hat und ehrliche Antworten auf alle Fragen erhielt, die er stellte.

3.5 Hilfen annehmen lernen

Jeder Mensch braucht irgendwann die Hilfe eines anderen.

Wir werden als hilflose, hilfsbedürftige und ausgelieferte Wesen geboren und oft schließt sich der Lebenskreis ebenso in Hilfsbedürftigkeit. Auch wenn wir in der Zeit dazwischen fast immer selbstbestimmt und selbständig gelebt haben. Es wird für die meisten von uns mit großer Gewissheit der Zeitpunkt kommen, ab dem wir immer mehr auf Hilfe angewiesen sein werden. Das fällt dem einen leichter und dem anderen schwerer. Nur: Wir kommen kaum darum herum.

Selbstverständlich darf jeder nach seiner Façon leben und selig werden. Wenn es aber klar ist, dass es irgendwann nicht mehr alleine weitergehen wird, wird das immer schwieriger. Natürlich können Sie warten, bis das Kind in den Brunnen gefallen ist und nichts mehr geht. Das ist Ihr gutes Recht. Nur erwarten Sie bitte nicht, dass sich dann sofort alles um Sie dreht oder um Ihren kranken Angehörigen. Regelmäßig (!) vor großen Feiertagen, Brückentagen usw., wenn viele Menschen Urlaub machen, kommt es zu Hause zu Notsituationen oder es werden

Patienten (zum Sterben) aus einem Krankenhaus nach Hause entlassen oder auch auf unsere Palliativstation oder ins Hospiz verlegt. Alle Palliative Care Teams kennen es: Am Gründonnerstag, Heiligabend, Mittwoch vor Christi Himmelfahrt rufen verzweifelte Angehörige an wegen Patienten, von denen das Team noch nie etwas gehört hat und erhoffen, erflehen, dass sofort alles Nötige zu Hause geregelt wird.

Auch dann ist noch vieles machbar. Es grenzt manchmal an ein Wunder, mit wie wenig Aufwand eine Situation stabilisiert werden kann, die vorher völlig entglitten ist. Leider bekommen die Palliative Care Teams dann immer wieder wörtlich zu hören: „Wenn wir das gewusst hätten, wie viel wäre uns dann erspart geblieben!" Diesen Satz habe ich in diesem Buch schon zweimal zitiert und ich könnte es immer wieder tun ...

Jeder darf nach seiner Façon selig werden.

Wie oben gesagt: Jeder darf nach seiner Façon leben und auch sein Leben beschließen. Niemand ist verpflichtet, gesund zu leben, sich bei einer Krankheit lehrbuchgerecht behandeln zu lassen, seine Wohnung aufzuräumen und zu putzen oder putzen zu lassen, eine Pflege ins Haus zu holen oder zu seinen Kindern zu ziehen; einen Hospizdienst oder andere Berater ins Haus zu lassen oder was auch immer. Es gibt vielfältige Angebote, die jeder annehmen kann oder gegen die er sich entscheiden darf, ohne dies begründen zu müssen.

Für die meisten Menschen wird es mit dem rechten Maß an Hilfe besser gehen. Wer sich rechtzeitig mit offenen Ohren informieren lässt, kann dann sagen, „Wie gut, dass wir das gewusst haben, uns ist viel erspart geblieben!"

3.6 Bei drohendem Burn out: „Self Care"

„Care" heißt zu Deutsch „sich sorgen um" oder „Fürsorge". Solche Selbstsorge ist ganz wichtig für Menschen, die sich in „Palliative Care" für andere engagieren, aber auch für uns persönlich als Selbstfürsorge: „Self Care". Wie wichtig „Self Care" ist, zeigt die immer häufiger gestellte Diagnose eines „Burnouts", gerade auch bei Menschen, die energieversprühend mitten im Leben stehen und von denen wir dies nie erwartet hätten.

Burn out ist dabei auf jeden Fall mehr als eine Modediagnose, ich sehe es eher schon als eine neue Seuche. Wir Menschen in der modernen Kommunikationsgesellschaft unterliegen mehr und mehr durch eine schleichende und langfristige Überforderung der Gefahr, dass es für uns ganz plötzlich nicht mehr weitergeht, dass nichts mehr geht. Dann fühle ich mich von einem Augenblick auf den anderen ausgebrannt, auf Englisch heißt dieses Ausgebranntsein „Burn out". Es ist sehr gut vergleichbar mit einem Automotor, bei dem ich mit hohen Drehzahlen versuche, seine maximale Leistung herauszuholen, weil ich es ganz, ganz eilig habe und dann in einem Wimperschlagaugenblick frisst sich der Kolben fest und der Motor blockiert.

Burn out ist eine Gefahr gerade für jeden Helfer!

Oder der Sprit ist bis auf den letzten Tropfen verbraucht, weil ich bei der letzten Tankstelle wegen der Eile gedacht habe, es wird schon noch reichen. Erst rollt das Fahrzeug mit dem letzten Schwung noch ein paar Meter im Leerlauf weiter, dann steht alles. Es wird still um mich herum. Dann habe ich es zwar immer noch genauso eilig. Das Ziel, zu dem ich so dringend hin muss, rückt für mich aber schlagartig in völlig unerreichbare Ferne.

Eine solche Gefahr bedroht uns sehr konkret nicht nur im Beruf, auch durch Freizeitstress besteht ein Risiko. Und außerdem wird der Druck auf unsere Seele noch durch die Sorge um unsere schwerkranken Angehörigen enorm verstärkt, wenn wir es gut mit ihnen meinen und sie gut umsorgen. Burn out ist ein typisches Problem sozial engagierter Menschen, die sich selber leicht bis zur Selbstausbeutung überlasten. Gerade ich in meinem Beruf und den vielfältigen nebenberuflichen Aufgaben muss sehr auf mich aufpassen. Deshalb muss „Self-Care" für die Betreuenden immer auch ein Teil der Fürsorge für die Patienten werden. Es hilft weder dem Patienten noch uns, wenn wir durch die Belastung wie der Automotor im Beispiel „heiß laufen" und dann nicht mehr weiterkönnen.

Palliative Care? „Self Care" ist nötig!

Wenn wir meinen, eine Kerze spendet uns zu wenig Licht, können wir sie waagrecht halten und an beiden Enden anzünden. Dann brennt sie viel heller, aber sie verbraucht das Wachs auch viel schneller und sie ist in weniger als der Hälfte der Zeit ausgebrannt. Das können sie gut einmal mit einer echten Kerze ausprobieren. Dieses „Ausgebranntsein" ist bei uns Menschen meistens ein kaum merklicher, schleichender Vorgang. Am Anfang sind die Veränderungen klein, lange werden die schon sichtbaren Zeichen verdrängt; später kann es zu einer schweren Krankheit kommen: Ängste, Depressionen, erhöhter Alkoholkonsum, völlige Erschöpfung, Sprachverlust, sogar körperliche Lähmungen und noch Schlimmeres sind mögliche Symptome.

Die Betreuung schwerstkranker Menschen führt uns immer auch an unsere Grenzen. Sie ist und bleibt eine große, persönliche Herausforderung, sie kann und darf keine Routine werden. Wer hier über die körperlichen Hilfen hinaus jemandem beistehen möchte, braucht ein gutes Gespür, im rechten Maße den Patienten (und den anderen Helfern!) helfend zur Seite zu stehen. Von derart Betroffenen hören wir jedoch immer wieder Sätze wie: „Ich kann nicht mehr", „Das schaffst Du schon", „Es ist mir alles zu viel", „Das muss gehen". Wenn wir solche oder ähnliche Sätze hören, müssen Ihre Alarmglocken schrillen. Bei diesen zunächst vielleicht noch geringeren Hinweisen, Symptomen oder Veränderungen muss die Notbremse gezogen werden (► Fragebogen zur Selbsttestung im Anhang).

Tipps für Sie, wie Sie dem Burn out vorbeugen können:

- Ich sollte akzeptieren, dass die Gefahr eines Burn outs besteht.
- Ich sollte mich mit der Gefahr bewusst auseinandersetzen.
- Ich sollte meine körperlichen und seelischen Grenzen (an-)erkennen.
- Ich sollte Arbeit und Freizeit klar abgrenzen.
- Abschalten nach der Arbeit, Phasen der Erholung und Ruhe lösen die beruflichen Belastungen.
- Gute Beziehungen bei der Arbeit und im privaten Bereich, ein offenes Ohr und verständnisvoller Umgang mit vertrauten Personen helfen mir.

Kurze Zeiträume zum Erholen geben neue Kraft. Dann können wir uns von neuem wieder mit positiver Energie unseren Aufgaben zuwenden. Wichtig für eine gesunde Abgrenzung ist auch eine Freizeitgestaltung, die uns Freude macht. Ganz besonders von Bedeutung ist ausreichend Bewegung, am besten draußen in der Natur. Das ist nicht vom Wetter abhängig, sondern es geht wirklich immer.

Ich selber habe für mich persönlich recht wirksame Strategien für Self-Care eingeübt. Einige Jahre lang habe ich als aktives Mitglied in einer Gruppe an sogenannten Balint-Sitzungen teilgenommen. Dabei werden von einem Arzt Patienten vorgestellt aus ihrer ganz persönlichen Sicht heraus. Dann reden die anderen über diese Vorstellung, aber nicht mit dem vorstellenden Arzt. Das ist sehr spannend, was der Vorstellende dabei zu hören bekommt, selber erlebt und wie sich das Denken plötzlich öffnet.

Auch habe ich Einzelcoaching bekommen, Kurse belegt, bekomme regelmäßig Gruppensupervision und vieles mehr. Was mir doch dauerhaft definitiv am besten hilft, ist der Rückhalt in der Familie durch meine Frau und meine Kinder und mein Glaube an Gott. Ich hatte im Vorwort ja erwähnt, dass mir einmal durch Böswilligkeit Anderer fünf Jahre Gefängnis drohten. So etwas lässt niemanden unberührt, üble Nachrede und Intrige kann Existenzen zerstören. Es hat mich letztlich meine Arztpraxis und den größten Teil meiner Ersparnisse gekostet. Wenn man solche schlimmen Phasen hinter sich hat, stärken die überstandenen Probleme; anstatt vor allem Angst zu haben, kann es auch dazu kommen, die Angst vor großen Schwierigkeiten zu verlieren. Meine Lieblingsliedzeile stammt aus einem fast 50 Jahren alten Lied und ist wohl auf ewig gültig: „Freedom 's just another word for nothin' left to lose." Die Stimme von Janis Joplin macht mir dabei noch immer Gänsehaut, wenn ich den Song einmal höre.

Und, ganz wichtig für mich ist regelmäßiger Sport mit guten Freunden, auch mit gänzlich anderen Berufen als dem meinen. Dabei schenken wir uns nichts, fordern uns körperlich bis an die Grenzen heraus und reden, reden, reden.

Viele Helfer denken, dass es an ihnen liegt, wenn sie frustriert und erschöpft sind. Misserfolge schreiben sie ihren eigenen Schwächen zu. Ihre Frage sollte aber nicht heißen: „Was stimmt nicht mehr bei mir?" Sie lautet richtig: „Was kann ich tun, um die Situation zu verändern?", dann kann ich viel leichter etwas wirkungsvoll zum Positiven hin bewirken.

Mein Stress entsteht in allererster Linie nun einmal in meinem eigenen Kopf oder in meiner Seele. Wie ich Situationen einschätze und ich meine Arbeit bewerte, hat einen großen Einfluss darauf, ob dieser Stress und Leistungsdruck irgendwann kritisch und zum Problem wird oder nicht. Meine Gedanken zu ändern, ist aber nicht leicht. Ich kann Ihnen da ein schönes, praktisches Beispiel aus meinem Alltag geben. Ich steche Nadeln in Venen und lege Infusionen hinein seit ich etwa 19 Jahre alt bin. Also immerhin nun gut 40 Jahre. Eine sehr lange Zeit. In den ersten 25 Jahren habe ich das sehr viel getan, als Anästhesist wird man zudem immer dann um Hilfe gebeten, wenn es anderen wegen besonders schlechter Venen nicht gelungen ist. Dann habe ich es in der eigenen Praxis immer weniger gemacht, hatte eigentlich gar keine Übung mehr. Doch ich bin ja immer noch gerufen worden, wenn es einmal nicht geklappt hat. Und wenn ich es dann versucht habe, gelang es mir. Wie kommt das? Ich glaube, einen guten Teil dazu beigetragen hat positives Denken. Ich weiß, ich bin sehr erfahren. Ich weiß, bei den vielen zigtausend Punktionen ging es in der Regel gut. Ich denke, es wird auch dieses Mal klappen und stelle es mir auch vor, dass es gelingt, es muss ja nicht leicht sein, doch es gelingt.

Diese Sicherheit überträgt sich auf den Patienten, er wird ruhiger, zittert oder zuckt nicht und ganz entscheidend, die Venen sind viel besser blutgefüllt, sodass ich es leichter habe, zu treffen. Habe ich weniger Stress, hat mein Patient mehr Vertrauen und weniger Stress, es geht ihm alleine dadurch schon besser.

Mein Stress entsteht in meinem Kopf.
Meine Hilfe gegen meinen Stress entsteht genauso in meinem Kopf.

Um mich selbst bei großer Belastung auf neue, positivere Gedanken zu bringen, kann es helfen, mir folgende Fragen zu beantworten:

- Sehe ich nur die negativen Seiten meiner Arbeit? Oder auch die positiven?
- Habe ich vielleicht zu hohe Erwartungen an mich?
- Was würde denn passieren, wenn ich mehr auf mich achte?
- Sehe ich auch die Situationen, die ich mit Bravour gemeistert habe?
- Wo habe ich Fähigkeiten, Ressourcen? Wo wende ich sie an?
- Welchen Stellenwert hat mein eigenes Leben für mich?

In einer Teamsitzung sagte eine Schwesternschülerin einer Kinderstation: „Wenn ich dieses Leiden sehe, will ich mich nicht beschweren über mein Leben. Ich will mich voll einsetzen, um zu helfen." – eine Haltung, die in einen Zusammenbruch führen kann, wenn eigene Gefühle nicht ge- und beachtet werden. Andererseits lerne ich es in meiner täglichen Arbeit durchaus durch die wirklich teils furchtbaren Probleme, mit denen ich konfrontiert bin, mich über etliche Kleinigkeiten viel weniger aufregen und sie einfach hinzunehmen.

Zum Schluss sind hier ein paar ganz praktische Tipps zur Kurzentspannung, wie sie ähnlich vorkommen im Yoga, autogenem Training, progressiver Muskelentspannung nach Jacobson und anderen Entspannungstechniken:

Einfache Entspannungstipps. Probieren Sie aus, was für Sie passt. Sie haben keine Zeit für Entspannung? Dann ist es höchste Zeit, dass Sie sich endlich die Zeit nehmen.

Meditieren ist besser als rumsitzen und nichts tun.

- Atmen Sie einmal ganz bewusst: z. B. „dreimal tief ein- und vor allen Dingen ausatmen", das hilft schnell in akuter Situation.
- Machen Sie eine Körperreise durch sich selber: einzelne Körperpartien können Sie bewusst wahrnehmen und nachspüren, ob Sie dort Anspannungen oder Unwohlsein fühlen. Sie können Spannung bewusst lösen.
- Muskeln gezielt entspannen: 5–7 Sekunden lang Muskeln anspannen und wieder aktiv loslassen, gehen Sie von den Fußspitzen bis zur Stirn durch alle Teile des Körpers.
- „Entspannte Gebetshaltung": die Fingerspitzen Ihrer Hände berühren sich vor der Brust, Ihre Finger sind nicht durchgedrückt, Sie atmen ganz gleichmäßig ruhig und tief einige Male durch.
- Sie sollten nicht die Zähne zusammenbeißen und sagen: „Da muss ich durch". Ihr Ziel ist leichter erreichbar, wenn Sie geben können, weil Sie auch etwas bekommen.

3.7 „Rechtzeitig palliativ denken!"

So sollte es aus meiner Sicht lieber immer öfter zu hören sein. Rechtzeitig, frühzeitig hospizlich-palliativ zu denken, ist die Wunderwaffe, die ich bei einer schweren Krankheit immer einsetzen kann.

Vielleicht kennen Sie den Begriff „Futility". Das bedeutet (medizinische) Nutzlosigkeit, Über- und Fehlversorgung. Es ist stets einfacher etwas zu tun, etwas anzubieten, noch ein wenig mehr zu machen, selbst wenn die Chancen auf Besserung immer weniger werden und die Belastung durch die weiteren Behandlungen immer mehr und mehr zunehmen.

So kann sehr viel Lebenszeit vernichtet werden.

Ich erlebe in der täglichen Praxis mehrfach monatlich Fälle, in denen bei Behandlungsplanungen nicht gefragt wird, was dem Patienten insgesamt tatsächlich nutzt. Man zieht zur Entscheidungsfindung nicht alle Kriterien heran, die dem Patienten wichtig sind und verliert den ganzen Menschen aus den Augen. Typischerweise nehmen wir gegen Krankheit A die Behandlung 1 und gegen Symptom B das Medikament 2 und gegen die Nebenwirkung C die Therapie 3. Gegen die Krankheit D und E gibt es dann noch einen ganzen Strauß von Behandlungen 5, 6, 7 und 8. Die einzelnen Behandler behalten nicht das Gesamtbild an Krankheiten, Symptomen, Beschwerden, Wirkungen und Nebenwirkungen im Auge. Es wird nicht angemessen abgewogen.

In der Regel geht es dem Patienten erst einmal darum, möglichst das Leben zu erhalten, es gerettet zu bekommen. Doch zugleich sollen seine Wünsche beachtet und dazu überhaupt erst einmal das Leiden nach den leicht verfügbar vorhandenen und üblichen medizinischen Möglichkeiten behandelt werden.

Das bestehende, oft unerträgliche Leiden der Patienten zu lindern, gelingt oftmals leicht – sogar erschreckend leicht und schnell. Immer wieder höre ich als Experte „wenn ich das vorher gewusst hätte, wäre mir so viel erspart geblieben" (so können Sie es in diesem Buch nun schon zum vierten Male lesen. Es kann nicht ob genug wiederholt werden!). Wenn, ja wenn nur den Beteiligten die medizinischen Möglichkeiten UND die geltende Rechtslage hinreichend bekannt wären und zudem im Umkreis des Patienten die Umsetzung der Möglichkeiten auch etabliert wäre. Gerade Deutschland ist in der Umsetzung der ambulanten Palliativversorgung erfolgreich und sehr weit entwickelt. Es ist dabei völlig klar, dass in allen Punkten an vielen Orten Deutschlands noch deutliche Defizite bestehen. Diese Defizite müssen und können in einer gemeinsamen Anstrengung beseitigt werden, damit niemand aus Angst vor Leiden, aus Angst vor einer unerwünschten Behandlung oder auch aus Angst vor Einsamkeit und dem Gefühl zu Last zu fallen, vielleicht sogar den Tod suchen will.

Wir besitzen wirtschaftliche und medizinische Möglichkeiten, fast jedes Leiden in jedem Krankheitsstadium wesentlich besser zu lindern, als die meisten palliativ weniger Erfahrenen es sich vorstellen können (Abb. 3.2).

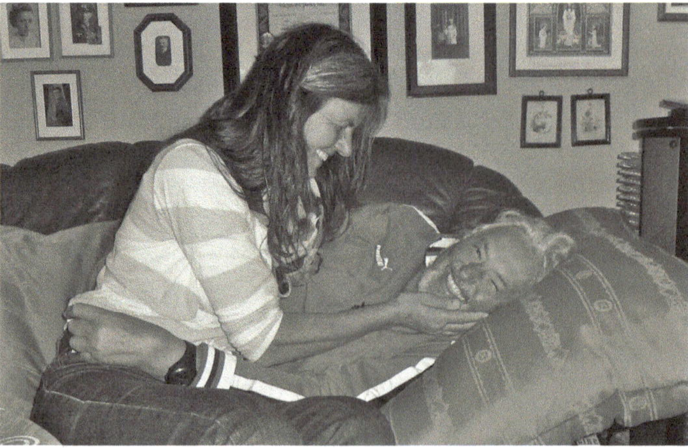

Abb. 3.2 Gegenseitiger Respekt und Liebe sind die beste Stütze in der Not. (Mit freundlicher Genehmigung des Deutschen PalliativVerlags)

Ein gewaltiges Problem ist es in der Praxis, dass oft wohl meinend Patienten therapiert werden ohne ausreichend zu beachten, ob in diesem individuellem Fall, dieser individuelle Patient gerade diese Therapie auch möchte. Das mag teils vielleicht aus Nachlässigkeit geschehen, aus Bequemlichkeit, Wissensdefizit oder vielleicht auch getriggert durch den äußeren Zwang oder den eigenen Wunsch nach Umsatzoptimierung.

Ein im Alltag besonders präsentes Beispiel für eine Fehlversorgung ist die Magensondenernährung (PEG) von dementen Patienten. Erstens ist sie oft unnötig, weil mit etwas mehr Ruhe und Zuwendung der Patient noch ausreichend essen würde. Zweitens werden dem Patienten die Lust am Essen und die Funktion des gemeinsamen Essens als soziale Teilhabe genommen. Und drittens, das ist am wenigsten bekannt, gibt es bei Demenz nur sehr selten eine medizinische Indikation für die PEG-Ernährung. Denn durch künstliche Ernährung bei Demenz wird weder die Lebenszeit verlängert, noch die Lebensqualität verbessert, im Gegenteil, es kommt zu einem deutlichen Anstieg an belastenden und lebensbedrohlichen Komplikationen, z. B. durch das Einatmen von hochlaufender Nahrung in die Lunge (Aspiration).

Was wird denn durch eine PEG-Ernährung bei Demenz besser? De facto wird Arbeitszeit gespart. Ob dies ein Therapieziel ist bzw. sein darf, mögen Sie als Leser für sich entscheiden.

In dem realsatirischen Buch „House of God", in dem der Bostoner Psychiater Prof. Samuel Shem die Arbeit in einem US-amerikanischen Krankenhaus beschreibt, heißt es „The best delivery of medical care is to do as much nothing as possible." Nichts könnte den Auftrag der Palliativmedizin schöner beschreiben. So viel Nichts wie möglich zu tun, ist eine ganz besonders schwierige Herausforderung, die sich meist nur mit viel Erfahrung meistern lässt. Auch ist es schwierig für den allein auf weiter Flur stehenden Einzelkämpfer. Es nutzt dabei zwar, wenn ein Verantwortlicher eine Entscheidung mit den möglichen Konsequenzen vertreten kann. Er bekommt aber idealerweise Rückendeckung durch ein ebenso kompetentes und breit aufgestelltes Team.

Wir Ärzte müssen sehr kritisch mit unserem eigenen Verhalten umgehen, da wir ein wesentlich besseres Fachwissen als die Patienten haben. Es herrscht eine besondere Vertrauensbeziehung zwischen Arzt und Patient, die sich naturgemäß nicht auf völliger „Augenhöhe" abbilden kann. Selbst wenn der Patient autonom im Sinne eines lege artis durchlaufenen Beratungsprozesses und damit im Sinne eines „informed consent" seine eigene Entscheidung für oder gegen eine Therapie trifft, für oder gegen hieraus entstehende mögliche Belastungen. Deshalb besteht z. B. ein kategorisches Behandlungsverbot, wenn eine besonders enge, intime Beziehung entsteht. Uns Ärzten ist es auf Grund dieser bestehenden Asymmetrie auferlegt, die therapeutische Beziehung nicht zu fortzuführen, wenn etwa eine Liebesbeziehung von Patient und Arzt einvernehmlich begonnen wird.

Es ist offensichtlich, dass alte und kranke Menschen aus verschiedenen Perspektiven als Belastung empfunden werden können: etwa für pflegende Angehörige oder für das Gesundheitssystem. Vor dem Hintergrund der demographischen Entwicklung werden diese Fälle absehbar auch quantitativ eine große Bedeutung gewinnen. Hier müssen wir sehr genau hinsehen, warum eine Therapie begonnen wird und warum sie vielleicht nicht fortgeführt oder beendet werden soll. Weder Ärzte noch Patienten oder Angehörige sollten sich vorschnell eine vorgefasste Meinung hinsichtlich des aktuell vorliegenden Falls bilden.

Die Probleme sind in der täglichen Wirklichkeit wesentlich komplexer zu hinterfragen und zu beantworten, als sich das „am grünen Tisch“ darstellt.

Die Angst vor Medikamentensucht ist bei Palliativpatienten (fast) immer unbegründet.

„Wir können nicht dem Leben mehr Tage schenken, aber den Tagen mehr Leben." Sie haben diesen schönen Spruch von Dame Cicely Saunders vielleicht schon einmal in einem Flyer eines Hospizdiensts gelesen. Dame Cicely war der Begründerin der modernen Hospizbewegung, sie sagte dies vor rund 50 Jahren. Prinzipiell stimmt es noch immer. Die Palliativmedizin ist heute aber 50 Jahre weiter und der Spruch hat auch aus meiner Sicht eine sehr unerwünschte Nebenwirkung: Leider hat dieses Denken dazu geführt, dass die meisten Menschen glauben, hospizlich-palliatives Denken und Handeln sei etwas für Menschen ganz am Lebensende, die bald sterben werden. Und es sei etwas, wo man dann aus dem „Giftschrank" die starken Betäubungsmittel holt, die bekommt der Patient vom Arzt und er kann dann leichter und wohl auch etwas schneller sterben als ohne den Arzt.

Peter, 48 Jahre

Selbst Peter hat kürzlich noch vom Apotheker, bei dem er ein starkes, morphiumähnliches Schmerzmittel gegen seine heftigsten, anfallsweisen Schmerzen (sog. Durchbruchschmerzen) geholt hatte, gesagt bekommen, „Passen Sie auf, dass Sie nicht süchtig werden!“.

Dabei wäre diese Sucht Peter sogar völlig egal gewesen!

Er ist so froh, dass er durch das kurzwirksame, starke Medikament seine Schmerzen weitgehend im Griff hat. Ohne das Spray hatte ihn die Ohnmacht der Verzweiflung im Griff, der Schmerz war so unvorstellbar schlimm, er dachte, es zerreißt ihm den Leib. Aber süchtig werden, so ein Quatsch, denkt Peter. Er nimmt das Medikament sowieso nur, wenn es nötig ist und hält sich genau an die Anweisung seines Hausarztes, der sich zum Glück gut in Palliativmedizin weitergebildet hat und sogar eng mit dem Hospizdienst im Ort zusammenarbeitet.

Es ist genau anders, als dieser gut meinende Apotheker sagte. Solche Bedenken hätten genauso auch viele Haus- und Fachärzte anmelden können, denn leider ist eine solche Haltung in vielen Köpfen noch immer bombenfest zementiert. Erst versuchen wir es einmal „kurativ", erst machen wir alles, um noch der Heilung eine Chance zu geben. Wenn dann der Patient „austherapiert" ist, „nichts mehr zu machen ist", kann man doch ins Hospiz verlegt werden, „palliativ bekommen" und schließlich dort wunderbar umsorgt und ohne Schmerzen sterben. „Mit palliativ" zu sterben, das gehe dann besser und halt auch etwas schneller. Dafür müsse der Patient sich auch nicht so lange quälen.

Diese Einstellung ist leider (oder besser: zum Glück!) grundfalsch. Ein holländischer Kollege hat mir erzählt: als er noch den Patienten erklärt habe, er käme vom Palliativteam, hätten diese es eher mit der Angst bekommen. Aber eigentlich ist doch die Palliativversorgung eine unterstützende, begleitende Behandlung, die über eine recht lange Zeit gehen kann. Unterstützend nennt man medizinisch „supportiv". Deshalb haben sie das Team in Supportiv-Palliativ-Team umbenannt. Oder kurz SuPaTeam. Wenn der holländische Kollege jetzt sagt, er komme vom SuPaTeam, denkt man gleich, „Oh, vom super Team". Und eigentlich stimmt es ja auch, wenn man bedenkt, welche super Möglichkeiten hospizlich-palliatives Denken bietet!

Morphin, Opioide fachgerecht eingesetzt, beschleunigen nicht das Sterben. Sie verbessern die Lebensqualität und verlängern die Lebenszeit.

Sollte man diese Art zu behandeln lieber in „unterstützende Behandlung" umbenennen, statt weiterhin Palliativversorgung dazu zu sagen?

Das wäre vielleicht etwas zu weit gedacht. Sicher kann man aber sagen, dass ja „Kleider Leute machen" und es bedeutsam ist, wie eine Behandlung verpackt wird, was wir hineininterpretieren aufgrund vom Hörensagen oder eigener oder fremder Erfahrungen. Mögen diese nun richtig oder falsch gewesen sein, gut oder schlecht. Anders herum: Es ist wichtig, wie uns etwas erklärt und nahe gebracht wird. Und danach ist es immer sehr wichtig, was Dritte dazu sagen. Lassen Sie sich nicht verunsichern. Fragen Sie immer wieder beim Hausarzt oder Facharzt nach, wenn Sie etwas nicht richtig verstanden haben, wenn Fragen offen geblieben sind oder Zweifel neu entstehen.

Kurz zusammengefasst könnten wir unter dieses Kapitel schreiben: Zweigleisig – kurativ und palliativ! – Denken nutzt mehr, als alles auf die Karte der Heilung zu setzen.

3.8 Unterstützung und Hilfen suchen

Gehen wir nun davon aus, Sie haben sich entschieden, die Hilfen zu suchen, die gerade Ihr Vater oder Ihre Tochter jetzt brauchen. Wie sollten Sie dann vorgehen? Den Hausarzt fragen, die Krankenkasse? Die sogenannte Pflegeüberleitung im Krankenhaus?

Die Pflegeberatung? Wer ist die beste Anlaufstelle? Dazu noch einmal mein ganz klarer Vorschlag: Suchen Sie nicht immer „das Beste“. Suchen Sie das Passende für Sie. Auch wenn Ihr Hausarzt kein Experte für Palliativversorgung sein sollte, wenn er sich die rechte Mühe gibt, kann er meistens jemanden finden, der Ihnen weiterhilft. Es gibt hier inzwischen auch viele verschiedene Adressen von Institutionen, die passende Kontakte vermitteln können. Es ist aber so, wie auch sonst im Leben: Oft hängt es für Sie selber entscheidend davon ab, wen Sie dort gerade fragen. Freuen Sie sich, wenn Sie jemanden am Telefon haben, der gut hinhört, die richtigen Fragen stellt, sodass Sie die wichtigen Dinge ergänzen können und dann, auch wenn er nicht gleich Rat weiß, sich darum kümmert und weiter hilft.

Es kann von Vorteil sein, wenn Sie sich vor dem Telefonat Ihre wichtigen Unterlagen parat legen und vielleicht auch ein paar Stichpunkte oder wichtige Fragen notieren, damit nichts vergessen wird, was Ihnen wichtig ist oder Sie beschäftigt.

Lassen Sie sich, wenn es einmal nicht ideal läuft, nicht entmutigen, wenn der Berater, den Sie am Telefon haben, vielleicht einen schlechten Tag hat und Sie nicht merken, dass er sich gerne für Sie einsetzt oder wenn er nicht gleich weiterhelfen kann. Es gibt noch genug andere Adressen, bei denen man nachfragen kann. Im Anhang befindet sich eine Liste mit Adressen oder auch allgemeinen Hinweisen, wie und wo Sie Hilfe bei den verschiedensten Fragen finden können (■ Abb. 3.2). Oder fragen Sie uns einfach bei der Deutschen PalliativStiftung. Wir versorgen als Stiftung zwar keine Patienten unmittelbar, aber wir haben ein sehr gutes Netzwerk.

Zeit der Unsicherheit

Das Schwanken zwischen Hoffnung auf Heilung und Angst vor dem Tod

Thomas Sitte

T. Sitte, *Ratgeber Lebensende und Sterben*, https://doi.org/10.1007/978-3-662-56029-7_4

4.1 Phasen des Sterbens nach Kübler-Ross

Die fünf Phasen des Sterbens folgen meist nicht wie im Lehrbuch aufeinander, es gibt viele Wechsel und Übergänge, die in der Wirklichkeit ganz anders sind als hier zur Veranschaulichung vereinfacht dargestellt.

Elisabeth Kübler-Ross prägte vor rund 50 Jahren den Begriff der fünf Phasen des Sterbens

Die fünf Phasen des Sterbens

1. Nicht-wahr-haben-wollen und Isolierung,
2. Zorn,
3. Verhandeln,
4. Depression,
5. Akzeptanz.

1. **Nicht-wahr-haben-wollen und Isolierung**: Die Mitteilung der Diagnose und die Zeit danach lassen ein Gefühl in Ihnen entstehen, als ob Sie „im falschen Film“ wären. Es geht Sie vielleicht gar nicht richtig an, Sie meinen, die Befunde seien verwechselt worden, der Arzt habe sich geirrt, man habe es ganz falsch verstanden. Wenn es nicht nur dem Patienten so geht, sondern der Partner und die Familie dieses Verdrängen mitspielen, kann dies zu einem ernsthaften Problem werden.
2. **Zorn**: Der Patient lädt seinen Ärger auf andere Beteiligte und Unbeteiligte ab: auf die, die ihm die Diagnose mitteilten, auf die, denen es besser geht als ihm selber, auf jene, die ihm doch eigentlich helfen sollen und wollen. Wenn Sie selber einmal Opfer des ganzen Zorns werden sollten, ist es wichtig für Sie, dass Sie diesen Zorn und die Vorwürfe, die schon unter die Gürtellinie gehen können, niemals persönlich nehmen. Über mich sind dabei gewissermaßen schon viele Kübel mit Gülle ausgeschüttet worden. Keinesfalls dürfen Sie den Ärger dann spiegeln und zurückgeben. Das führt schnell zu einer negativen Spirale, aus der ein Entrinnen immer schwieriger wird.
3. **Verhandeln**: Jeder Mensch, ob gläubig oder ungläubig, neigt dazu, dass Ursachen in einer bestimmten oder unbestimmten Schuld gesucht werden. Oft findet man etwas, das in der eigenen Biographie dazu passt. Dann kann man mit Gott oder auch dem Schicksal verhandeln, Gelöbnisse abschließen, Sühne versprechen und vieles mehr. Dies geschieht oft im Geheimen. Ungünstig kann es leicht sein, wenn man wegen dieser (uneingestandenen) Selbstvorwürfe unbewusst Belastungen und Leiden auf sich nimmt. Hilfreich ist es für den Patienten, wenn ihm Menschen einfach zur Seite stehen, die ihm zeigen, dass sie ihn so annehmen, wie er ist, ihm zuhören bei dem, was er zu beklagen hat.

4. **Depression**: Jede Diagnose schwerster Krankheit bringt grundlegende Bewegungen in unserem Innersten in Gang. Das gilt natürlich insbesondere, wenn die Diagnose mit der unbestimmten oder auch sicheren Gewissheit verbunden ist, lange vor der erwarteten Zeit sterben zu müssen. Das kann dann in die Erstarrung, die Depression, führen. Trübe Gedanken befallen fast alle Schwerstkranken und Sterbenden für eine gewisse Zeit. Wenn die Ursachen eher durch Einflüsse von außen kommen, kann auch mit Unterstützungsangeboten und Hilfsmitteln leichter geholfen werden. Doch manchmal sitzt diese frühe Form von Trauer über den eigenen Verlust sehr, sehr tief, sodass professionelle Hilfe notwendig wird. Das kann hin bis notwendigen zur Gabe von Antidepressiva gehen.
5. **Akzeptanz**: Der Kampf, das Ringen mit dem Unvermeidlichen wird eingestellt, die baldige Begrenztheit des eigenen Lebens durch den nahenden Tod wird akzeptiert. Dies ist die Phase, die dem Patienten und damit auch den ihm nahestehenden Menschen eine positive, wertvolle Erfahrung werden kann, von denen später manchmal etwas verschämt gesagt wird: „Mein geliebter Partner ist nun tot. Aber es war eine unwiederbringlich schöne Zeit." Manchmal zieht der Patient sich ganz in sich selber zurück, manchmal überträgt sich aber auch die Ruhe und Gelassenheit auf alle anderen.

Zur Akzeptanz passt dieses wunderbare Gedicht von C.J. Buell

I am PAIN!	Ich bin Schmerz
Most People HATE me…	Man hasst mich
Think me Cruel	Man denkt, ich sei grausam
Call me Heartless.	Nennt mich herzlos
Study ways to bribe and fool me	Sucht Wege mich zu bestechen und zu narren,
Try by every means to slay me.	mich mit allen Mitteln zu erschlagen
DOPE themselves with Anesthetics	Putscht sich mit Drogen,
Fill Themselves with Patent Nostrums.	füllt sich mit allem Selbstgebrauten.
CALL the Doctor with his POISONS	Ruft den Doktor mit den Giften.
SEEK the Christian Science Healer	Sucht den Heiler
BEAT the Tom-Tom of the savage	Schlägt die Trommeln der Wildnis,
Build the Altar,	Baut den Altar,
Burn the Incense,	Bringt Rauchopfer dar.
SEEK to Sate the Wrath of DEVILS	Sucht die Wut der Teufel zu besänftigen
PRAY to Saints and Gods and Angels.	Betet zu Heiligen, zu Göttern und Engeln.
NOT to cleanse or purify them,	Nicht sich zu reinigen und zu läutern.
Just to KILL the guide that warns them.	Nur zu TÖTEN den Führer, der sie warnt.

PAIN AM I, but when you know me
When you once have learned my secret
How I Come To Help
And BLESS YOU
WARN YOU, GUIDE YOU,
TEACH AND LEAD YOU.
When you know my loving nature,
How at first I gently twinge you
Hoping thus by kind reminder
you will hear my voice and listen.

Sure am I that when you know me,
You will gladly then embrace me,
Call me friend and give me welcome,
Call me friend and ask my message.
This the message I would bring you,
This the reason for my visits,
This the warning I would give you,
This the secret I would teach you!

When you learn to live as Nature
In her great and boundless mercy,
In her tender loving kindness,
In her wisdom and her goodness,
Meant that men and women
Should live and labor.

When you learn to shun the by-ways
leading off to vicious habits,
When you learn to keep your body
Strong and Clean and Pure and Active,
Give it work in Right Proportion,
Give it FOOD AND AIR AND WATER
FIT to build its every member,
FIT to nourish every function,
When you Teach your Mind
Pure and Noble thoughts to harbor,
Drive out fear and hate and malice,
Cherish LOVE and kindly motive,
When you learn these things I've told you,
When you know them,
When you *Do* them,
Then no more will PAIN be needed.

This is then the truth I bring you,
That I hurt you, but to warn you,
NOT to harm you, but to heal you,
That I come to guide and teach you.

I am God's most blessed angel!
Sent to point the way to virtue,
Sent to teach the noblest manhood,
Sent to ROUSE the Soul to Action!
LOVE ME,
TRUST ME,
HEED MY MESSAGE.
I WILL BRING You PEACE
and BLESS You.

SCHMERZ BIN ICH, doch wenn Du mich kennst,
Wenn Du einst mein Geheimnis entdecktest
Wie ich komme zu helfen,
und DICH SEGNE,
DICH WARNE, DICH LEITE,
LEHRE DICH UND FÜHRE DICH.
Wenn Du meine liebende Natur kennen lerntest,
Wie ich Dich erst sachte zwicke,
Hoffend wohl von dieser Mahnung,
Du schon hörtest meine Stimme, lauschtest.

Sicher bin ich, wenn Du mich erst kennst,
Wirst Du mich auch froh umarmen.
Nennst mich Freund und hießest mich willkommen,
Nennst mich Freund und fragtest nach meiner Botschaft.
Dieses ist die Botschaft, die ich Dir bringen möge,
Dieses ist Grund, dass ich Dich besuchen möge,
Dieses die Warnung, die ich Dir geben möge,
Dieses das Geheimnis, dass ich Dich lehren möge.

Wenn Du lerntest zu leben mit der Natur
In ihrem großen, grenzenlosen Erbarmen,
in ihrer zarten, liebenden Herzlichkeit
In ihrer Weisheit und Güte
Wollend, dass Mann und Frau
Sollten leben und arbeiten.

Lerntest Du zu meiden falsche Wege
Leiten sie Dich doch weg zum Lasterhaften
Lerntest Du zu erhalten Deinen Körper
Stark und sauber, rein und aktiv,
Gib ihm Arbeit im rechten Maße,
Gieb ihm NAHRUNG, LUFT UND WASSER,
Angemessen zu errichten seine Teile,
Angemessen zu hegen jede Aufgabe.
Wenn Du lehrtest Deinen Geist
Reines, edles Denken zu beherbergen,
Auszutreiben Furcht und Hass und Böses,
zu huldigen der LIEBE und freundlicher Motive,
Wenn Du lerntest diese Dinge, die ich Dir erzählte,
Wenn Du sie wüsstest,
Wenn Du sie TÄTEST,
Wird kein SCHMERZ mehr nötig sein.

Das ist die Wahrheit, die ich Dir bringe,
Dass ich Dich verletzte, nur um Dich zu warnen
NICHT um Dir zu schaden, nur um Dich zu heilen,
Dass ich komme Dich zu leiten und zu lehren.

Ich bin Gottes meist gesegneter Engel
Gesandt zu weisen den Weg zur Weisheit,
Gesandt zu lehren die edelste Gesinnung,
Gesandt zu erheben die Seele zum Handeln
LIEBE MICH,
TRAUE MIR,
ACHTE MEINE BOTSCHAFT.
ICH WERDE DIR FRIEDE BRINGEN
und DICH SEGNEN.

Heute sehen wir die fünf Phasen des Sterbens von E. Kübler-Ross eher als eine exemplarische Darstellung an, sie können in der Reihenfolge abweichen, oder sie kommen auch in mehreren Wellen, sich nacheinander wiederholend, zu bereits durchlaufenen Phasen. Wir, die Sterbepraktiker, sind davon abgekommen, zu meinen, dass wir diese Phasen nach und nach gewissermaßen mit dem Patienten abarbeiten müssten, sondern sehen sie heute eher als eine Erklärung für mögliches Verhalten am Lebensende.

Diese Erklärung hat mir außerordentlich geholfen, denn oft sehe ich ein wirklich schräges Verhalten, von dem ich denke, dass es nüchtern betrachtet überhaupt nicht zu diesen Menschen passt. Die Not und Verzweiflung der extremen Situation führen sie aber zu diesen ungewöhnlichen Reaktionen.

4.2 Aufgeben ist keine Lösung

Bei all den Überlegungen über Sterben und Tod dürfen wir keinesfalls die Hoffnung vergessen. „Die Hoffnung stirbt zuletzt", sagt das Sprichwort. Ich will es etwas erweitern, ergänzen und sagen: **Wenn die Hoffnung stirbt, stirbt auch der Mensch**. Auch wenn ich „austherapiert" bin, wenn meine Krankheit „hoffnungslos" ist, wenn meine Lebenszeit sehr begrenzt erscheint, so weiß ich, dass es immer wieder Verläufe in der Medizin gibt, die auch für uns Experten kaum erklärlich sind. Ich rate nicht dazu, mit Wundern rechnen oder fest auf sie zählen. Aber ich glaube, dass wir das Recht haben, bei aller Nüchternheit und allem Realitätssinn doch zu denken, vielleicht läuft es auch viel besser als erwartet. Wir sollten und dürfen unseren kranken Patienten und gerade auch den schwerstkranken Menschen, die wir bis in den Tod begleiten, nicht jede Hoffnung nehmen. Am Lebensende ist es manchmal nur noch eine nicht immer sachlich begründete Hoffnung, die den Willen zum Leben noch aufrechterhält. Deshalb unterstütze ich es meist, wenn Patienten noch komplementäre Therapien für sich wünschen, die ich für meine Angehörigen nicht anwenden würde, weil ich nicht glaube, dass sie wirken können. Solange sie dem Patienten nicht schaden, bin ich mit im Boot.

4.3 Wie viel will ich „investieren", um welchen Erfolg bekommen zu können

Wenn wir von Gesundheit, Krankheit, Behandlungen usw. lesen, kommt schnell auch Geld und Ökonomie ins Spiel. Was der Gesundheitswirtschaft nutzt, nutzt auch den Patienten, ist eine schlimme Einstellung, die leider oft gelebt wird. Als Kunde und Premiumpatient wird der möglichst Gesunde umworben. Damit man erst gar nicht krank wird oder im Zustand der Krankheit doch noch etwas Besonderes für eine rasche Besserung tun kann, wird „ge**IGeL**t“, sogenannte **i**ndividuelle **Ge**sundheits**l**eistungen werden dem Patienten verkauft, die teils sehr sinnvoll und nachgewiesen heilsam sind. Bei anderen IGeLn sollte ein mutmaßlicher Nutzen hinterfragt werden.

Es gibt auch Investitionen ganz ohne Geld. Zum Beispiel mit unserem wertvollstem Gut, Stunden unserer Lebenszeit.

Wenn ich aber an dieser Stelle vom Investieren spreche, meine ich kein Geld. Jedes Ding, alles was ich tue, hat seinen Preis. Das passende Sprichwort dazu heißt, „Ich kann nicht auf zwei Hochzeiten tanzen“; tue ich das eine, kann ich nicht zugleich etwas anderes machen, das mir vielleicht ebenso oder noch wichtiger ist.

Wenn ich in der Jugend etwas erleben will und vielleicht mit dem Motorrad schnell unterwegs bin, habe ich zwar Freude daran, gehe aber ein erhöhtes Unfallrisiko ein. Und muss bei einem Unfall dann den Preis dafür bezahlen. Nicht anders ist es, wenn ich es gerne hauptsächlich ruhig habe, vielleicht am liebsten in meiner Freizeit bequem sitze, ein gutes Buch lese, meisterhafter Musik lausche, einen ausgezeichneten Film sehe und mich gerne dazu mit ein paar Genüssen für den Gaumen verwöhne. Aber dafür mich kaum bewege.

Jedem ist klar, dass ein Zuwenig an Bewegung und ein Zuviel an Bewegung nicht gesund ist. Das Risiko, dadurch früher zu sterben, soll sogar weitaus höher als das Risiko des Motorradfahrens sein. Wie stets ist das rechte Maß entscheidend.

Der Preis für eine Behandlung oder auch für das Nichtbehandeln kann völlig verschieden sein. Wenn Sie einmal krank sind, gehen Sie auch mit jeder Behandlung immer ein gewisses Risiko ein. Neben dem Risiko kostet jede Therapie Sie Zeit, die Sie sich bei anderen Dingen einsparen müssen, die Ihnen mehr oder weniger wichtig sind. Und eine Therapie kann Nebenwirkungen mit sich bringen, die Sie ganz entscheidend in den Aktivitäten Ihres Lebens einschränken.

Das will ich Ihnen in erster Linie verdeutlichen, wenn ich Sie frage, wie viel Sie investieren möchten. Gerade wenn Sie schwer krank werden, die Krankheit lebensbegrenzend ist, dann läuft die Zeit fühlbar schneller ab als wenn Sie einfach nur „älter werden“. Das ist natürlich erst einmal furchtbar und deprimierend. Es kann Ihnen aber auch helfen, sich zu besinnen, was im Leben, was Ihnen in den Ihnen verbleibenden Lebenstagen, wichtig ist. Worauf es Ihnen persönlich ankommt. Ihr Leben, so wie auch Ihr Sterben, betrifft nicht nur Sie alleine, sondern stets auch die Ihnen nahestehenden Menschen.

Deshalb, auch wenn Sie selber nicht erkrankt sind, sondern einen lieben Angehörigen begleiten und ihm beistehen, dürfen Sie über diese Fragen ehrlich nachdenken und Sie dürfen diese Fragen auch ehrlich ansprechen.

- Was ist mir oder uns wichtig?
- Was will ich, was wollen wir (noch) erreichen?
- Was bin ich bzw. sind wir bereit, dafür auf mich oder uns zu nehmen?

4.4 „... nur ich kann Sie gesund machen! Haben Sie Ersparnisse?"

Peter, 48 Jahre

Es ist gut verständlich, dass Peter wirklich alles versuchen will, seine tödliche Krankheit in den Griff zu bekommen. Wer würde nicht den Strohhalm suchen, der vor dem sicheren Ertrinken rettet könnte?

Auch seine Frau sagt: „Es muss doch irgendetwas geben". Beide fragen alle möglichen Bekannten, suchen in Büchern, Zeitungen, fragen besonders auch „Dr. Google". Gerade im Internet findet man ja sehr viel, oft gut verständliche und detaillierte Informationen. Selbst der Hausarzt hatte gesagt, er schaut ab und zu in Wikipedia, wenn er eine Krankheit gar nicht kennt.

So finden Sie in ihrer Verzweiflung den renommierten Prof. Dr. h.c. mult. Z., der sehr viel Erfahrung mit der Bauchspeicheldrüse hat. Er ist Internist, operiert also nicht selber, aber er hat ein tolles Team in einer Privatklinik, die sich auf eine Mischung von Schulmedizin und Naturheilkunde spezialisiert haben.

Peter ist Kassenpatient, aber er bekommt als Selbstzahler schnell einen Termin am übernächsten Tag. Prof. Z. empfängt ihn und seine Frau; er nimmt sich sehr viel Zeit für das Ehepaar. Er wirkt seriös, unglaublich erfahren und kann besonders gut und aufmerksam zuhören. Er erkennt die Not des Ehepaars und kann ihnen Hoffnung machen. Natürlich. Mit den herkömmlichen Methoden habe man bei dieser so weit fortgeschrittenen Krankheit keine Hoffnung und keine Aussicht auf Heilung. Aber er habe ganz moderne Geräte aus den USA kürzlich persönlich für die Privatklinik gekauft und wende dazu naturheilkundliche Medikamente an, die in China nach den Jahrtausende alten Prinzipien der traditionellen, chinesischen Medizin hergestellt werden. Damit habe er schon die erstaunlichsten Erfolge erzielt.

Nun, die Geräte seien neu und teuer gewesen, die Medikamente sehr aufwändig aus seltenen Pflanzen hergestellt und auch entsprechend hochpreisig. Da könne schon etwas zusammenkommen. Letztlich sagt er dann klipp und klar: „Nur ich kann Sie gesundmachen. Haben Sie Ersparnisse?" Und dann, als er hört, was auf dem Konto ist, schlägt er vor, man könne doch auch eine Hypothek auf das Haus aufnehmen.

Es gibt auch ungewöhnliche Heilungsversprechen bei Schulmedizinern.

Er käme Peter schon so gut es geht preislich entgegen.

Sie empfinden so etwas unglaublich. Ich eigentlich auch, wenn ich es nicht genauso erlebt und auch gehört hätte.

Auch wenn wir es immer gerne noch etwas besser hätten, schneller, freundlicher ... Die medizinische Versorgung in Deutschland ist hervorragend, als gesetzlich Versicherter wird man im dringenden, lebensbedrohlichen Notfall nicht schlechter versorgt als ein Privatpatient. Für gesetzlich Versicherte ist diese Versorgung prinzipiell kostenfrei, bzw. es müssen Zuzahlungen bis zu einer gewissen Höhe pro Jahr geleistet werden. Die Versorgung von Kassenpatienten muss sich an den Grundsätzen „wirtschaftlich, ausreichend, nutzbringend und zweckmäßig" zu sein orientieren, so schreibt es das Gesetz vor. Das reicht für mich persönlich, wenn ich einmal schwerstkrank sein sollte, allemal aus.

Suchen Sie nicht „den Allerbesten" und behalten Sie ein gesundes Misstrauen bei besonderen Versprechungen.

Ein Recht auf die „beste" Versorgung gibt es nicht. Die „beste" Versorgung ist in meinen Augen auch nicht nötig. Man sollte sich dabei vor Augen halten, dass es nicht unbedingt gut sein muss, „das Beste" zu suchen und zu versuchen. Sie kennen vielleicht den Handwerkerspruch „Nach fest kommt ab", der gilt beim Anziehen einer Schraube. Wenn ich versuche etwas wirklich 100%ig zu machen, kommt nicht unbedingt etwas Gutes dabei heraus. Denn schnell geht etwas schief, die Suche nach der besten Behandlung kann sehr lange dauern und viel (Lebens-)Zeit in Anspruch nehmen. Schnell kommt es zu mehr Risiken und Nebenwirkungen.

Für nahezu alle anerkannten Behandlungen, dazu für viele sogenannte komplementäre, also ergänzende Behandlungen – die oft nicht schulmedizinisch anerkannt sind – übernehmen die gesetzlichen Krankenkassen die Kosten in voller Höhe oder auch teils zu einem verschiedenen Anteil. Besonders, wenn Ihr Hausarzt sich darum kümmert, bei der Kasse anruft oder ihr gute Argumente aufschreibt. Von sehr vielen alternativen Behandlungsformen wird aber weder von gesetzlichen Krankenkassen, noch von privaten Versicherungen etwas erstattet. Im Einzelfall kann man immer versuchen, Widerspruch gehen die Ablehnungen einzulegen oder auch versuchen eine Kostenerstattung auf dem Rechtsweg durch eine Klage vor dem Sozialgericht zu erreichen, insbesondere wenn der Hausarzt und/oder Palliativmediziner die Therapie unterstützen.

4.5 Die Hoffnung auf Wunder(-mittel)

Die Schulmedizin bietet Behandlungen für fast alle Krankheiten. Es kann aber gut sein, dass wir durch Vorerfahrungen oder auch durch glaubwürdige Empfehlungen guter Freunde einmal andere Behandlungsformen ausprobieren wollen. Eine hilfreiche, eigene Einstellung wäre es dabei, wenn wir für uns eine (gewisse) Besserung von Beschwerden und Lebensqualität erhoffen. Schwierig wird es, wenn wir glauben, mit diesen sogenannten alternativen oder komplementären, schulmedizinisch nicht anerkannten Methoden wieder ganz gesund werden zu können. Die Erklärungen und Begründungen für viele Behandlungen klingen sehr logisch. Vielleicht wird auch von besonderen Erfolgen bei der Heilung schon aufgegebener Patienten berichtet. Diese sind leider meist nicht oder nur schwierig nachzuprüfen. Dann wird davon berichtet, dass die Industrie versucht, die Methode schlecht zu machen, weil diese Firmen böswillig an eigenen Medikamenten oder Behandlungen Geld verdienen wollen. Solche Verschwörungen könnten theoretisch möglich sein, sie sind aber nicht wirklich wahrscheinlich, das sagt mir schon mein gesunder Menschenverstand. Es sagen mir aber auch alle Recherchen dazu, die mir bekannt sind.

Murat, jetzt 8 Jahre

Für sein todgeweihtes Kind tut man alles.

Das gilt für alle Eltern, egal welchen Glaubens und welcher Religion sie sind. Gleich wo sie geboren wurden oder wo sie leben. So hat Medine beim Bäcker um die Ecke von einer Bekannten gehört, dass bei Fulda, in einem Weiler am Fuße der Rhön eine zutiefst christlich-gläubige Frau lebt. Bischbelfrau wird sie leise, ehrfürchtig, hinter vorgehaltener Hand genannt. Sie könne Warzen besprechen, die Bekannte kennt jemanden, den habe sie von jahrzehntelangem extrem quälenden Schluckauf geheilt. Auch mit Kindern könne sie gut. Sie würde auch Krebs besprechen, dabei hantiere sie mit Kreuzen und Heiligenbildchen und allem Möglichen.

Medine erzählt dies ihrem Mann Mesut. Der hört das nicht gerne, natürlich im muslimischen Kulturkreis gibt es auch Nazar, den bösen Blick oder Heiler, die wirklich Wunderdinge tun sollen. Aber da in die Rhön fahren, ihm ist nicht so ganz wohl dabei. Was würde Allah dazu sagen. Dennoch, für Murat würde Mesut alles tun, auch sich sein Herz herausreißen lassen. Ganz bestimmt. Wenn es nur eine Chance wäre, sei sie noch so klitzeklein.

Also fahren sie klopfenden Herzens hin, nachdem sie per Brief einen Termin vereinbart hatten. Es kostet auch überhaupt nichts. Ja, schon, eine Spende würde sie nehmen. Man gebe so viel man möge und könne.

Leider kommt es dann so, wie es der Hausarzt prophezeit hatte, mit denen die Eltern vorher sprachen. Der Besuch bei der Bischpelfrau hat nichts geschadet und auch nichts geholfen. Zeit haben sie vergeudet ebenso Spendengeld und sie sind um eine weitere Erfahrung reicher geworden.

Ich glaube an Wunder, aber ich glaube auch, dass man sie nicht kaufen kann.

Stellen Sie sich vor, jemand entdeckt eine nachweislich wirksame Behandlungsmethode, die tatsächlich besser ist als alles, was sonst gegen eine Krankheit versucht wird. Es wird immer eine finanzstarke, multinationale Firma geben, die versuchen wird, diese Methode marktreif zu machen und zu vermarkten, damit sie damit ordentlich Geld verdienen kann.

Nun gibt es neben mutmaßlichen Wundermitteln auch vielfach Behandlungen, die einfach gut tun und kostengünstig sind. Andere alternative oder komplementäre Behandlungen können aber auch extrem teuer werden. Dabei kann es vollkommen unklar bleiben, was diesen Preis begründet: aufwändige Forschung oder Herstellung, teure Inhaltsstoffe – eventuell ist es auch nur ein Heilsversprechen, weil die Methode besonders exotisch ist oder der Behandler sogar verspricht:

„Nur ich kann Sie gesund machen!“ Solche Aussagen sollten immer als eine ernste Warnung wahrgenommen werden.

Wirklich nützliche Therapien können manchmal etwas kosten. Es kann relativ selten sogar sein, dass die Krankenkassen diese trotzdem nicht bezahlen. Aber in den allerseltensten Fällen wird man dafür ein Vermögen aufbringen oder sogar ein Eigenheim verkaufen müssen, wie es immer wieder zu hören ist.

Eugen Roth, ein brillanter Beobachter, Arzt und Schriftsteller des frühen 20. Jahrhunderts, hatte eine scharfe Zunge, aber auch viel Lebenserfahrung, als er sein kleines Gedicht schrieb:

» **Einsicht**
Der Kranke traut nur widerwillig
Dem Arzt, der's schmerzlos macht und billig.
Laßt nie den alten Grundsatz rosten:
Es muß a) wehtun, b) was kosten.

4.6 Komplementäre und alternative Methoden in der Palliativversorgung

Welche Methoden sind denn nun wieweit anerkannt? Was könnte ich guten Gewissens empfehlen? Was weniger? Wovon würde ich persönlich abraten?

Neben den allgemein anerkannten schulmedizinischen Behandlungsverfahren spielen bei unheilbaren Krankheiten immer auch andere Maßnahmen eine sehr große Rolle. Dass wir davon keine Wunder erwarten sollten, habe ich Ihnen schon eindringlich gesagt.

Hier ist es nicht einfach, seriös zu bewerten, eine gute Übersicht zu bieten. Das Spektrum bzw. die Spielarten der verschiedenen Therapieformen ist bzw. sind sehr groß. Teils werden unter demselben Begriff völlig verschiedene Therapieformen verstanden, einzelne Richtungen können sich untereinander heftiger bekämpfen als sie es mit der Schulmedizin machen. Wie kann man da eine gute Orientierung finden?

Jede Therapie muss auf den ganz persönlichen Menschen, also ganz individuell abgestimmt werden. Das heißt auch, dass es wenig seriös ist, Therapieoptionen völlig auszuschließen oder gar zu verteufeln, nur weil sie nicht dem eigenen Denkansatz entsprechen. Einige Behandler (zum Beispiel in der Homöopathie oder Phytotherapie) gehen davon aus, dass die von ihnen verabreichten Mittel in Kombination mit schulmedizinischen Therapien an Wirkung verlieren. Hier sollte man als Patient hellhörig werden. Ein „Entweder-Oder-Prinzip" kann sehr gefährlich sein und dadurch Therapien ausschließen, die vielleicht sogar gut nachgewiesen sehr sinnvoll wären. Viele Behandlungsformen können harmonisch nebeneinander existieren und sich sogar positiv ergänzen (◘ Abb. 4.1).

Heilpraktiker und Homöopath ist nicht dasselbe!

Häufig angewandt auch bei schweren Krankheiten wird die Homöopathie. Sie wird oft völlig falsch einfach mit „Naturheilkunde" oder Phytotherapie (Therapie mit Heilpflanzen) gleichgesetzt. Teils meint man auch, Heilpraktiker wenden Homöopathie an und Ärzte nicht. Deshalb sagt man in Deutschland auch oft, „Ich gehe zum Homöopathen.", wenn man eigentlich sagen möchte, dass man zum Heilpraktiker geht.

Selbst die Akupunktur, die ja bei einigen Indikationen eine anerkannte Kassenleistung für gesetzlich-versicherte Patienten geworden ist, kann nach völlig gegensätzlichen Schulen oder Lehrmeinungen angewandt werden, es gibt je nach Schule verschiedene Meridiane, Punkte und zugeschriebene Wirkungen;

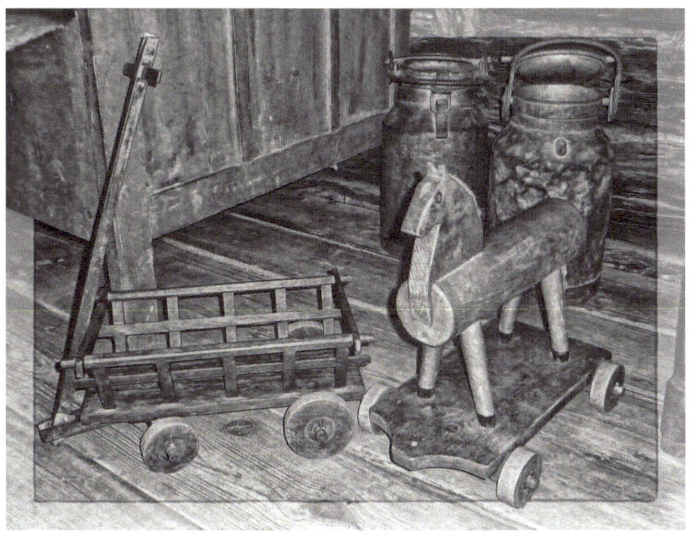

◘ **Abb. 4.1** Manchmal helfen ganz einfache Dinge und sie sind dann Gold wert. (Mit freundlicher Genehmigung des Deutschen PalliativVerlags)

auch bei der manuellen Medizin, Chirotherapie und Osteopathie ist dies nicht viel anders.

Deswegen möchte ich kurz einige häufige Behandlungen bzw. Methoden darstellen. Ich versuche, verständlich zu erklären, was sie eigentlich bedeuten, ohne dabei die Methoden selber zu bewerten. Jeder kann für sich entscheiden, wenn er nach komplementären und alternativen Behandlungen in der Palliativversorgung sucht, ob eine Methode

- wissenschaftlich anerkannt ist und einen nachgewiesenen Nutzen haben kann,
- wissenschaftlich umstritten ist, ohne einen Wirkungsnachweis erbringen zu können,
- umstritten in der Anwendung und der Wirkung ist und möglicherweise auch schädlich sein kann.

Wenn man selber für sich versucht, mögliche Hilfen in diesen drei Kategorien zu bewerten, fällt eine Entscheidung meist schon um einiges leichter.

4.7 Homöopathie

„Similia similibus curentur" – behandle Ähnliches mit Ähnlichem.

Der Begründer der Homöopathie, Samuel Hahnemann, wurde 1755 in Meißen geboren und starb 1843 in Paris. Er studierte Medizin in Leipzig, Wien und Erlangen und arbeitete als Arzt, Chemiker und Schriftsteller.

„Similia similibus curentur" – behandle Ähnliches mit Ähnlichem.
(S. Hahnemann)

Durch genaue Beobachtung versuchte er herauszufinden, was wie wirkt. Dabei hat er viele Stoffe zunächst an sich selber getestet und akribisch notiert, welche (mutmaßlichen) Wirkungen er diesen Versuchen zuschreiben kann. So entstanden detaillierte „Arzneibilder", also Beschreibungen homöopathischer Wirkungsweisen, der verschiedensten Stoffe von Apis (Bienengift) bis Zyankali. Solche Stoffe klingen jetzt vielleicht für Sie erschreckend und gefährlich.

Die Wirkung in der Homöopathie ist nicht an die Wirkung der Ausgangssubstanz gebunden

Man muss dazu aber wissen, dass alle Stoffe in der Homöopathie, stark, teils extrem verdünnt angewandt werden. Diese Verdünnung ist in der Gedankenwelt der Homöopathie eine Potenzierung, also eine vielfache Steigerung der (heilsamen) Wirksamkeit der Ausgangssubstanz. Die stärkeren Verdünnungen sind so wie ein Tropfen des Ausgangstoffs gleichmäßig verteilt in einem ganzen Weltmeer und in den allerstärksten Verdünnungen wäre sogar kein einziges Molekül des Stoffs im Weltraum mehr nachweisbar. Das sind zumindest für mich schlicht unvorstellbare Dimensionen. Manche Homöopathen schwören auf sie, weil sie besonders wirkungsvoll sein sollen, andere wenden Hochpotenzen nicht mehr an, weil sie Hochpotenzen für wirkungslos halten.

Aus seinen Beobachtungen und Theorien hat Hahnemann also seine eigene Behandlungsform, die Homöopathie, entwickelt. Es ist damit ein eigenes Heilungssystem, das mit den bekannten Prinzipien der Schulmedizin nicht viel gemeinsam haben kann.

Nach dem Ähnlichkeitsgesetz sollte das Arzneimittelbild zu den Krankheitssymptomen möglichst gut passen, nur so könne man die Heilwirkung des Homöopathikums auch gut einsetzen. Eine homöopathische Arznei besteht in der Regel aus immer nur einem Stoff aus dem Pflanzen-, dem Tier-, oder dem Mineralreich. Dieser Stoff wird entweder in Alkohol oder mit Milchzucker potenziert und dann als Tropfen oder Globuli (Kügelchen) angewendet.

4.8 Anthroposophie und Anthroposophische Medizin

Einige Jahre nach der Entwicklung der Homöopathie begründete Rudolf Steiner seine ganzheitliche, spirituelle Lehre. Er war ein österreichischer Philosoph, der von 1861 bis 1925 lebte. Aus der Lehre der Anthroposophie entwickelte sich dann auch die anthroposophische Medizin.

Wir teilen alle dieselbe Atemluft, aber nicht dieselben Wertvorstellung und auch nicht dasselbe Weltbild.
(Dr. Frank Ochmann)

So kann man anthroposophische Behandlungen nicht gut mit den schulmedizinischen Therapien vergleichen. Anthroposophie wird auch oft mit Homöopathie verwechselt, beides ist aber grundverschieden. Anthroposophische Behandlungen sind Teil eines eigenen Weltbilds – der Anthroposophie – und dabei deren heilkundlicher Anteil. Die Anthroposophie unterscheidet vier verschiedene Bereiche der Welt:

1. den **physischen**, **körperlichen Bereich**, der den Gesetzen der Naturwissenschaft gehorcht,
2. den **ätherischen Leib** – Dieser ist allein durch die Naturgesetze nicht zu erklären, entspricht dem Lebendigen und findet sich in Pflanzen und Tieren,
3. den **astralischen Leib**, den beseelte und empfindende Wesen wie Tiere und Menschen besitzen,
4. das **Ich** als höchste Stufe, den individuellen Menschen.

Fast jeder kennt eine besondere Form anthroposophischer Behandlung, nämlich die Misteltherapie zur Behandlung von Krebs. Daneben werden auch noch vielerlei Präparate aus der Pflanzenheilkunde mit traditionellen pflanzlichen Heilmitteln, homöopathische Präparate, und nichtmedikamentöse Verfahren wie die Heileurythmie (Eurythmie = altgriechisch für „schöne Bewegung“), rhythmische Massagen und die anthroposophische Kunsttherapie angewandt.

Wie oft in der Medizin gibt es auch hier verschiedene Strömungen und auch Behandler, die relativ ideologisch von ihrem Tun überzeugt sind. So kann es brandgefährlich werden, wenn bei schweren Krankheiten von schulmedizinischen Behandlungen abgeraten wird, weil diese die eigene Behandlung stören würden. Auch das habe ich schon erlebt. Letztlich muss jeder für sich selber entscheiden, wie weit er gehen und auf was er sich einlassen möchte.

Sicher können auch anthroposophische Behandlungen mögliche gute Ergänzungen zur Schulmedizin bieten, hierbei ist es gleich, ob man nun von der zugrundeliegenden Philosophie überzeugt ist oder nicht.

4.9 Phytotherapie

Phytotherapie, die Pflanzenheilkunde, ist neben Beschwörungen wohl die älteste Therapieform, die der Mensch besitzt. Es gibt dazu ein jahrtausendealtes Wissen über die möglichen Wirkungen von Pflanzen oder Pflanzenteilen auf den menschlichen Körper und auch die menschliche Seele. Sicher ist hier manches Denken auch magisch, aber sehr vieles doch wissenschaftlich absolut sicher bewiesen.

Ich hatte oben schon darauf hingewiesen, dass die Begriffe der verschiedenen Behandlungen oft wirr hin und her fliegen und verwechselt werden. Deshalb möchte ich vorweg noch einmal ganz deutlich sagen:

„Pflanzlich" bedeutet weder wirkungslos noch harmlos!

Pflanzenheilkunde ist keine Homöopathie, Homöopathie ist keine Pflanzenheilkunde.

Beides ist grundverschieden. Es gibt einen Teil der Pflanzenheilkunde, der einwandfrei wissenschaftlich bewiesen wirkt. Zur wunderschönen Gartenblume, dem Fingerhut (Digitalis purpurea), hatte meine Großmutter den wohl sehr alten Spruch parat: „Drei Tropfen macht die Wangen rot, vier Tropfen bringen Dir den Tod". In der Tat beschreibt dieser Spruch auch tatsächlich ziemlich genau die medizinische Wirkung (herzstärkend) und die sogenannte therapeutische Breite, also den Bereich zwischen guter Wirkung und hier tödlicher Vergiftung.

Damit wissen Sie als Leser also auch gleich: Pflanzenheilkunde muss nicht ungefährlich sein. Hier wird zwar mit natürlichen Stoffen gearbeitet. Diese können teils recht harmlos sein, zu einem kleineren Teil aber auch hochwirksam und bei falschem Gebrauch tödlich.

Für pflanzliche Medikamente gibt es die verschiedensten Arzneiformen wie Tabletten, Salben, Tropfen, Injektionslösungen oder Infusionen und Inhalationen. Es ist prinzipiell jede mögliche Therapieform vorstellbar (Abb. 4.2).

Viele der Heilpflanzen sind auch Ausgangssubstanzen für chemische Produkte, oder ihre Konzentrate werden zu Medikamenten verarbeitet. So ist der Schlafmohn (Papaver somniferum) die Stammpflanze von Opium, Morphium und Codein. Der Hanf (Cannabis indica) ist es für Haschisch oder Cannabis, aus dem

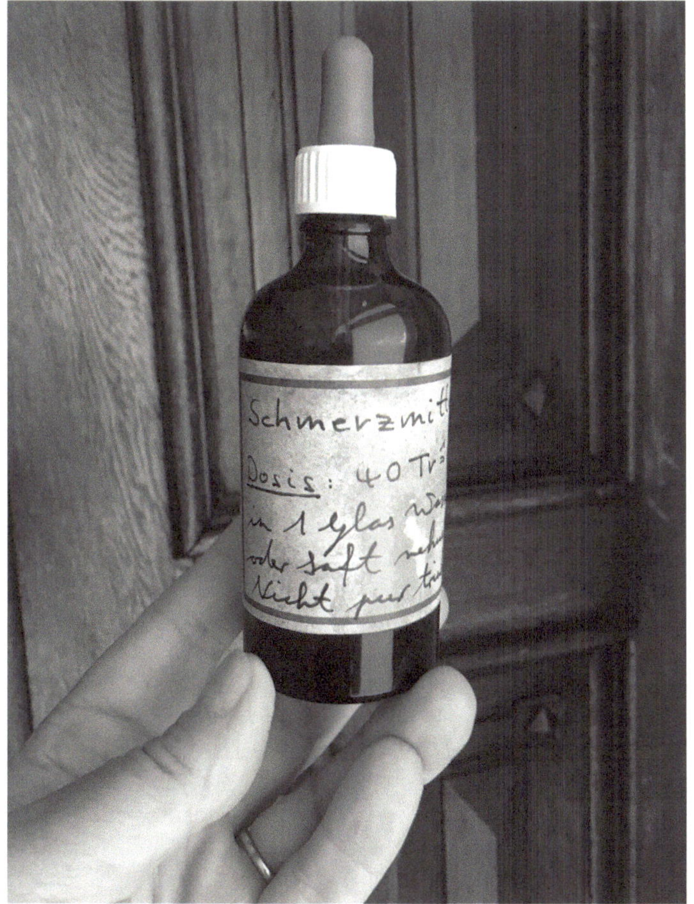

Abb. 4.2 Alternativmedizin oder Quacksalberei? (Fotograf: Thomas Sitte, mit freundlicher Genehmigung des Deutschen PalliativVerlags)

Fingerhut (Digitalis purpurea) werden die herzwirksamen Digitalisglykoside gewonnen.

Eine besondere Form der Behandlung mit Pflanzenteilen ist die Aromatherapie mit ätherischen Ölen. Natürlich wirken hier erst einmal auch Pflanzenteile. Aromen und Gerüche berühren auch zutiefst menschliche Gefühle. Es gibt keine andere Sinneswahrnehmung, die dem Geruchssinn vergleichbar für die meisten Menschen so eng mit Emotionen verbunden ist.

Deshalb, und weil man mit ätherischen Ölen auch viele Behandlungen im wörtlichen Sinn als Therapien mit den Händen am Patienten vornimmt (Einreibungen, Auflagen, Wickel, Massagen, ...), gehen die Wirkungen der Aromatherapie doch oft über die Wirkung des „reinen Stoffs aromatischen Moleküls" hinaus. Trotzdem oder vielleicht auch gerade deshalb spielt die Aromatherapie gerade in der Palliativversorgung eine immer stärkere und für mich auch wichtige Rolle.

Ein interessanter Aspekt in der Phytotherapie ist es, dass sich Pflanzen auch zur Ernährung nutzen lassen. Heilkräuter haben teils einen starken oder einen besonders charakteristischen Geschmack, sodass man sie auch gut für Salate oder zum Würzen von Speisen und Getränken einsetzen kann. Schöne Beispiele für Wild- oder Heilkräuter mit einem sehr praktischen Nutzen in der Küche sind zum Beispiel Löwenzahn, Brennnessel, Giersch, Gänseblümchen, Spitzwegerich, Bärenklau und viele, viele mehr. Sie sehen, die meisten davon nimmt man eher als ein Un-kraut wahr und nicht als Wild-kraut oder gar Heil-kraut.

4.10 Palliativmedikamente zur Lebensverlängerung?

Seit im Jahr 2017 Cannabis und sogar der Anbau von Haschischpflanzen für die Anwendung am Patienten explizit gesetzlich geregelt worden ist, wird immer mehr diskutiert, ob THC oder CBD, Wirkstoffe aus dem Cannabis, vielleicht helfen, dass Tumore langsamer wachsen oder gar ganz verschwinden. Ähnliches wird für D,L-Methadon von einigen Experten angenommen. Es gibt zu beiden Stoffen Erfahrungsberichte mit einer kleinen Anzahl von Patienten und ganz bestimmten Krebsarten. Mehr noch nicht.

Ich selber wende THC seit dem Ende des letzten Jahrtausends an, also seit bald 20 Jahren. An Patienten versteht es sich. Ich habe damit schon unglaublich beeindruckende Erfolge gesehen, die ich in der Wirkung sicher auf die Wirkung von THC beziehe und die sich gut nachvollziehen lassen, weil sie dosisabhängig waren. Das heißt, habe ich wieder weniger Wirkstoff eingesetzt, kehrten die Beschwerden zurück. Die besten Effekte habe ich bei Schmerzen gesehen, deren Ursache direkt aus dem Gehirn kam.

Cannabis kann gegen Nervenschmerzen, Muskelspastik und epileptische Anfälle helfen.

Zum Beispiel hatte ich einen Patienten, der drei Herzoperationen überlebte. Nach der dritten wurde er wach und hatte einen kaum zu ertragenden Schmerz der linken Körperhälfte, der nicht mehr verging. Er raubte ihm wirklich fast den Verstand und er wollte nicht mehr leben. Die Ursache war ein kleiner Schlaganfall im sogenannten Thalamus, einem Bereich des Gehirns, der für die Schmerzverarbeitung zuständig ist. Kollegen und ich hatten sehr viel an Medikamenten und anderen Methoden versucht, nichts half richtig, er wurde eher zugedröhnt von den vielen Drogen, die er einnehmen musste. Nach gut einem Jahr willigte er in einen Therapieversuch mit THC ein und binnen weniger Tage waren die Schmerzen völlig verschwunden und kamen auch nicht wieder, nachdem wir alle anderen Medikamente über einen Zeitraum von zwei Wochen abgesetzt hatten. Der Patient lebte noch einige Monate sehr glücklich mit seiner Frau, bis es kam, wie er es angekündigt hatte. Er hatte wiederholt gesagt, eine vierte Operation an der Herz-Lungen-Maschine würde er nicht überleben. Die vierte Operation wurde schließlich notwendig. Er kam ohne seine Schmerzen ins Krankenhaus, weil sein erschöpftes Herz zu schwach wurde und wirklich, er erwachte nicht mehr aus der Narkose. Seine Witwe hat mir später erzählt, wie dankbar ihr Mann für die schmerzfreien Monate gewesen ist. Er war wieder der Ehemann, der er auch früher gewesen war. Glücklich. Selbst für einige Tage hätte sich dieses Glück gelohnt.

THC setze ich immer wieder einmal ein bei Schmerzen, die aus dem Gehirn oder Rückenmark kommen oder bei alten oder auch sehr, sehr jungen Menschen mit schwerster Muskelspastik oder mit Krampfanfällen, die sonst nicht behandelt werden können. Ich habe Patienten im Alter von wenigen Monaten bis gut über 90 Jahren so mit THC behandeln können.

Auch bei Übelkeit und Appetitmangel kann THC gut helfen. Ich bin überzeugt, dass es durch solche Beschwerdelinderung sozusagen als Nebeneffekt zu einer Verlängerung der Lebenszeit kommen kann, wie bei dem Patienten aus meinem Beispiel, der vor Schmerzen sonst sicher eher gestorben wäre. Ich glaube aber nicht an eine Wirkung des Cannabis gegen Krebs.

Wichtig ist, dass vor Therapiebeginn nach den aktuellen Vorschriften, die seit 2017 gelten, ein Antrag auf Kostenübernahme bei der Krankenkasse gestellt werden muss, wenn der Patienten die Therapie nicht selber bezahlen will. Im Rahmen der spezialisieren ambulanten Palliativversorgung geht das recht leicht und die Genehmigung geht schnell, sonst kann es einige Wochen dauern.

Genauso schätze ich D,L-Methadon ein. Das ist ein morphinähnlicher Stoff, der als L-Methadon oder Polamidon eingesetzt wird, um Heroinabhängige zu entziehen oder langfristig mit einem Ersatzstoff zu versorgen. Viele Medikamente gibt es als ein Gemisch aus D-Form und L-Form. Das D und L beschreibt, wie ein Molekül aussieht. Sie können es sich vorstellen wie Ihre rechte (D-Form) und die linke Hand (L-Form), Ihre Hände sind sich zwar sehr ähnlich, aber doch grundverschieden, rechts- und linksherum eben. Die L-Form ist meist die Molekülform mit der Medikamentenwirkung. Beim D,L-Methadon wirkt die L-Form ähnlich wie Morphium gegen Schmerzen und die D-Form ist der Teil des Gemisches, der den Krebs besiegen soll. Wenn mich Patienten darum bitten, so stelle ich ihre Schmerzmedikation auf D,L-Methadon um, da es gegen Schmerzen nicht schlechter ist als die anderen Opioide und sogar einige Vorteile haben kann. Ich rede es niemanden aus, daran zu glauben, dass der Krebs damit besiegt wird. Ich rate nur davon ab, sicher mit einer Heilung zu rechnen.

4.11 Entspannung

Gerade auch, wenn Patienten sehr schwach sind, werden Therapien, die entspannen, oft geschätzt, weil sie den Körper nicht durch Muskelarbeit belasten. Warum kann Entspannung bei Krankheiten sinnvoll sein und helfen?

Aus den verschiedensten Gründen sind wir in gesunden wie in kranken Tagen verspannt. Das gilt körperlich (für die Muskulatur) wie auch seelisch (für die innere Anspannung). Beides bedingt sich gegenseitig, kann sich gegenseitig negativ hochschaukeln oder auch positiv beruhigen.

Wer viel unter Druck und Anspannung steht, muss zwischendurch bewusst entspannen

Selten nutzt es, wenn wir jemandem, der angespannt ist, sagen: „Lass doch mal die Rückenmuskeln locker“ oder “Nimm die Probleme doch nicht so schwer und entspanne dich einfach“.

Besser hilft es, wenn wir aus dem Wissen heraus, dass innere und äußere Spannung und Entspannung sich beeinflussen, diesen Einfluss ausnutzen.

Hierfür werden ganz verschiedene Methoden zur Therapie eingesetzt, sodass man sagen kann, es ist für fast jeden Menschen etwas dabei, mit dem man gut klar kommen kann. Manche Entspannungsmethoden werden seit Jahrtausenden ausgeübt, meist zu religiösen Zwecken, denken wir an die Zen-Meditation oder ähnlich und doch gänzlich anders, vielleicht das Rosenkranzbeten.

In unserer Medizin wurden aus diesen Wurzeln dann ganz verschiedene Therapieansätze entwickelt, wie autogenes Training, progressive Muskelrelaxation nach Jacobson, Hypnose und Selbsthypnose mit Autosuggestion, Biofeedback und vieles mehr. Die beiden erstgenannten habe ich selber länger für mich selber und auch für Patienten praktiziert, dabei habe ich einige Jahre intensiver meditiert und geübt und konnte schließlich meinen Herzschlag bewusst verlangsamen bis unter 30-mal pro Minute. Schließlich habe ich das Gefühl erlebt, aus meinem Körper herauszutreten, zu schweben und mich sehr realistisch dort unten liegen zu sehen. Wirklich wohl war mir mit diesen Fähigkeiten nicht. Heute entspanne ich mich lieber beim Sport als noch einmal solche Nahtoderlebnisse zu haben.

In der Regel werden diese Methoden nach ärztlicher Verordnung eingesetzt, aber auch oder gerade viele Krankengymnasten und natürlich auch Psychologen bzw. Psychotherapeuten arbeiten damit sehr erfolgreich gegen seelische und körperliche Überlastung, Ängste, Bluthochdruck, innere Unruhe und Schlafstörungen, Schmerzen, Atemnot und viele, viele andere Beschwerden mit teils schönen, teils auch ganz erstaunlichen Erfolgen. Man muss sich einfach darauf einlassen und es ausprobieren.

Therapieziel bei Entspannungstraining kann ganz einfach ein besseres Wohlbefinden und damit eine bessere Lebensqualität sein (was will man eigentlich noch mehr!?), aber auch eine Verbesserung der sogenannten vegetativ gesteuerten Körperfunktionen

(Herz- und Darmtätigkeit, Atmung, Ruhespannung der Muskulatur, Durchblutung...) und teils auch das Erlernen, diese Steuerung bewusst zu übernehmen! Es gibt immer eine Auswahl etlicher Entspannungsmethoden, die gut zum Patienten, der Krankheit und dem Krankheitsstadium passen.

Als ein wirklich einfaches Verfahren, das gut zu erlernen ist, möchte ich kurz die progressive Muskelrelaxation nach Jacobson (PMR) vorstellen. Die Wirksamkeit der PMR als effektive Methode gegen verschiedene Beschwerden ist gut belegt. Da man dabei aktiv und einfach der Reihe nach in Gedanken durch den ganzen Körper geht und jede Muskelgruppe kurz anspannt und dann wieder bewusst „gaaaanz locker" lässt, ist PMR für fast jeden relativ gut zu erlernen. Sehr wirkungsvoll lassen sich natürlich Muskelverspannungen bessern, da es ja gerade um das bewusste An- und Entspannen der Muskulatur geht. Aber meist geht die Wirkung deutlich darüber hinaus. Es kann sich eine sehr angenehme Ruhe im Körper ausbreiten. Durchblutungsstörungen werden messbar verbessert und anderes mehr.

Insgesamt kann man zu den verschiedenen Entspannungsverfahren vereinfacht sagen: Jedes Töpfchen findet sein Deckelchen. Dem einen gefällt dies, dem anderen eher das. Die Kunst ist es dann herauszufinden, welches Verfahren Sie als der Patient gerne machen werden, gut erlernen können und das dann auch gegen die Beschwerden helfen kann, gegen die es wirken soll.

4.12 Bewegung ist Leben

„Sport ist Mord!" oder „Quäl Dich!", lauten plakative Aussagen gegen und für Sport. Wann sollte man wie viel trainieren? Und darf ein schwerstkranker Mensch sich überhaupt belasten? Eine klare Antwort lautet: Wer sich bewegt und sich zumindest etwas anstrengt, lebt besser.

Die meisten Palliativpatienten haben Interesse an Sport und Bewegung, besonders, wenn sie entsprechend und gut angeleitet werden. Oft fühlen sie sich auch gut in der Lage dazu und sind (noch) kräftig genug. Manche würden lieber alleine trainieren, in der Regel fällt es aber in der Gruppe leichter, macht mehr Freude und man hält auch selbst gesteckte Ziele und Termine eher ein.

Es existieren dazu schon verschiedene Untersuchungen darüber, welche Arten von Sport Palliativpatienten gerne machen oder lieber nicht. Walking ist am beliebtesten, es hat den großen Vorteil, dass man es draußen, an der hoffentlich frischen Luft, in Gruppen und sehr einfach durchführen kann.

Die Nummer zwei ist das Krafttraining. Zum Glück, will ich sagen, denn die körperliche Leistungsfähigkeit ist direkt von der Muskelkraft abhängig. Dazu muss man wissen, dass der Mensch, wie schon einmal erwähnt, bis zu über 500 g Muskelmasse am Tag verlieren kann, wenn er sehr krank ist. Dieses „Verlieren" geht viel

Muskulatur abbauen geht schneller als Muskulatur aufbauen. Deshalb sollte man in Bewegung bleiben, um Kraft zu erhalten.

schneller als das Aufbauen. Aber ohne funktionstüchtige Muskulatur geht weder das Atmen und Abhusten, noch das Essen, Trinken und auch Abführen gut und selbständig!

Krafttraining geht mit und ohne Gewichte, mit und ohne Geräte. Ist man sehr krank und geschwächt, hat eigentlich jede (!) eigene Bewegung schon einen Trainingseffekt, der hilft, dass es mir besser geht. Anstrengen muss ich mich als Patient aber immer selber dabei. Es kann mir nicht abgenommen werden.

Der Nutzen von körperlicher Aktivität bei Palliativpatienten gilt nicht alleine bei Krebs, sondern besonders auch bei Nervenleiden, Demenz, Herz- und Lungenkrankheiten sind diese guten Wirkungen vielfach nachgewiesen worden.

Bewegung ist Medizin und Lebenselixier. Jede Bewegung ist besser als ruhig liegen!

Durch Übungen einzelner Körperpartien oder auch vieler Muskelgruppen im Liegen, Sitzen oder Stehen können vielfältige Effekte erreicht werden. Immer ist so ein Training gleichzeitig auch eine Prophylaxe (Vorbeugung) gegen

- Kontraktur (= Gelenkversteifung),
- Dekubitus (= Wundliegegeschwür),
- Thrombose (= Venenverstopfung),
- Pneumonie (= Lungenentzündung).

Damit diese Übungen gegen Muskelschwund wirksam sind, muss der Patient normalerweise wach und kooperativ sein. Alle diese Patienten können trainieren. Das gilt auch, wenn zum Beispiel fortschreitende Lähmungen vorliegen oder ein Patient vielleicht wach von einem Beatmungsgerät abhängig ist.

Besonders mit Hilfsmitteln wie z. B. Thera-Band, Bettfahrrad oder Swing-Trainer kann neben dem Krafttraining auch das wichtige Ausdauertraining effektiv durchgeführt werden. Es gibt übrigens eine Möglichkeit, die funktioniert, wenn ein Patient kaum oder gar nicht mehr selber mitmachen kann. Ein Vibrationstrainer kann alle notwendigen Ansätze stimulieren, Kraft, Ausdauer, Muskellockerung und auch Geschicklichkeit. Insbesondere bei schwerstmehrfachbehinderten Erwachsenen und Kindern und auch bei Menschen mit Problemen bei der Atmung. Deshalb bin ich ein richtiger Fan des Vibrationstrainings geworden.

Doping für Patienten?!

Wenn man Muskeln aktiv trainiert und selber aus den verschiedensten Gründen sehr muskelschwach ist, könnten Sie die behandelnden Ärzte nach Anabolika fragen. Das ist zwar in der Medizin ungewöhnlich. Aber die Stoffe, die Bodybuildern und anderen Sportlern zu einem unglaublichen Muskelwachstum verhelfen, können in der Medizin in ausgewählten Fällen sehr nützlich sein. Mir hat einmal ein Patient gesagt, der durch eine Krankheit so schwach geworden war, dass er nicht mehr aus dem Bett kam und immer mehr Probleme mit der Luft bekam, dass er ohne meine Dopingmedikamente die Krankheit wohl nicht überlebt hatte. Denn erst nachdem wir Doping zum Training eingesetzt hatten, ging es merklich und dann in Riesenschritten voran.

Wichtig ist es, dass alle diese sinnvollen Übungen und Trainingsmethoden auch ausreichend häufig anwendet und auch ausreichend schwer gestaltet werden, wenn das Training aufbauend wirken soll. Üben lohnt sich! Die Angehörigen sollten dem Patienten nicht jede Anstrengung abnehmen. Auf diese Weise kann der Patient länger aktiv am Leben teilnehmen. Und das will doch jeder!

4.13 Tiere in der Palliativmedizin

Immer wieder gibt es Konflikte, wenn Patienten Haustiere haben. Es sei unhygienisch, es sei gefährlich, man könne sich anstecken ... Ein Hygieniker sagte dazu einmal, es spräche nichts dagegen, wenn ein Patient von seinem geliebten Haustier im Krankenhausbett besucht wird, solange dem Tier keine Ansteckungsgefahr durch den Patienten droht. Ich selber bin wirklich kein Freund davon, mir selber Tiere ins Haus oder sogar in mein Bett zu legen. Aber:

In der praktischen Arbeit erlebe ich es immer wieder, wie viel Gutes dem Menschen durch ein Tier geschehen kann! Die Bindung eines Menschen an sein Haustier ist emotional oft sehr, sehr eng (▫ Abb. 4.3). Das Tier wird manchmal als vollwertiges Familienmitglied erlebt. Nicht umsonst sagt man, der Hund sei der beste und vor allem treueste Freund des Menschen.

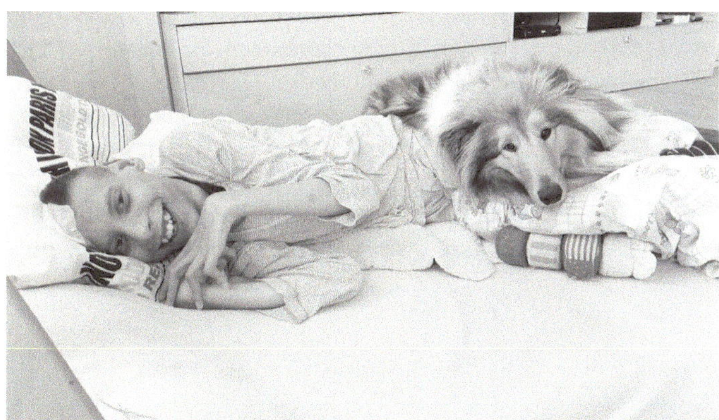

▫ **Abb. 4.3** Ein Tier kann ein sehr wichtiger Begleiter sein! Die Geschichte des Bildes: Laslo ist Leos Kamerad. Zwischen den beiden gibt es eine ganz tiefe, besondere Verbindung. Laslo weicht nicht von Leos Seite, vor allem nicht, wenn es Leo besonders schlecht geht. Leo hat bei Laslo Narrenfreiheit- und andersherum ist es nicht anders. Beiden sitzt der Schalk im Nacken. (Mit freundlicher Genehmigung des Deutschen PalliativVerlags)

Anton, 99 Jahre

Anton hat schon seit vielen Jahren einen Hauskater. Tags jagt er draußen Mäuse, nachts kommt er dann immer ins Haus, um im Flur in seinem Körbchen zu schlafen. Anton hat ihn stets selber versorgt. Als Anton aber die letzten Tage vor Schwäche nicht mehr aus dem Bett kommt, wird nicht nur Anton gepflegt, sondern auch der Kater von den anderen aus der Familie gefüttert. Der alte Kater maunzt vor sich hin, streicht im Haus herum, geht dabei immer wieder zu Anton ins Zimmer und springt auch auf sein Bett. Dort streicht und schnurrt er um seinen Kopf herum, was Anton sichtlich gefällt. Man hat das Gefühl, dass nicht nur der Kater dabei schnurrt, sondern auch Anton. Dann kriecht er unter die Decke und legt sich wärmend auf Antons kalte Füße. Eines Abends will der Kater dann doch noch einmal hinaus und kommt erst am nächsten Abend zurück. Nach dieser katerlosen Nacht stirbt Anton.

Tiere scheinen für den nahenden Tod manchmal so etwas wie „feine Antennen" zu haben. Auch merkt man es gerade Hunden oft an, dass sie ihr Verhalten plötzlich ändern, wenn Herrchen oder Frauchen gerade gestorben sind.

Im Umgang mit Patienten kommt es immer auch auf das Tier an, nicht jedes Tier ist für den Umgang mit sonst fremden Menschen geeignet.

Tiere scheinen für den nahenden Tod manchmal feine Antennen zu haben.

Manche Arten von Hunden haben auch ein feines Gespür für Sorgen und Nöte ihnen fremder Patienten. Solche Hunde kann man in der tiergestützten Therapie einsetzen. Sie sind in der Lage auch schwerkranken Dementen wieder Aktivitäten zu entlocken oder ein Lächeln auf das Gesicht verzweifelter Menschen zu zaubern. Besonders in der Arbeit mit schwerbehinderten Kindern gibt es mithilfe der Stimulierung durch Therapiehunde oft sehr schöne Erfolge in der Behandlung, die wir als menschliche Therapeuten nur mit extremen Anstrengungen oder auch gar nicht erreichen können.

Zeit des Umdenkens

Thomas Sitte

T. Sitte, *Ratgeber Lebensende und Sterben*, https://doi.org/10.1007/978-3-662-56029-7_5

5.1 Was können alle tun, wenn „nichts mehr getan" werden kann?

„Wir können nichts mehr für Sie tun!", wer kennt diese Aussage nicht, hat sie noch nicht von Patienten oder Freunden berichtet bekommen, die „austherapiert" waren, wie man auch so schön unschön und ohne richtig nachzudenken dahinsagt oder es gesagt bekommt.

Das sind zwei Redewendungen, bei denen ich mich bewusst bemühe, sie niemals zu gebrauchen. Trotzdem passiert es mir manchmal. So sind wir Menschen: Wenn wir oft genug das Falsche hören, ist es schwer, es ganz aus unseren Gedanken zu streichen.

Niemand ist „austherapiert", für jeden kann man immer noch etwas tun. Nur ist eben nicht unbedingt das althergebrachte, übliche, gewöhnliche medizinische Handeln zu jeder Zeit (noch) die angemessene Maßnahme. Wenn Sie oder Angehörige vom Arzt hören, dass Ihre Krankheit wahrscheinlich tödlich sein wird, so wollen Sie in aller Regel erst einmal wissen, ob man nicht noch irgendetwas tun kann. Ob es nicht irgendeine Therapie gibt, die vielleicht noch heilen oder die Lebenszeit verlängern kann. Weil Ärzte so oft schon mit dieser Verzweiflung konfrontiert waren, teils auch weil es schlicht einfacher für sie ist oder auch schlimmstenfalls, weil es weniger Zeitaufwand macht und mehr Umsatz bringt, bekommen Patienten nicht selten Therapien angeboten, die nur einen geringen positiven Effekt aber eventuell große Belastungen bringen werden.

Peter, 48 Jahre

Peter geht es genauso. Bauchspeicheldrüsenkrebs ist eine schlimme Diagnose. Aber es gibt bei verschiedenen Arten in verschiedenen Stadien zum Glück manchmal auch noch heftig belastende Behandlungen, die aber einen großen Gewinn an Lebenszeit bringen können. Der Arzt im Krankenhaus sagt Peter, er soll am besten gleich da bleiben. Dann könnte man morgen schon mit der Behandlung beginnen.

Peter und seiner Frau geht das viel zu schnell.

Sie fühlen sich überrumpelt und der Hausarzt macht einen Termin mit mir als Palliativmediziner. Ich lasse mir in einem langen Gespräch alles erzählen, wie die Beschwerden sind, wie es anfing, was die anderen Kollegen sagten. Noch geht es Peter ganz gut und deshalb rate ich schließlich, sich bald eine zweite Meinung eines Experten zu holen. Bei einem Experten, der dann selber nicht behandeln wird. Dort soll Peter mit allen Befunden hingehen und einige Fragen stellen, an die bislang in der Klinik noch keiner gedacht hat:

- „Wie lange kann ich mit dem Therapiebeginn warten, um den Verlauf besser beurteilen zu können?
- Gehe ich mit diesem Abwarten ein Risiko ein?

- Welche Behandlungsmöglichkeiten hätte ich jetzt oder auch etwas später?
- Welche mögliche Besserung von Beschwerden gibt es durch die Behandlung?
- Welche Verlängerung der Lebenszeit kann ich durch die Behandlung erreichen?
- Und mit welcher Wahrscheinlichkeit?
- Welche Nebenwirkungen werden wahrscheinlich durch die Behandlung eintreten?
- Wie hoch ist das Risiko von schweren Nebenwirkungen?"

Mit den Antworten auf diese Fragen können Peter und seine Frau dann Entscheidungen treffen, die sie später nicht so leicht wieder in Frage stellen und grübeln, ob sie nun den richtigen Weg eingeschlagen haben.

Es ist kein Misstrauen, einen zweiten Arzt zu fragen. Im Gegenteil. Das Vertrauen kann sogar sehr gestärkt werden. Dann ist die sogenannte Compliance des Patienten zur Therapie viel besser, was bedeutet, dass der Patient auch das umsetzt, was mit dem Arzt besprochen worden ist.

Andersherum wird „Futility" vermieden. Futility habe ich schon einmal im Buch erwähnt, Futility ist eine Seuche in der modernen Medizin und meint die Über- oder Fehlversorgung mit unangemessenen Behandlungen. Diese nutzen wenig und schaden viel.

5.2 Symptomkontrolle in allen Facetten

In diesem Abschnitt möchte ich für einige wichtige Bereiche erklären, was man noch alles tun kann, selbst wenn angeblich „nichts mehr getan werden kann". Zu diesen Möglichkeiten sind inzwischen schon viele, dicke Lehrbücher geschrieben worden, sodass Sie selber sehen werden, es gibt immer noch irgendeine Form der Hilfe.

Wobei: Nicht immer und zu jedem Zeitpunkt sind medizinische Maßnahmen überhaupt noch sinnvoll. Es kommt bei nicht wenigen Menschen irgendwann der Punkt, an dem alle medizinischen Maßnahmen mehr schaden als nutzen. Dann sollte man eben statt Tabletten, Spritzen, Pflastern etc. einfach nur Zeit schenken, so viel der Patient braucht. Ist das etwa nichts? Die Zeit, unser höchstes Gut.

Dieses Buch soll sie befähigen Sinnvolles nachzufragen, Wichtiges zu erbitten oder auch klar einzufordern.

Natürlich ersetzt dieses Kapitel kein Fachbuch und erst recht keinen erfahrenen Experten mit persönlicher Untersuchung und Gespräch. Nach dem Lesen und vor allen Dingen, nachdem Sie über das Gelesene nachgedacht haben, werden Sie aber in der Lage sein, nachzufragen, zu bitten oder auch einmal ganz klar einzufordern.

Die Fragen, die ich Ihnen eben genannt habe, schreiben Sie sich am besten ab und verändern Sie noch nach Ihren persönlichen Bedürfnissen. Dann nehmen Sie den Zettel bitte zum Arztgespräch mit.

Denken Sie bitte auch daran, nicht nur um die Möglichkeiten der Heilung nachzufragen, sondern unbedingt auch wie mögliches Leiden gelindert werden kann. Im Verlauf der Krankheit werden Sie es sonst irgendwann im wörtlichen Sinne schmerzhaft bemerken, wenn weniger gegen die Beschwerden des Patienten getan wird, als es ohne weiteres und nach den medizinischen Standards möglich wäre.

Jeder Patient hat ein Recht darauf, seine Beschwerden so weit gelindert zu bekommen, wie er es braucht. Das gilt bei Menschen, die zwar leiden, aber nicht lebensbegrenzt erkrankt sind mit gewissen Einschränkungen. Aber es gilt unbedingt bei Menschen, die schwerstkrank, mit (weit) fortgeschrittener Krankheit schon in Todesnähe sind. Wenn der Patient diese Hilfe vom Arzt erbittet, wäre unzureichende oder fehlende Leidenslinderung eine Therapieverweigerung durch den Arzt, die sogar strafrechtliche Konsequenzen für diesen nach sich ziehen kann. Das gilt zum Beispiel wenn er aus Angst oder Unwissenheit schmerz- oder atemnotstillende Mittel nicht angemessen anwendet.

„Dummheit schützt vor Strafe nicht". Das gilt auch für uns Ärzte. Wir sind verpflichtet, entweder nach den medizinischen Standards behandeln zu können oder uns beraten zu lassen oder den Patienten an einen auf diesem Gebiet erfahreneren Kollegen abzugeben.

Doch nun zu den einzelnen Symptomen, Sie können die Abschnitte alle lesen oder erst einmal dort nachsehen, wo Sie etwas akut interessiert. Denken Sie dabei daran: Man wird selten dümmer, wenn man auch die Dinge liest, die man jetzt nicht sofort gebrauchen kann.

5.3 Schmerzlinderung

Wenn man gesunde Menschen fragt, wie sie sterben wollen, dann ist die erste, spontane Antwort meistens: „Schmerzfrei", „Ohne Schmerzen", „Ich will keine Schmerzen haben" oder ähnliches.

Auch aus unserer täglichen Arbeit wissen wir, dass sich Patienten und Angehörige am meisten vor unerträglichen Schmerzen fürchten. Diese Angst können wir ihnen nehmen. Am Lebensende sind Schmerzen erstaunlicherweise das Symptom, das wir am leichtesten lindern können. Nicht immer geht dies ohne unerwünschte Nebenwirkungen. Die möglichen Restschmerzen sollten aber viel besser zu ertragen sein, als der Schmerz, der den Patienten zuvor so quälte! Hier sollten wir aber auch gut überlegen, was wir meinen, wenn wir sagen, dass wir keine Schmerzen haben wollen. Schmerz, der nicht unser ganzes Leben ausfüllt und damit jede Lebensqualität vernichtet, ist mehr als ein Quälgeist, Schmerz kann auch ein Mahner und Warner sein. Ich hatte Ihnen im ► Abschn. 4.1 das, wie ich finde, wunderschöne Gedicht über das Selbstgespräch des Schmerzes übersetzt. Es gibt wenige Menschen, die eine angeborene vollkommene Schmerzlosigkeit haben. Das heißt, egal, was geschieht, sie merken es vielleicht irgendwie, aber es bereitet keinen Schmerz. Sie können auf eine glühende Herdplatte fassen, sich den Knöchel brechen, eine schlimme Blinddarmentzündung haben, ... nichts wird so als Schmerz empfunden, dass es sie stört und sie etwas dagegen machen wollen.

Solche Menschen sind dadurch schwer krank. Meistens sterben sie schon als Kind, weil man ihnen nicht beibringen kann, wo sie aufpassen müssen, wann sie sich schonen müssen, wo sie wirklich dringend Hilfe brauchen.

Peter, 48 Jahre

Als Peter seine Diagnose Bauchspeicheldrüsenkrebs erhält, ist er ja zum Arzt gegangen, weil er ungewohnte Rückenschmerzen hatte.

Natürlich erklärt er dann auch mir als Palliativmediziner, mit dem er bald danach einen Termin hat, wie sehr er sich fürchtet, dass diese Schmerzen immer stärker werden würden. Er hat von anderen Patienten mit ähnlicher Diagnose gehört. Sie hatten so unerträgliche Schmerzen auszuhalten. Sie hätten unter den dauernden Schmerzen leiden müssen und auch, dass sie zwischendurch noch dazu plötzliche Schmerzen hatten, die wie ein Vernichtungsgefühl über sie hereinbrachen.

Ich erkläre Peter dazu: „Es ist ein auf den ersten Blick etwas dummer Spruch, wenn jemand sagt, *„Wenn ich morgens aufwache und keine Schmerzen habe, bin ich tot“*. Aber da ist doch sehr viel dran. Die meisten Menschen zwickt und kneift jeden Tag irgendwo irgendetwas. Viele Menschen haben auch immer wieder einmal stärkere Schmerzen, ohne dass sie dagegen etwas unternehmen. Ich zum Beispiel bin auch Narkosearzt. Da habe ich immer die Möglichkeit, wirklich alle Schmerzen komplett auszuschalten. Sie müssen auf keinen Fall mehr aushalten als Sie können und wollen.“

Das ist für Peter schon einmal sehr beruhigend. Allerdings geschähe das dann oft unter der Bedingung, dass der Patient dann sehr tief schläft, bzw. eine Vollnarkose hat, erkläre ich weiter. Aber Peter will auch möglichst klar im Kopf sein und bleiben. Da kann ich aus meiner jahrzehntelangen Erfahrung heraus weiter beruhigen: „Es gibt die Möglichkeit, die Schmerzen, so ähnlich wie mit einem Lichtschalter nicht nur ein- und auszuknipsen, sondern auch zu dimmen. Das bedeutet, dass der Arzt dem Patienten die Möglichkeit gibt, mit sehr starken, kurzwirksamen Medikamenten, auch selber zu bestimmen wie viel Schmerzen er aushalten will und wie wach er dabei noch sein möchte.“

Es gibt verschiedene Medikamente, die alleine oder in Kombination wirken. Wenn Schlucken schwer fällt, helfen Pflaster sehr gut. Dadurch werden regelmäßige Spritzen in meiner eigenen Tätigkeit kaum mehr nötig. Natürlich kann ich auch Pumpen und Geräte einsetzen, wenn sie nötig sind. Spritzen sind für Patienten oft unangenehm und Angehörige trauen sich nicht, diese selbst zu geben. Aber eigentlich müsste man als Angehöriger sogar vor dem Spritzengeben keine Angst haben. Man kann es durch gute Anleitung lernen und einfach und sicher durchführen.

Bei der Einnahme von Schmerzmitteln ist die wichtigste Regel, das man als Grundlage erst einmal lang wirksame Medikamente braucht, diese sollten auch vorbeugend gegen mögliche oder wahrscheinliche Schmerzen wirken! Es ist ganz schlecht mit der Therapie abzuwarten und dann gewissermaßen mit der Linderung den starken Schmerzen hinterherzulaufen. Dadurch werden die Schmerzen erst richtig und auch schnell schlimmer. Für die Therapie braucht man immer stärkere Medikamente. Bei Angst vor den „starken" Schmerzmitteln sollte man auch daran denken: die starken Schmerzmittel kommen aus der Natur, sie wurden aus der Frucht des Schlafmohns gewonnen und dann weiterentwickelt, um Nebenwirkungen zu verringern, sie sicherer und wirksamer zu machen. Das bedeutet nun nicht, dass solche Medikamente deswegen ohne ein Risiko sind. Überhaupt nicht, denn jedes starke Medikament kann zum Beispiel durch eine falsche Dosierung sehr gefährlich werden. Da ist es ganz gleich, ob es rein künstlich hergestellt wird oder ein reines Naturprodukt ist. Aber ich möchte damit sagen, dass man keine übertriebene Angst haben sollte vor einer ärztlich gut angeleiteten Symptomkontrolle.

Ziel der Schmerztherapie ist nicht Schmerzfreiheit, sondern Schmerzkontrolle.

Bei der Schmerztherapie treten als Nebenwirkungen oft Verstopfung und manchmal Übelkeit auf. Beides kann man schon vorbeugend lindern. Dies ist besonders bei Beginn einer Behandlung nötig, wenn gleich mit einer hohen Dosierung begonnen werden muss. Leider machen Schmerzmittel eine krankheitsbedingte Müdigkeit oft noch größer. Doch jeder Patient hat hier selbst die Wahl, wie es Peter im Beispiel oben erklärt bekommen hatte: Die (Rest-)Schmerzen aushalten, solange es noch geht, oder die Beschwerden besser gelindert zu bekommen, aber dadurch mehr zu schlafen. Eine gute Lösung kann es dann sein, wenn man tags „etwas mehr aushält" und nachts von den Medikamenten so viel nimmt, dass man richtig gut schlafen kann. Denn dann kann der Tag danach viel schöner werden. Das sollte und kann man mit einem darin erfahrenen Arzt oder oft auch einer Palliative-Care-Fachkraft gut besprechen.

Wenn man Schmerzursachen beseitigen kann, ist das meistens besser als Schmerzmittel zu schlucken.

Zum Teil kann man auch die Ursachen der Schmerzen beseitigen. Daran sollte auch immer gedacht werden, selbst wenn der Schmerz schon länger besteht, oder auch gerade dann, wenn ein bestehender Schmerz sich in irgendeiner Form ändert. Manchmal treten durch das lange Liegen Schmerzen auf, die dann durch intensive Physiotherapie (Bewegungstraining, Lymphdrainage oder Krankengymnastik) gelindert werden können. Andere – technische – Möglichkeiten gegen Schmerzen können Bestrahlungen oder besondere Formen von Chemotherapien sein; seltener helfen Operationen. Elektrische Geräte, Schmerzkatheter oder -pumpen sind ebenfalls hilfreich. Sie werden aber immer weniger gebraucht, je besser die Palliativversorgung wird.

Keine Angst vor Schmerztherapie zu Hause!

Wir wissen, dass eine optimale Schmerzlinderung zu Hause oft noch leichter gelingen kann als im Krankenhaus. Das liest sich wahrscheinlich überraschend und man kann es sich als Laie schlecht vorstellen.

Doch es ist, wie schon beschrieben, meist nicht viel technischer Aufwand notwendig, sondern ein geschickter Umgang mit relativ einfachen Möglichkeiten. Dazu kommt ein ganz wichtiger Punkt: Alle Menschen fühlen sich doch in vertrauter Umgebung wohler; Angehörige und Freunde sind häufiger da. Wenn wir uns wohler fühlen, empfinden wir messbar weniger Schmerzen, das ist wissenschaftlich gut nachgewiesen worden. Viele Faktoren zu Hause können das Befinden verbessern. Die Ärzte und das Pflegepersonal sind in der Lage, daheim dann (fast) alles gegen die Schmerzen zu unternehmen, was möglich ist.

Der Zugang zu starken Schmerzmitteln ist in manchen Ländern stark eingeschränkt.

Je nachdem, wo man lebt, können die wichtigen morphinähnlichen Medikamente schwieriger zu erhalten sein, das gilt nicht nur für Osteuropa und Afrika, wo die Regierungen überstrenge Regelungen haben. Auch in Deutschland kann es sein, dass das Wissen um die Wirkungen der Schmerzmittel und deren richtigen Einsatz noch nicht ausreichend verbreitet sind. Wenn wir aber nachfragen, es versuchen, wird das anders werden. Wer sich gegen Missstände nicht wehrt, lebt verkehrt. Wenn wir immer wieder nachfragen und drängen, das Richtige zu tun, können wir die Verhältnisse langsam ändern.

Das Wissen um die Vorschriften in verschiedenen Staaten ist wichtig, wenn Palliativpatienten, die vielleicht Opioide oder Cannabinoide erhalten, verreisen wollen. Es kann sein, dass einzelne Medikamente in anderen Staaten verboten sind, der Besitz unter Strafe steht. Hier kann einiges zu beachten sein. Auf der Webseite des Zolls ist unter der Adresse

▶ **http://www.zoll.de/DE/Privatpersonen/Reisen/Reisen-innerhalb-der-EU/Einschraenkungen/Arznei-Betaeubungsmittel/arznei-betaeubungsmittel_node.html**

nachzulesen:

Betäubungsmittelhaltige Arzneimittel als Reisebedarf

Besondere Bestimmungen sind für Arzneimittel zu beachten, die unter das Betäubungsmittelgesetz fallen (z. B. Morphin) und damit einer besonderen Verschreibung nach dem Betäubungsmittelrecht durch den behandelnden Arzt bedürfen. Die aufgrund dieser ärztlichen Verschreibung für den eigenen Bedarf erworbenen Betäubungsmittel darf ein Reisender in der für die Dauer der Reise angemessenen Menge aus Deutschland ausführen oder nach Deutschland einführen. Je nach Reiseziel sind hier jedoch verschiedene Voraussetzungen zu beachten, die im Folgenden dargestellt sind:

Reisen in Staaten des Schengener-Abkommens
Bei Reisen bis zu 30 Tagen in Staaten des Schengener-Abkommens kann eine Mitnahme von ärztlich verschriebenen Betäubungsmitteln erfolgen, sofern eine vom behandelnden Arzt ausgefüllte Bescheinigung nach Artikel 75 des Schengener Durchführungsübereinkommens, die vor Antritt der Reise durch die oberste Landesgesundheitsbehörde oder eine von ihr beauftragten Stelle zu beglaubigen ist, mitgeführt wird. Weitere Einzelheiten hierzu, das vorgenannte Formular (PDF-Datei zum Download) sowie die für die Beglaubigung der Bescheinigung zuständigen deutschen Behörden finden Sie auf der Internetseite des Bundesinstituts für Arzneimittel und Medizinprodukte.

Die Regelung über das Mitführen von Betäubungsmitteln in Vertragsstaaten des Schengener-Abkommens gilt auch für Reisende aus den Vertragsstaaten bei der Einreise nach Deutschland, selbst dann, wenn Betäubungsmittel mitgeführt werden, die zwar im Herkunftsland, nicht aber in Deutschland verschreibungsfähig sind.

Reisen in Länder außerhalb des Schengen-Raums
Bei Reisen in andere Länder als in Vertragsstaaten des Schengener-Abkommens sollten sich Patienten vom verschreibenden Arzt eine mehrsprachige Bescheinigung ausstellen lassen, die Angaben zu Einzel- und Tagesdosierungen, Wirkstoffbezeichnung und Dauer der Reise enthält, und dies auf der Reise mit sich führen. Die Form dieser Bescheinigung ist nicht verbindlich vorgeschrieben, sie ist aber dennoch durch die zuständige oberste Landesgesundheitsbehörde oder eine von ihr beauftragte Stelle zu beglaubigen. Ein Muster für eine solche Bescheinigung (PDF-Datei zum Download) sowie die für die Beglaubigung der Bescheinigung zuständigen deutschen Behörden finden Sie auf der Internetseite des Bundesinstituts für Arzneimittel und Medizinprodukte. Da außerhalb des Schengen-Raums keine einheitlichen Bestimmungen für die Mitnahme von Betäubungsmitteln für Reisende bestehen, müssen hierbei die jeweiligen Bestimmungen der Ziel- und Transitländer, die vorab bei den diplomatischen Vertretungen erfragt werden können, beachtet werden.

Wichtige Hinweise zu Reisen mit Betäubungsmitteln/ Opioiden/Morphinpräparaten

Formulare dazu erhalten Sie zum Beispiel auf den Webseiten des Bundesgesundheitsamtes bzw. Bundesinstitutes für Arzneimittel unter den Stichwörtern „BtM & Reisen & Schengen".

Ein Beispiel für einen recht eindeutigen Medikamentenplan zeigt ◘ Tab. 5.1.

Tab. 5.1 Medikamentenplan vom 09.05.2014; Müller, Peter, geb. am 31.01.1969; Paul-Klee-Straße 1, 12345 Musterstadt

Medikament	Morgens	Mittags	Nachmittags	Abends	Zur Nacht	Nach Bedarf
Fentanylpflaster **100 µg/h** alle drei Tage auf eine neue Stelle kleben (gegen Schmerzen)						
Rofecoxib 60 mg (gegen Schmerzen)	1					
MCP-Tropfen (gegen Übelkeit)	30	30		30		
Lorazepam 1 mg (max. 3/Tag) (gegen Unruhe)				1		X

Nasales Fentanyl 400 µg/Hub: 1–2 Hub bis zu maximal alle 5 min. bei Schmerzen, Atemnot nach Bedarf des Patienten! Datum, Uhrzeit, Dosis unten notieren!!

Datum	Uhrzeit	Menge (Hub)	Grund	Datum	Uhrzeit	Menge (Hub)	Grund
28.04	22:40	1	Schmerz	29.04	11:45	1	Schmerz
28.04.	22:45	2	Schmerz	29.04	14:00	1	Schmerz
28.04	23:00	2	Schmerz				
28.04.	24:00	1	Schmerz				
29.04	6:50	1	Atemnot				
29.04	7:00	1	Atemnot				

Palliative Care Team
Hospizgasse 1
12345 Musterstadt
Bürotelefon 01234 456 00
UNSERE 24-STUNDEN-NOTFALLNUMMER 01234 456 78

Generell gilt noch: Gerade für die starken Schmerzmittel ist es wichtig, dass immer ein schriftlicher Medikamentenplan beim Patienten liegt, der so gut geschrieben ist, dass Missverständnisse ausgeschlossen werden. Dazu gehören Medikamentenname, Wirkstoff, Wirkstärke, Anzahl der Tabletten o. ä., die man jeweils einnehmen sollte, und die ungefähren Uhrzeiten, an die man sich halten sollte. Bei Medikamenten gegen Durchbruchschmerzen, aber auch gegen Atemnot und Unruhe sind noch einige Dinge zu beachten, die im nächsten Abschnitt erklärt werden.

Ein wirklich guter Arzt händigt Ihnen einen aktuellen, gut erklärten und lesbaren Medikamentenplan aus.

5.4 Durchbruchschmerzen

Neben Dauerschmerzen haben viele Patienten auch plötzliche und meist kurz anhaltende Schmerzen.

Diese Durchbruchschmerzen können zum Beispiel durch Bewegungen, Verbandwechsel oder Pflegemaßnahmen entstehen. So plötzlich, wie sie kommen, können sie auch wieder vergehen. Meist sind sie von kurzer Dauer (oder dauern nicht länger als 30–60 min). Sie können mit zusätzlichen Medikamenten behandelt werden. In der Regel nimmt man ein Opioid. Dieses sollte passend sein. Also sicher und schnell wirken und auch keine zu lange Wirkungsdauer haben, wenn der Durchbruchschmerz auch nur kurz ist. Dazu sollte dieses schnell wirksame Opioid („morphiumähnlich") für den Patienten griffbereit in der Nähe liegen. Es ist nicht nur geeignet für bettlägerige Patienten. Gerade auch aktive Menschen, die schwer krank sind, sollten es in der Tasche dabei haben.

Durchbruchschmerz = plötzlich und kurz.

Schnelle, starke, kurzwirksame Medikamente sind nötig.

Bei aktiven Menschen stellt sich natürlich die Frage nach einer Fahrtauglichkeit. Wenn ich selber noch Auto fahre, kann es ja sein, dass meine Fahrtauglichkeit durch Medikamente eingeschränkt wird. Generell gilt für eine Dauertherapie mit Opioiden und anderen Medikamenten, dass ich damit (wieder) fahrtauglich werden kann, wenn die Dosis stabil ist und die Beschwerden gut im Griff sind. Dies sollten Sie mit einem erfahrenen Arzt besprechen. Wenn aber heftige Durchbruchschmerzen vorkommen können, kann die Fahrtauglichkeit alleine durch die Beschwerden eingeschränkt sein, das ist so ähnlich wie bei Epileptikern, die noch Anfälle haben. Zusätzlich kann natürlich die Fahrtauglichkeit eingeschränkt werden, wenn starke Medikamente unterwegs genommen werden, die, während sie den Durchbruchschmerz lindern, vielleicht in der angewendeten Dosis müde und benommen machen.

Ich habe als Arzt übrigens ein sehr großes Problem, wenn ich meine, dass ein Patient nicht mehr fahrtauglich ist und er trotzdem Auto fährt. Weil ich der strengen Schweigepflicht unterliege, darf ich den Patienten nicht beim Gesundheitsamt oder der Polizei melden. Da sind die Angehörigen aufgefordert etwas zu tun, wenn sie kein schlechtes Gewissen haben wollen, wenn dem Patienten oder Dritten durch das Autofahren ein Schaden geschieht.

Fahrtauglichkeit unter Medikamenten? Fahrtauglichkeit mit Schmerzen?

▪ Welche Möglichkeiten gibt es nun, Durchbruchschmerzen zu behandeln?

Was heißt „schnellwirksam"?

Wenn Ärzte Spritzen in die Vene geben, bringt das schnell eine gute Linderung. Wenn ein Infusionsschlauch liegt, kann sogar ein Angehöriger das Medikament spritzen. Es ist wichtig, dass er es gut erklärt bekommen hat und eine verständliche, schriftliche Anweisung dazu vorliegt (▶ Abschn. 5.3, Medikamentenplan). Spritzen in den Muskel werden heute nicht mehr empfohlen. Am einfachsten, schnellsten und sichersten wirken Medikamente durch die Mund- und Nasenschleimhaut. Damit können Schmerzen schon nach ein bis zwei Minuten nachlassen. Sie sind wegen der schnellen und kurzen Wirkung oft besser geeignet als Morphintropfen oder -tabletten, die später und länger wirken. Angehörige und Patienten können sie leicht anwenden. Alleine durch eine Mundtablette oder ein oder zwei Hub Nasenspray können die meisten unerwünschten Krankenhauseinweisungen am Lebensende vermieden werden! Das erscheint auch für mich immer wieder wie ein Wunder, obwohl ich es nun schon tausende Male direkt und selber in der Anwendung gesehen habe. Früher musste der Apotheker auf extra Anordnung Nasenspray herstellen. Ich habe das Anfang dieses Jahrtausends mit meinem Fuldaer Apotheker selber entwickelt und entsprechend sehr, sehr viel Erfahrung sammeln können. Heute ist es möglich, ähnliche Medikamente industriell hergestellt auf Rezept zu erhalten. Der morphinähnliche „Schmerzlutscher" oder Mundtabletten mit demselben Wirkstoff entfalten ihren Effekt spürbar nach spätestens 10 bis 30 Minuten. Dabei geht das Medikament durch die Schleimhaut ins Blut. Der Wirkstoff Fentanyl kann sehr schlecht vom Magen ins Blut gelangen, deshalb sollte die Mundtablette langsam an der Wangenschleimhaut gerieben – und nicht etwa schnell gelutscht und nicht verschluckt werden – denn dann wirkt sie besser. Zäpfchen wirken ebenfalls schnell, werden aber oft als unangenehm und umständlich empfunden. Eine gute Wirkung von Tropfen und Tabletten ist in der Regel nach einer halben bis einer Stunde zu erwarten.

Schmerzmittel rechtzeitig nehmen. Wenn man weiß, dass Schmerzen sicher kommen werden, kann man sie auch VORHER schon nehmen.

In Palliativsituationen sind die Beipackzettel der meisten Medikamente ungeeignet, weil die Medikamente dazu gar nicht zugelassen sind. Sie werden off label verordnet.

Meine Empfehlung: Wenn bekannt ist, dass es gleich wehtun wird, sollten die Medikamente rechtzeitig und vorbeugend eingenommen werden. Wenn das Medikament nicht richtig wirkt, sprechen Sie umgehend mit dem Arzt. Er kann entscheiden, ob und wie die Dosis erhöht werden soll. Bitten Sie den Arzt, die Anweisungen gut lesbar zu notieren, damit niemand unsicher ist. Leider ist es immer so, dass in den Gebrauchsanweisungen für die Fertigarzneimittel („Beipackzetteln") Dosierungen, Anwendungshinweise und Warnungen angegeben sind, die in einer palliativen Situation überhaupt nicht angemessen sind. In der Gebrauchsanweisung der Fertigarzneimittel steht, welcher Mindestabstand zwischen den einzelnen Gaben erlaubt ist und wie oft sie am Tag eingenommen werden dürfen. Ich selber schreibe häufig andere Dosierungen vor. Meine Empfehlung für das nasale Fentanyl ist mittlerweile auch von vielen Lehrbüchern aufgenommen worden, obwohl noch vor rund 10 Jahren der Kopf darüber geschüttelt wurde. ABER: Das darf die Patienten und Angehörigen trotzdem nicht zum unvorsichtigen Umgang mit den starken Medikamenten verleiten. Zu jedem Medikament gegen Durchbruchschmerzen gehört eine klare Anweisung, wann und wie es einzunehmen ist, und auch ausreichend Platz auf diesem Zettel, damit notiert werden kann, wie viel gebraucht und genommen worden ist. Ich lege großen Wert darauf, dass ordentlich dokumentiert wird, wann und warum wie viel von der Bedarfsmedikation eingenommen wird.

Zum Beispiel

Fentanyl-Nasenspray (mit der Stärke 300 µg) bei starken Schmerzen, Atemnot oder schwerer Unruhe 1 bis 2 Hub in jedes Nasenloch geben. Datum, Uhrzeit und Menge auf diesem Blatt notieren. Bei Bedarf kann die Dosis alle 5 Minuten wiederholt werden

Zielgrößen: Schmerzen kleiner als Stärke 5/10 und/oder Atemfrequenz unter 20 pro Minute

Bei starken Schmerzen Opioide nach ärztlicher Anweisung zügig erhöhen.

Sie dürfen und sollen die Medikamente so oft nehmen, wie es nötig ist. Nun ist es aber nicht sinnvoll, wenn diese kurzwirksamen Medikamente jeden Tag sehr oft eingenommen werden. Deshalb gilt generell: Sind die Medikamente gegen Durchbruchschmerzen täglich mehrmals nötig, muss die Grundlage der Dauermedikation überdacht werden. Meist wird diese langwirksame Opioidtherapie dann um 25 bis 100% in der Dosis gesteigert.

Nicht immer nutzt es, die Opioide zu erhöhen, wenn die Schmerzen zunehmen. Ein Beispiel hierfür wäre der sogenannte „Total Pain", der totale Schmerz. Schmerz ist rein subjektiv. Wenn der Patient sagt, er hat Schmerzen, dann empfindet er Schmerzen. Damit ist aber nicht gesagt, dass ein selbst unerträglich und maximal empfundener Schmerz eine körperlich begründbare Ursache haben muss. So liegt beim sogenannten „Total Pain", der bei Palliativpatienten nicht selten ist, die Ursache oft im psychosozialen Bereich. Es ist also im weitesten Sinne ein Seelenschmerz, der Leidensdruck ist dennoch eindeutig enorm hoch. Es ist aber völlig egal, welche und wie starke Schmerzmedikamente ich gebe, auch eine örtliche Betäubung, da wo es schmerzt, hilft nicht. Erst wenn der Patient durch die Medikamente einschläft, wird er ruhig, wenn er aufwacht, ist es sofort wieder unerträglich. Hier wäre es falsch immer mehr und immer stärkere Medikamente zu geben, sondern ich muss versuchen, die Ursache zu behandeln, die verdrängten Konflikte zu lösen. Das kann manchmal schmerzlich sein, die Schmerzen kann es aber schlagartig bessern.

5.5 Fahrtauglich? Opioide und Teilnahme am Straßenverkehr

Alkohol im Straßenverkehr ist eine bekannte Gefahr. Aber Medikamente?

Es wird völlig unterschätzt, durch wie viele Medikamente die Fahrtauglichkeit teils erheblich eingeschränkt wird. Da wirken manche Medikamente nicht viel anders als Alkohol. Medikamente zur Herzstärkung, gegen Allergien, zum Schlafen, gegen Depressionen und viele andere mehr gehören dazu. Grob geschätzt muss etwa bei jedem dritten Medikament darauf geachtet werden, ob bei dieser speziellen Dosis bei diesem speziellen Patienten die Fahrtüchtigkeit schon eingeschränkt sein könnte.

Der § 24a des Straßenverkehrsgesetzes (StVG) lautet:

Aus dem Straßenverkehrsgesetz

> Ordnungswidrig handelt, wer unter der Wirkung eines … berauschenden Mittels im Straßenverkehr ein Kraftfahrzeug führt. Eine solche Wirkung liegt vor, wenn eine … Substanz im Blut nachgewiesen wird. (Dies) gilt nicht, wenn die Substanz aus der bestimmungsgemäßen Einnahme eines für den konkreten Krankheitsfall verschriebenen Arzneimittels herrührt.

Wenn Sie selber unter starken Schmerzen leiden, reagieren Sie nicht mehr wie ein gesunder, normal leistungsfähiger Autofahrer. Also auch Schmerzen, insbesondere natürlich plötzliche Schmerzen, können die Fahrtauglichkeit ganz erheblich einschränken. Für viele andere körperliche Gebrechen bei Palliativpatienten gilt das gleiche. Aber wie ist es denn nun, wenn ein Palliativpatient durch die gute Therapie wieder in der Lage ist, sein Leben selber in die Hand zu nehmen?

Die Fahrtauglichkeit einschränken können Medikamente gegen
hohen Blutdruck
Asthma
Allergie
Unruhe
Epilepsie
Schmerzen
Schlafstörungen
Depressionen
Muskelverspannung
Diabetes mellitus
und vieles mehr…!

Es scheint in der Regel so zu sein, dass man unter einer guten Schmerztherapie besser reagieren kann, als mit starken Schmerzen. Dies lässt sich testen, so zum Beispiel bei der MPU, im Volksmund dem Idiotentest, der medizinisch-psychologischen Untersuchung auf die Fahrtauglichkeit. Sprechen Sie zunächst bitte Ihren Hausarzt an, wenn Sie unsicher sind. Wenn dieser nicht sicher ist, wird ein guter Hausarzt Sie zum Schmerz- oder Palliativmediziner schicken. Diese kennen sich in der Regel bei diesen Fragestellungen besser aus und können Ihnen vielleicht auch eine Bescheinigung zur Vorlage bei Kontrollen ausstellen. Aber sie werden meist kein Gutachten für eine Behörde erstellen können, mit dem Sie ohne weitere Überprüfung fahren dürfen.

Erstaunlicherweise gehen die Diskussionen immer wieder um das „gefährliche Morphium" oder besser die Opioide. Das Risiko durch Beruhigungs- und Schlafmittel ist mindestens genauso groß oder teils sogar deutlich höher. Wenn Sie neu auf starke Medikamente mit sogenannten zentralnervösen (also auf das Hirn bezogene) Nebenwirkungen eingestellt werden, wird ein verantwortungsbewusster Arzt in der Regel ein Fahrverbot aussprechen. Allerdings kann er Ihnen (da sage ich bewusst: leider!) nicht die Fahrerlaubnis entziehen und auch nicht den Autoschlüssel wegnehmen.

Nicht einmal der Polizei darf er Sie melden, wenn Sie sich ohne groß nachzudenken doch ans Steuer setzen.

Sie wären nicht der erste Patient, der einen schweren Unfall verursacht, an dem vermutlich eine Medikamentenwirkung Schuld ist.

Deshalb appelliere ich hier an Ihre Vernunft! Lassen Sie sich vom Arzt beraten. Fragen Sie Ihre Angehörigen. Eine große, zumindest moralische Verantwortung lastet auf den Angehörigen. Denn diese dürfen den Vater, die Mutter, den Bruder, die Schwester der Polizei melden, wenn sie trotz gegenteiliger Ratschläge weiter Auto fahren. Dies gilt übrigens alles genauso bei fortschreitender Demenz. Auch hier wird meist viel zu spät mit dem Auto fahren aufgehört, wie auch ich es leider in der eigenen Familie bei meiner dementen Mutter erleben musste. Gerade für mich als Arzt war das sehr schwer mit anzusehen.

Seien Sie vernünftig und hören Sie in Fragen der Fahrtauglichkeit auf Ihren Arzt!

5.6 Atemnot – wenn die Luft knapp wird

„Ich ersticke!" – Panik und Angst in den Augen eines geliebten Menschen, der um Luft ringt. Eine furchtbare Situation für alle Beteiligten im Alltag beim Todkranken (Abb. 5.1).

Langsame, ruhige Atmung ist keine Atemnot. Atemnot bedeutet Lufthunger.

Was passiert, wenn die Luft knapp wird?

Hier ist zu unterscheiden, ob dies schleichend und sehr, sehr langsam geschieht oder eher plötzlich eintritt. Bei einer langsamen Verschlechterung merkt es der Patient bis auf die Schwäche und Müdigkeit oft kaum und fällt langsam in eine sogenannte CO_2-Narkose.

Langsam zunehmendes Atemversagen führt meist zu einem tiefen Schlaf.

Ganz anders ist es, wenn die Ursache schnell zunimmt, dann ist der Leidensdruck, die Angst und Panik zu Recht oft sehr groß. Der Betroffene versucht durch schnellere Atmung mehr Luft zu

Luftnot kann durch Panik und zu schnelle Atmung zum Tod führen.

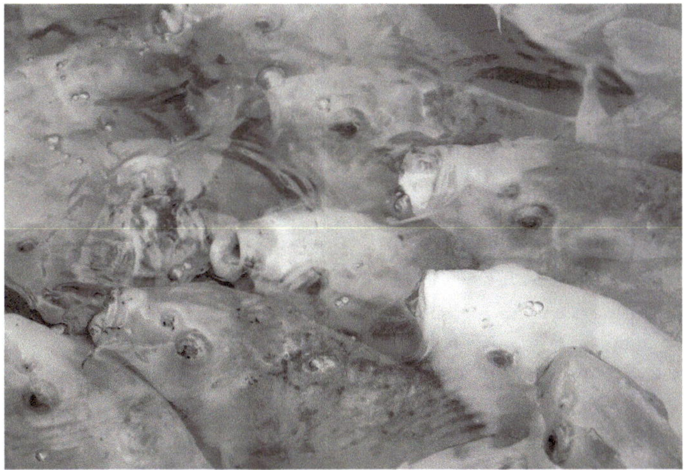

Abb. 5.1 Keine Luft?! Ein Gefühl wie als Fisch auf dem Trockenen. (Mit freundlicher Genehmigung des Deutschen PalliativVerlags)

bekommen. Aber wenn man immer schneller atmet, strengt man sich immer mehr an. Dazu wird die Luft in den Atemwegen nur noch hin und her geschoben, die frische Luft kommt gar nicht mehr bis in die Lungenbläschen und der Körper kann den Sauerstoff viel schlechter aufnehmen.

Aber, es geht ja nicht mehr Luft in den Körper hinein! Ein echter Teufelskreis, aus dem es dann oft kein Entrinnen gibt. Der Patient erstickt, stirbt. Diejenigen, die dabei zusehen mussten, ohne richtig helfen zu können, werden die Situation ihr Leben lang nicht vergessen und oft auch ein Leben lang darunter zu leiden haben. So hat ein schlimmer Tod für etliche andere zur Folge, dass das weitere Leben etwas trüber wird und die Angst vor dem späteren eigenen Tod zunimmt.

Wichtigste Therapie: Die Atmung verlangsamen!

Das wichtigste Therapieprinzip ist es, die viel zu schnelle Atmung zu bremsen. Wenn man langsamer atmet, atmet man wieder tiefer und die frische Luft kann auch wieder tief in die Lungen kommen.

Ziel ist eine Atemfrequenz ungefähr zwischen 6- und 20-mal pro Minute.

Was für eine Atmung ist zu schnell? Normalerweise atmen die meisten Menschen zwischen 8- und 15-mal pro Minute. Bei Anstrengung auch viel häufiger. Mehr als ca. 40-mal pro Minute ist aber selbst bei gesunden Menschen kaum noch sinnvoll, weil dann die Atmung selber zu sehr anstrengt und die Luft (wie oben beschrieben) nicht mehr richtig ankommt. Allgemein kann ich sagen, dass eine sinnvolle Atemfrequenz für Kranke nicht viel höher als 20-mal pro Minute sein sollte. Bei höherer Atemfrequenz muss der Behandler überlegen, ob nicht Medikamente geben werden sollten.

Die Atmung muss langsamer werden, um die furchtbare Luftnot zu vermindern. Das hilft immer. Die Atmung verlangsamen kann zum Beispiel jeder mit gutem Zureden, Anleitung und Beruhigung, ein paar Tricks und wenn nichts mehr hilft, mit atembremsenden Medikamenten.

■ Was müssen wir behandeln?

Ziel der Behandlung ist, dass der Patient ruhiger und tiefer atmen kann. Dadurch wird die Atmung wieder ökonomisch. Mit weniger Energie kann der Körper mehr Luft durch die Lungenbläschen pumpen. Kohlensäure kann wieder abgeatmet werden und Sauerstoff wird vermehrt aufgenommen. Die Atemnot wird geringer oder verschwindet ganz, obwohl die eigentliche Ursache nicht verändert wurde. Hierdurch überleben viele Patienten Atemnotattacken, an denen sie sonst verstorben wären.

Mein Vater hatte ein schweres Lungenemphysem, war immer selbstbestimmt und hat sein Leben gut gemeistert. Sonntags hackte er noch Holz für den Winter und Montagmorgens um halb sieben rief er mich an: „Thomas, ich bin heute Nacht nicht erstickt, ich muss jetzt ins Krankenhaus." Zum Glück habe ich ein gutes Netzwerk, konnte schnell kompetente Hilfe zu ihm nach Hause lotsen und dann auch einen Platz in einem Hospiz bei ihm in der Nähe bekommen. Als ich ihn nachmittags besuchte, meinte er schon wieder ganz trocken, er mache jetzt ein paar Tage Wellness im Hospiz.

Das bedeutet: Eine gute Symptomkontrolle hilft, auch wenn keine Heilung möglich ist. Die Linderung von Atemnot verkürzt nicht das Leben. Die Patienten leben besser und manchmal auch länger.

Die Linderung von Atemnot erhält das Leben.

Einfache Hilfen gegen Atemnot

- Anwesenheit vertrauter Menschen
- Beruhigen
- „Frische" Luft
- Kühlung
- Ein Ventilator (oder Wind) gegen das Gesicht
- Oberkörper aufrichten, Arme aufstützen
- Kräftigung der Muskulatur durch (Kranken-)Gymnastik (an Vibrationstherapie denken, z. B. mit einem Galileo)
- Die richtigen Medikamente

Atemstillstand

Im Gegensatz zur Atemnot „vergisst" man bei einem Atemstillstand das Atmen. Dieses Vergessen ist friedlich, schmerzfrei, ohne jede Not. Es kommt zu einem Einschlafen und Hinübergleiten in den Tod. So ein Sterben – auch wenn sich das die Hinterbliebenen oft erst nicht so recht eingestehen wollen – wird sogar als schön erlebt von allen, die dabei waren. Man kann bei aller Trauer Frieden schließen mit dem Tod des geliebten Menschen und man verliert vor allen Dingen auch ein Stück Angst vor dem eigenen Lebensende. Man lernt: Ich muss kein unstillbares Leid fürchten. Ein Atemstillstand ist zum Beispiel die direkte und erwünschte Folge der Medikamente bei der Beihilfe zur Selbsttötung oder bei der Euthanasie, wie sie in den BeNeLux-Ländern üblich ist. Gegen diese Lebensverkürzung trete ich ein und zeige gerade durch dieses Buch die besseren Möglichkeiten der guten Sterbebegleitung. Aber auch beim ganz „normalen" Sterben tritt ein Atemstillstand natürlich irgendwann auf, sonst könnten wir nicht sterben.

Ein Atemstillstand macht keine Atemnot.

Erst wird der Geist müde, dann ist der Körper schwach, Hunger, Durst vergehen und schließlich bleibt die Atmung erst zeitweise weg, dann werden die Pausen länger, manchmal zwei Minuten und mehr, und schließlich setzt sie ganz aus. Ganz zum Schluss, oft deutlich später, steht das Herz ganz still. Wie lange der sterbende Mensch in diesem Prozess noch bewusst sich oder seine Umwelt wahrnehmen kann, vermag niemand sicher zu sagen. Aber es kann ein friedvolles „Abschied nehmen" sein, bei dem die Angehörigen dem Sterbenden beistehen können.

Am Lebensende muss die Atmung irgendwann stehen bleiben.

Wer kann Atemnot am Lebensende bekommen?

Atemnot am Lebensende ist häufig und oft dramatisch.

Atemnot tritt bei Krebspatienten, aber vor allem bei vielen internistischen Erkrankungen im Endstadium relativ oft auf und ist der häufigste Grund für eine unerwünschte Krankenhauseinweisung am Lebensende. Oft wird leider übersehen, dass die bestehenden Therapien am Lebensende angepasst werden müssen. Besonders bei Herz- und Nierenkranken können im Sterben Infusionen oder künstliche Ernährung schwerste Atemnot verursachen.

Sophie, 25 Jahre

Sophie ist ja klar, dass sie irgendwann nicht mehr laufen kann. Dann werden ihre Arme auch schwächer, bis sie diese nicht mehr gebrauchen kann, schließlich wird das Schlucken schwer und irgendwann das Atmen ... Sie hat schlimme Sachen gehört über die Atemnot bei Patienten mit Nerven- oder Muskelkrankheiten. Deshalb fragt sie schon das Palliative Care Team, als sie noch recht gut beieinander ist, und berichtet von ihren Ängsten. Ersticken, das wolle sie auf keinen Fall. Deshalb ist sie sehr froh, dass man ihr gleich gut erklären kann, dass gerade Menschen mit ihrer Krankheit die Chance haben, langsam und friedlich einzuschlafen, wenn sie richtig begleitet und therapiert werden. Mit der Entscheidung, ob sie dann beatmet werden will oder nicht, kann sie sich jetzt mehr Zeit lassen und abwarten, wie sie dann denkt und fühlt.

Eine Angst weniger hat sie nun, eine, die tief in ihr saß und wirklich in ihr genagt hatte.

Die inneren Organe sind bei manchen Nervenkrankheiten völlig gesund. Der Geist ist klar. Nur die Muskeln versagen ihren Dienst und die Atmung wird immer schwerer. Deshalb müssen sich solche Patienten irgendwann entscheiden, ob sie beatmet werden wollen. Auch voll beatmete Patienten können eine gute Lebensqualität haben.

Ob ich als Beatmungspatient leben möchte, ist meine persönliche Entscheidung: „Wir teilen alle die Atemluft, aber nicht die Wertvorstellungen."

Dr. Ochmann, ein Stern-Reporter, hat mir einmal den wunderbaren Satz gesagt: „Wir teilen alle die Atemluft, aber nicht die Wertvorstellungen." Das passt gerade hier sehr gut. Entscheidend ist, was der Patient möchte, welche möglichen Behandlungen er wie für sich akzeptiert. Ich möchte durch meine Arbeit, Vorträge und Veranstaltungen und durch dieses Buch dazu beitragen, unbegründete Ängste ablegen zu können, damit Sie sich, wenn es so weit ist, wirklich frei für das eine oder andere entscheiden können. Niemand muss Angst haben, mehr zu leiden, als er es ertragen kann, wenn, ja wenn Sie vorher vorgesorgt haben. Wie Sie vorsorgen sollten, können Sie in diesem Buch lesen.

Wenn gerade bei Atemnot nicht richtig behandelt oder begleitet wird, kann der Tod sehr grausam für alle Beteiligten werden.

Aber selbst bei Lähmungen gilt: Niemand muss Angst haben zu ersticken, wenn, ja, wenn er richtig palliativ begleitet wird!

Anton, 99 Jahre
Als es für Anton auf das Ende zugeht, hat er, obwohl schon einige Zeit der Appetit ganz fehlt und er auch seit gut einer Woche außer ein paar Schlucken am Tag nichts mehr trinkt, doch am Ende so eine laute, rasselnde Atmung. Ein Pfleger vom ambulanten Dienst nennt das „Todesrasseln". Ein furchtbares Wort, denkt sein Sohn noch. Dass man das nicht irgendwie etwas freundlicher nennen kann ...

Man kann es freundlicher, weniger Angst einflößend benennen. Diese rasselnde Atmung kurze Zeit vor dem Tod, wenn der Patient meist schon schläft, „weit weg" ist, nennt man auch einfach und treffender „Rasselatmung". Sie ist meist unbelastend für den Sterbenden selbst. Es wird leider oft im Fachjargon so unschön als „Todesrasseln" bezeichnet. Das passt dann zu solchen Sprüchen wie „Das Nierenversagen aus 104 hat jetzt Todesrasseln". Ich finde das völlig unangemessen, ja eigentlich menschenverachtend.

Rasselatmung am Lebensende belastet den Patienten nicht.

Kleine, feste Schleimmengen machen bei der Rasselatmung laute Geräusche im Rachen, die aber gerade, weil der Patient so schwach ist, den Patienten kaum stören. Es ängstigt und belastet die Angehörigen. Sie fordern dann oft, dass der Patient abgesaugt wird. Das ist in dieser Phase immer nutzlos und kann sehr quälen. Jeder sollte so ein Absaugen einmal an sich selber ausprobieren, bevor er es bei anderen macht.

Mögliche medikamentöse Behandlung

NIEMAND muss mit Atemnot sterben. Sie kann IMMER optimal gelindert werden.

In Europa gibt es keine Medikamente, die für die Linderung von Atemnot zugelassen sind. Dies gilt auch dann, wenn eine Heilung nicht möglich ist. Das ist eine kaum vorstellbare Situation. Selbst in vielen Beipackzetteln von Medikamenten GEGEN Atemnot steht für die Patienten der Warnhinweis auf eine Nebenwirkung „Dyspnoe" (=Atemnot), „nicht bei Asthma, chronischer Bronchitis" usw. einsetzen. Das verunsichert und verängstigt alle Angehörigen, die es lesen, wenn man sie vorher darüber nicht aufgeklärt hat. Auch hier wird „Atemnot" und mögliche „langsame Atmung" vermengt. Wir wollen eine möglichst gute Linderung der Atemnot erreichen.

Rechtzeitig eine gute Notfallmedikation vorhalten ist zwingend nötig.

Für den Notfall müssen (!) bei gefährdeten Patienten deshalb schnell wirkende Medikamente in der richtigen Dosierung griffbereit liegen. Der sogenannte „Goldstandard" in der Behandlung mit Medikamenten ist seit über 100 Jahren Morphin, das der Arzt in die Vene spritzt. Am einfachsten, schnellsten und sichersten wirken wie auch gegen Durchbruchschmerz Fentanyl-Nasenspray oder -Mundtabletten. Besonders, wenn man nicht selber spritzen kann, helfen diese Medikamente richtig angewendet fast sofort. Richtig dosiert lässt Atemnot damit schon nach weniger als einer

Minute nach und so schnell kann kein Arzt ins Haus kommen. Angehörige und Patienten können Nasenspray und Mundtabletten leicht anwenden. Allein durch richtige Medikamente können die meisten unerwünschten Krankenhauseinweisungen am Lebensende vermieden werden.

Die richtigen Medikamente richtig angewandt lindern binnen Minuten.

Weil solche Tabletten und Nasensprays sofort Linderung verschaffen, werden Ängste abgebaut. Außerdem wird die eigene Unabhängigkeit gestärkt, weil der Patient nicht auf die Hilfe anderer Personen angewiesen ist. Oft wird empfohlen, das sogenannte „Lorazepam expidet" im Mund zergehen zu lassen. Leider muss dieses Medikament dann aber noch geschluckt und vom Darm aufgenommen werden. So kann es erst nach einer guten halben Stunde wirken. In einigen Büchern und manchen Artikeln steht immer noch falsch, dass man die Tablette im Mund behalten soll – glücklicherweise schreiben es die meisten (Lehr)Bücher inzwischen richtig: auch Lorazepam expidet bitte schlucken.

Bitten Sie den Arzt, die Anweisungen zum Medikamentengebrauch gerade für die Medikamente, die nur bei Bedarf gegeben werden, gut lesbar zu notieren, damit niemand unsicher wird. Leider ist es ja oft so, dass in den Gebrauchsanweisungen für diese Medikamente („Beipackzetteln") Dosierungen, Anwendungshinweise und Warnungen angegeben sind, die in einer palliativen Situation überhaupt nicht angemessen sind. Das darf die Patienten und Angehörigen nicht zum unvorsichtigen oder übervorsichtigem Umgang mit den starken Medikamenten verleiten. Weil ich es so wichtig finde, möchte ich es hier noch einmal wiederholen:

Vor starken Medikamenten soll man keine Angst, sondern Respekt haben.

Zu jedem Bedarfsmedikament gehört eine klare Anweisung, wann und wie es wirksam einzunehmen ist und auch ausreichend Platz auf diesem Zettel, damit notiert wird, wie viel gebraucht und genommen worden ist.

Zum Beispiel

Fentanyl-Nasenspray (mit der Stärke 300 µg) bei starken Schmerzen, Atemnot oder schwerer Unruhe 1 bis 2 Hub in jedes Nasenloch geben. Datum, Uhrzeit und Menge auf diesem Blatt notieren. Bei Bedarf kann die Dosis alle 5 Minuten wiederholt werden

Zielgrößen: Schmerzen kleiner als Stärke 5/10 und/oder Atemfrequenz unter 20 pro Minute

Es soll keine unnötige Angst und Panik verbreitet werden; aber es sollten auch unerwartet entstehende Situationen gut vorbereitet sein. Mit dem Gefühl, „Wir werden nicht allein gelassen!" haben Patient und Angehörige in der letzten Lebensphase weniger Angst.

Nicht immer sind Medikamente nötig. Eine gute Krankengymnastik mit Atemtherapie kann helfen, dass die Patienten lernen, wie das Atmen leichter fällt. Auch ist es immer gut, den Patienten zu beruhigen und einfach für ihn da zu sein. Frische Luft, ein Ventilator der auf das Gesicht gerichtet wird, Kühlung und die Anwesenheit vertrauter Personen sind immer hilfreich.

Auch an nichtmedikamentöse Behandlungen denken.

Wenn Medikamente genommen werden (◘ Tab. 5.2, ◘ Tab. 5.3, ◘ Tab. 5.4, ◘ Tab. 5.5), sollte es richtig gemacht werden. Da wird gerade beim Nasenspray und bei Schmelztabletten leider viel falsch gemacht. Jedes Medikament hat auch einen sogenannten Placeboeffekt. Das heißt, der Glaube daran hilft auch. Es wäre schade, wenn nur der Placeboeffekt wirken kann, weil das Medikament falsch genommen wird. Für alle Medikamente gilt auch, die Dosis muss hoch genug sein.

Die richtigen Medikamente helfen, wenn die Medikamente richtig eingesetzt werden.

Nebenwirkungen können durch alle Therapien auftreten, bei Blinddarmoperationen oder durch die Einnahme von Antibiotika kann man sterben. Zum Glück sind solche schlimmen Nebenwirkungen nur sehr selten. Auch eine angemessene Kontrolle von Atemnot wird den Tod nur sehr selten und als unerwünschte Nebenwirkung beschleunigen. Wenn ein Arzt aber Atemnot, unter welcher der Patient leidet, aus eigener Angst oder Unwissenheit nicht behandelt, ist das eine strafbare Körperverletzung.

Keine Wirkung ohne Nebenwirkung.
Allein die Dosis macht das Gift.

Wichtig ist: Der Patient muss wissen, dass ein Arzt erreichbar ist, der ihm helfen kann. Und noch wichtiger ist es, dass der Patient selbst oder seine Angehörigen die Möglichkeit zur sofortigen Selbsthilfe haben.

◘ Tab. 5.2 Beispiele falscher Einnahmen bei Fentanyl-Nasenspray, z. B. Instanyl, PecFent oder Rezepturarzneimittel (vom Apotheker hergestellt)

Falsch	Warum falsch?	Richtig!
Sprühstoß wird beim Einatmen abgegeben.	Der Medikamentennebel soll in der Nase bleiben, nur dort kann er richtig wirken.	Einatmen. Kurz die Luft anhalten. Dabei sprühen. Durch den Mund ausatmen.
Der Sprühkopf wird tief in die Nase eingeführt.	Das Spray soll sich gut in der Nase verteilen können.	Den Sprühkopf nur so tief einführen, dass man auch sicher in der Nase ist.
Mit der Flasche waagrecht nach hinten oder ganz nach oben zielen.	Oben und hinten ist die Nasenwand, IN die Nasenhöhle geht es nach schräg oben.	Etwa parallel zum Nasenrücken einführen (◘ Abb. 5.2).
Sehr oft nacheinander sprühen.	Die Medikamente brauchen mindestens ein bis zwei Minuten, um aufgenommen zu werden. Kommt mehr Flüssigkeit in die Nase, läuft sie in den Rachen und wirkt nicht.	Mindestabstand nach ärztlicher Anweisung! Meist sind das beim Risiko sehr starker Beschwerden alle fünf bis zehn Minuten.

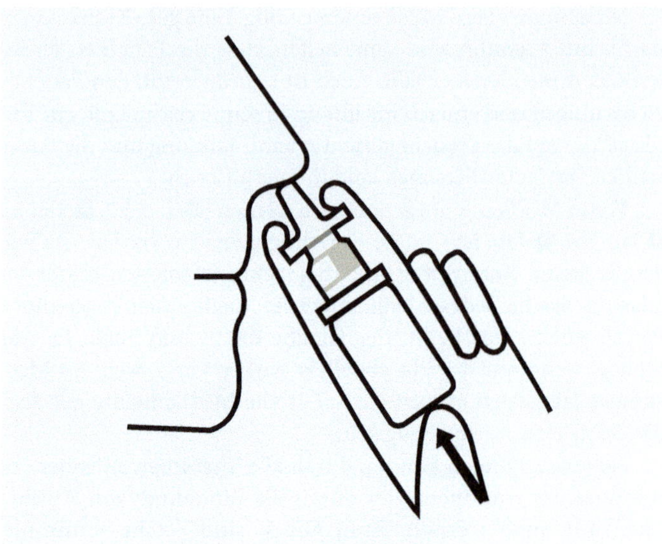

Abb. 5.2 Richtiges Einführen des Sprühkopfs

Tab. 5.3 Schmelztabletten mit Fentanyl richtig einnehmen (z. B. Abstral, Effentora)

Falsch	Warum falsch?	Richtig!
Der Speichel wird nach dem Auflösen schnell geschluckt. Es wird in den ersten Minuten etwas gegessen oder getrunken.	Das Medikament muss im Mund bleiben, um zu wirken.	Am besten Tablette in der Wangentasche lassen. Nichts nachtrinken.

Tab. 5.4 Sticks (Actiq) richtig anwenden

Falsch	Warum falsch?	Richtig!
Stick wird gelutscht wie ein Dauerlutscher und das Medikament mit dem Speichel geschluckt.	Der Stick muss sich langsam auflösen. Das Medikament soll im Mund bleiben. Verschluckt wirkt das Medikament sehr viel schlechter.	Innerhalb von gut 15 Minuten an der Wangenschleimhaut verreiben.

Tab. 5.5 Schmelztablette („expidet") mit Lorazepam richtig nehmen, (z. B. Tavor expidet, Lorazepam expidet)

Falsch	Warum falsch?	Richtig!
Tablette wird NICHT verschluckt. Tablette wird bei Patienten angewandt, die nicht mehr schlucken können.	Sie zerfällt fast sofort im Mund, muss dann aber geschluckt werden. Erst im Magen-Darm-Trakt kann sie vom Körper aufgenommen werden.	Der Mund muss feucht sein. Ist der Mund zu trocken, einige Tropfen oder einen Schluck Flüssigkeit dazu nehmen. Die Gabe über eine Magen- oder Dünndarmsonde ist gut möglich.

Ein wahres Praxisbeispiel

Berta ist 88 Jahre alt und wurde vor sechs Tagen zum Sterben nach Hause entlassen. Entsprechende medizinische Unterlagen liegen nicht vor, der Hausarzt ist nicht erreichbar. Sie hat schwerste „ausbehandelte" Herz- und Lungenkrankheiten. Im Arztbrief steht wörtlich: „ ... *Die Patientin äußerte mehrfach den Wunsch einer palliativen ambulanten Therapie (s. Patientenverfügung)* ..." Das PalliativNetz wird in die Versorgung nicht eingebunden.

Abends werde ich als Palliativmediziner über mein Handy von der Tochter um Hilfe gerufen. Beim Hausbesuch finde ich Berta halb bewusstlos, aber in Todesangst, kaltschweißig, der Puls ist kaum fühlbar. Die Atmung und der Puls rasen und die Haut ist tiefblau.

Berta liegt im Sterben. Ohne sofortige Hilfe wird sie jetzt ersticken und dadurch sterben.

Die Patientin erhält von mir innerhalb von wenigen Minuten mehrmals ein starkes Medikament durch die Nase, das ich auch direkt in die Vene spritzen könnte. Aber wozu erst eine Infusion legen, wenn es so viel schneller und obendrein schmerzfrei geht? Die Atmung wird langsamer, die Haut rosiger. Berta öffnet die Augen und sagt, dass es so gehe, so könne und wolle sie jetzt sterben! Das berührt uns alle sehr. Auch die Angehörigen fühlen sich endlich in der Lage, die Patientin bis zum Ende zu begleiten.

Als ich Berta sachgerecht beim Sterben half, war die Überlassung der Medikamente sogar im Notfall noch eine Straftat, für die man ins Gefängnis kommen konnte.

Die Angehörigen erhalten Medikamente von mir, weil die Apotheke sie nicht vorrätig hat und auch erst am nächsten Tag liefern könnte und ich kläre ganz genau mündlich und auch schriftlich über den richtigen Gebrauch. Noch zweimal wird das Medikament im Abstand von einigen Stunden von der Tochter gegeben. Berta verstirbt bei ihrer Familie „mit einem Lächeln", wie die Tochter mir bei der Leichenschau sehr traurig und doch glücklich strahlend berichtet.

Könnten wir uns den Tod schöner wünschen?

Für eine solche sogenannte Überlassung von Betäubungsmitteln zu Gebrauch wäre ich beinahe für fünf Jahre ins Gefängnis gekommen, denn diese Überlassung war unsinnigerweise bis 2012 noch strafbar. Nicht immer ist die Rechtslage so, dass sie auf die Versorgungswirklichkeit passt. Wer sich aus dem Fenster lehnt, hat nicht nur Freunde, sondern manchmal auch unerwartet echte Feinde, die schaden wollen. Ich bin deshalb in Rechtsfragen sehr vorsichtig geworden. Aber ich bin deutlich klarer geworden, bestehende Missstände zu benennen. Auch deshalb habe ich dieses Buch geschrieben.

Es ist ganz wichtig: Berta ist *mit* dem Medikament gestorben, nicht *durch* das Medikament. Das ist ein riesengroßer Unterschied. Ohne das Medikament wäre sie sogar etwas früher gestorben und höchstwahrscheinlich mit schwerster Atemnot erstickt. So konnte in Frieden Abschied genommen werden.

Eine angemessene Kontrolle des Symptoms Atemnot ist weder im medizinischen noch juristischen Sinn Sterbehilfe!

5.7 Hunger

Appetit ist nicht dasselbe wie Hunger!

Hunger kennen wir alle. Oder wir glauben zumindest, dass wir Hunger kennen. Was wir damit meinen, ist aber eher der Appetit, den wir in unserer übersättigten Gesellschaft auf schmackhafte Speisen haben. Das hat mit dem nagenden Hunger nicht viel zu tun, der irgendwann durch die Unterernährung dazu führt, dass wir schwächer, immer schwächer werden und dann verhungernd sterben.

Hunger oder besser Nicht-essen bei Schwerkranken hingegen hat eine ganz andere Bedeutung als für uns Gesunde. Er kann schwächen und zum schnelleren Tod führen. Er kann aber auch den Körper entlasten. Das kommt immer darauf an, an welcher Krankheit wir leiden, wie unser Zustand vorher war und wo wir uns im Krankheitsverlauf befinden. Das können schwere, sehr schwere Entscheidungen sein, die hochemotional diskutiert werden. Manchmal so emotional, dass es kaum eine vernünftige Lösung geben kann und schon gar keine im Einvernehmen, sodass jeder der Beteiligten den Weg mitgehen kann.

Am Lebensende isst man immer weniger und hört dann meist ganz auf.

Obwohl Angehörige meinen, dass die Patienten Hunger haben müssten, essen Schwerstkranke vor allem gegen das Ende hin wenig oder auch gar nichts mehr. Der Stoffwechsel stellt sich um und der Körper verbraucht weniger Nahrung und kann auch weniger Nahrung verbrauchen. Dieser offensichtliche Nahrungsmangel setzt außerdem verschiedene sogenannte „Glückshormone“ frei, sodass sich der Schwerstkranke besser fühlt. Ein solches Gefühl kennen viele Menschen vom Fasten.

Niemals zum Essen zwingen!

Doch was können wir tun, wenn wir meinen, dass die Patienten mehr essen müssen. Zuerst einmal nicht zwingen, nicht überreden, sondern hinhören, was geht und was gewünscht wird. Dann sind große Mahlzeiten oft ein Graus, aber viele kleine Häppchen, schön serviert, machen Appetit und Freude. Manchmal reichen schon ein paar Teelöffel von den Lebensmitteln, die der Patient gerne mag oder auch nur der Geruch liebevoll zubereiteter und servierter Speisen.

Seien Sie als Angehöriger nicht enttäuscht, wenn Sie mit Liebe und Mühe eine Lieblingsspeise gekocht und serviert haben und sie wird dann doch (fast) nicht angerührt. Auch Ihre liebevolle Bemühung wird vom Patienten sehr wertgeschätzt, wenn sie das Essen dann nicht hineinzwingen wollen oder alle möglichen Überredungskünste anwenden. Versuchen Sie auf keinen Fall, mit Gewalt etwas hinein- oder hinunterzubringen, dann bereitet Essen keine Freude mehr. Außerdem kann der Körper dadurch sehr belastet werden.

Murat, inzwischen 7 Jahre

„Ihr Kind verträgt keine Nahrung mehr über die Sonde."

„Was soll das heißen, wir können den kleinen Murat doch nicht verhungern lassen."

„Die künstliche Ernährung quält ihn nur noch. Wir lassen ihn auf keinen Fall verhungern. Wir sollten mit der Nahrung und der Flüssigkeit nicht weitermachen."

„Aber dann stirbt unser Kind ..."

Medine versagt die Stimme und Mesut sitzt mit düsterer Miene neben ihr, zu verzweifelt, um noch einen Arm um sie zu legen. Obwohl Medine ihren Mann vielleicht nie mehr gebraucht hat als jetzt.

Ich sitze mit den Eltern und der Kinderkrankenschwester Maria im Kinderhospiz am Springbrunnen im Park. Wäre nicht dieses Gespräch. Wäre nicht diese zum Zerreißen angespannte Atmosphäre, die dunklen Wolken dieser Stimmung, die sich gleich wie ein Gewittersturm über mir entladen werden, wir könnten diesen wunderschönen Augusttag in der Sonne bei einem kühlen Getränk genießen.

Auch Maria wird unruhig. Sie hat den kleinen Murat seit Jahren immer wieder für einige Wochen im Hospiz mit betreut und ihn dabei lieb gewonnen. Oft hat er im Snoozelraum auf dem Wasserbett bei leiser Musik mit ihr gekuschelt und sie haben beide die Ruhe und die leichten Schwingungen des Wassers genossen. Ganz entspannt wurde Murat dann. Seine schmerzhafte Muskelspastik ließ nach, auch seine epileptischen Anfälle, die ihn sonst manchmal alle zehn, fünfzehn Minuten durchfuhren, wurden dann weniger. Maria hat es mit den Eltern miterlebt, wie aus dem quirligen Vierjährigen ein immer kränkeres Kind wurde. Er hat dabei noch viel Freude erleben dürfen. Seine Eltern waren immer wieder stolz, wenn er irgendetwas konnte, von dem sie dachten, es gelänge nie mehr.

Erst musste man Murat immer länger füttern und er verschluckte sich mehr und mehr. Dann bekam er eine Sonde durch die Nase. Schließlich die Ernährungssonde durch die Bauchwand. Damit ging es einige Zeit gut, bis auch unter der Sondenernährung immer öfters Hustenanfälle auftraten, Lungenentzündungen durch das Sodbrennen und den Rückfluss von Mageninhalt. Das ist bei den Kindern nicht anders als bei den dementen Hochbetagten. Und jetzt so etwas!

„Nein, wir lassen unseren Sohn nicht verhungern", sagt da der Vater in die Stille hinein mit einer so bedrohlichen Klarheit, dass ich zusammenzucke. Das klingt schon sehr bestimmt. Auch Maria weiß zwar, dass ich medizinisch recht habe. Aber nicht mehr zu

Essen geben, das tut auch ihr zu weh und ich fühle mich sehr alleine mit meinem Fachwissen, das mir hier wenig nutzt.

So kommt es zu einer quälend langen Diskussion, bei der immer wieder und wieder eigentlich das Gleiche gesagt wird. Ich selber weiß nicht, wie ich es richtig sagen soll, ich weiß, wir quälen jetzt das Kind mit der Nahrung, das Sterben hat eingesetzt. Aber ich kann die Eltern doch so gut verstehen. Es gibt in meiner Arbeit nicht nur ein Schwarz und ein Weiß. Es gibt nicht nur richtige und falsche Entscheidungen. Manchmal müssen wir alle zusammen einen sehr schweren Weg gehen, teils miteinander, teils wie gegeneinander. Auf jeden Fall gehen wir diesen schweren Weg zusammen.

Wir geben Murat immer weniger Nahrung, gerade so viel, dass nicht zu viel in die Lunge läuft. Mit den Wochen und Monaten wird er immer dünner und schwächer. Zu wenig Nahrung, zu wenig Nährstoffe können einen Menschen genauso wenig am Leben erhalten, wie keine Nahrung. Das Sterben wird aber verlängert und hinausgezögert.

Was ist hier der richtige Weg? Diese Frage stellt sich in jedem Alter, bei jeder Krankheit. Egal ob Sie zu wenig, viel zu wenig oder gar keine Nahrung mehr geben oder bekommen. Es ist auf jeden Fall zu wenig, um zu überleben! Ein sehr erfahrener Kinderarzt meinte in einem Vortrag, Ernährung mit zu wenigen Kalorien auf Dauer zu geben, sei eigentlich ein Kunstfehler, weil wir damit den Patienten bewusst vielen Problemen durch diesen Kalorien- und Nährstoffmangel aussetzen. Da sei es medizinisch und ethisch besser auf künstliche Nahrung und Flüssigkeit zu verzichten, wenn der Patient nicht mehr die erforderliche Menge verträgt.

Erwachsene sollten auch noch als Erwachsene behandelt werden, wenn sie alt und schwach sind.

Egal wie Sie sich bei der Art und Menge der Nahrung entscheiden. Bitte denken Sie daran, dass auch und gerade Schwerkranke ihre Würde bewahren wollen und dies besonders beim Essen und Trinken gilt. Da sind manchmal auch Kleinigkeiten wichtig, die uns als Gesunden kaum auffallen. Wenn Erwachsene wie kleine Kinder behandelt werden, zum Beispiel wenn von einem „Schlabberlatz" anstatt von einer Serviette gesprochen wird, kann das sehr verletzend sein.

Cannabis ist mehr als eine Rauschdroge.

Zu manchen Zeiten nutzen appetitanregende Hormone oder auch zum Beispiel Cannabispräparate sehr gut, damit die Patienten leistungsfähiger bleiben. Wenn die Nahrung nicht mehr richtig verdaut wird, es dem Patienten sonst aber gesundheitlich noch recht gut geht, kann eine künstliche Ernährung durch die Vene mit einem Port sehr viel helfen. Bei Patienten mit Bauchspeicheldrüsenkrebs wird die Lebensqualität durch diese Ernährung lange und nachhaltig verbessert!

Peter, 48 Jahre

Peter hat durch den Bauchspeicheldrüsenkrebs schlimme Verdauungsstörungen bekommen. Einerseits muss er Insulin spritzen, andererseits hat er viel zu wenig Verdauungssekret, sodass er keinen Appetit hat und vieles der Nahrung einfach kaum verdaut wieder in der Toilette landet. Deshalb hat ihm sein Hausarzt schon frühzeitig vorgeschlagen, sich doch einen sogenannten Port für die Ernährung legen zu lassen. Dazu wird in örtlicher Betäubung ein Venenkatheter unter dem Schlüsselbein in eine große Brustvene geschoben. An das andere Ende kommt eine Art kleiner Trichter mit einem Teflonstopfen. Das Ganze wird unter der Haut festgenäht und die Haut wieder verschlossen. Von außen sieht man nur noch eine kleine Narbe und vielleicht einen „Knubbel". Dort hinein kann immer wieder mit einer Nadel gestochen werden, ohne lange nach Venen suchen zu müssen, mit der Gefahr, dass sich diese kleinen, häufig punktierten Venen irgendwann entzünden oder platzen. Das ist für einige Zeit eine sehr große Erleichterung und Peter nimmt auch wieder an Gewicht zu und hat wieder mehr Kraft für den Alltag, der ihm noch verbleibt.

PEG und TPE Ernährungssonde und künstliche Ernährung

So eine „total parenterale Ernährung" durch die Vene ist nicht sehr häufig. Viel öfters kommt die Ernährung durch die Bauchwand in den Magen oder Darm hinein mit einer PEG-Sonde vor oder auch zu Beginn mit einer Sonde durch die Nase (◘ Abb. 5.3). Wird eine solche Ernährung einmal begonnen, meinen viele Beteiligte, man müsse sie immer weiter fortsetzen. Das Gegenteil ist der Fall. Jede einzelne Mahlzeit darf immer nur gegeben werden, wenn der Patient einwilligt. Kann der Patient sich nicht mehr äußern, weil er zu krank geworden ist, im Koma liegt, dann muss man dem mutmaßlichen Willen folgen. Idealerweise sollte dazu etwas in einer Patientenverfügung stehen (▶ Kap. 2). Sowohl die Nahrung weiter geben, als auch sie nicht fortzuführen – beides ist erlaubt, wenn man den mutmaßlichen Willen des Patienten ermittelt hat, es geht also auch ohne eine solche.

Künstliche Ernährung tagsüber ist weniger künstlich als nachts.

Ein besonders Problem bei der künstlichen Ernährung ist das „Wann?", wenn die Patienten noch mobil sind. Denn sie sind ja von Flaschen, Beuteln, Pumpen abhängig, mit denen die Nahrung zugeführt wird. Deshalb gibt man die Ernährung bei mobilen Patienten gerne über die Nacht, aber der Schlaf wird dadurch öfters unruhiger. Tags essen wir gesunden Menschen und nachts im Schlaf ruhen wir aus. Dann kann es helfen, wenn die Ernährung mehr in den Tag hinein verlegt wird, denn dann ist sie weniger belastend, der Betroffene hat aber immer Schlauch und Beutel dabei. Sie sehen, jede Therapie wird zum Seiltanz zwischen zwei Klippen, den wir uns eigentlich nicht wünschen, zwischen Skylla und Charybdis, so hießen diese bedrohlichen Ungeheuer in Homers Odyssee. Sie muss stets ganz eng zwischen Patient und

Gerade dann kann es für alle sehr belastend sein, weil man meint, mit dem Patienten nicht mehr oder nicht mehr vernünftig reden zu können.

Unruhe kann ganz unterschiedlich zum Ausdruck kommen: durch Herumnesteln, häufiges Drehen, Lageänderung im Bett, Stöhnen oder ständige, stundenlange Hilferufe.

Was Angehörige als belastend empfinden, muss den Patient nicht stören!

Wichtig ist zu unterscheiden, was für den Patienten selber störend und was vielleicht eher für die Angehörigen belastend ist und von dem Patienten selber so nicht empfunden wird. Es kann sehr verschieden sein, was Angehörige und Patienten über die gleichen Symptome denken. Was von Patienten noch gut hingenommen wird, kann für die Angehörigen schon kaum erträglich sein. Anders herum wird die Unruhe bei dementen Patienten oft nicht ernst genug genommen, denn bei ihnen kann diese Unruhe das einzige gut sichtbare Zeichen für starke Schmerzen sein. Erfahrene Professionelle können dies oft leichter beurteilen und auch erklären als ein Angehöriger, der mit allen seinen verschiedenen Gefühlen in die Betreuung eingebunden ist. Generell gilt, dass Angehörige von Dementen deren Schmerzen eher unter- als überschätzen.

Die wichtigste Therapie gegen Unruhe ist dazubleiben.

Wie Angst tritt Unruhe oft beim Sterben im ganz „normalen" Verlauf auf. Zum einen kann das ständige Liegen unerträglich werden, zum anderen können besonders Schmerzen oder Atemnot zu körperlicher Unruhe führen. Hinzu kommt natürlich die Angst vor dem Unbekannten, keiner von uns hat eigene wirkliche Erfahrung mit dem Tod. Selbst, wenn wir ihm schon einmal sehr nahe gekommen sind. Es kann sehr schwierig sein, die richtige Ursache herauszufinden. Was immer hilft, ist Zuwendung, sich Zeit zu nehmen und geduldig auszuharren, vielleicht die Hand zu halten und beruhigend zu erzählen (◘ Abb. 5.4). Einfach nur da

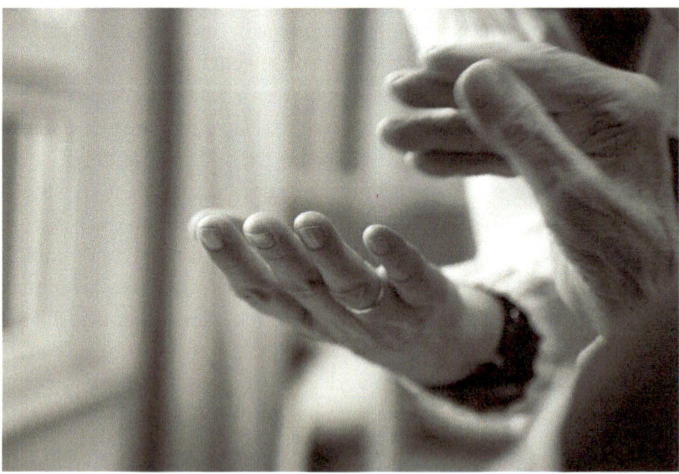

◘ **Abb. 5.4** Wenn ich unruhig bin, kann Beistand Angst lindern. (Mit freundlicher Genehmigung des Deutschen PalliativVerlags)

medizinisch und juristisch ein sehr großer Unterschied, ob ich Flüssigkeit gebe oder Durst stille.

Flüssigkeit, die wir über eine Magensonde, in die Vene oder unter die Haut spritzen, ist ja kein Genuss, wie ein Glas frisches Wasser (oder auch ein kühles Pils oder eine Tasse Suppe, die ich trinke) und sie kann den Körper belasten. Es kommt dann schnell zu schwerer Atmung, unangenehmes Erbrechen nimmt zu und das Herz muss mehr arbeiten, obwohl es zu schwach dazu ist. Ein borkiger, ausgetrockneter Mund wird mit Infusionen nicht wieder angenehm feucht.

Trinken bedeutet auch Genuss.

Aber wenn wir dem Patienten kleinste Mengen Flüssigkeit geben – Wasser, Saft, Kaffee, Bier oder andere erfrischende Getränke, die der Patient immer gerne mochte – und vorsichtig den Mund damit auswischen, verschaffen wir schnell Linderung.

Eiswürfel aus den Lieblingsgetränken lutschen sich herrlich.

Aus den Lieblingsgetränken lassen sich Eiswürfel herstellen, die man zerstoßen und Patienten zum Lutschen anbieten kann. Das Eis kühlt herrlich lindernd den Mund. Übrigens: Selbst gemachte Zitronenbutter wirkt in der Mundpflege besser als jede Infusion! Ananas frisch oder als Saft ist übrigens auch eine gute Mundpflege durch das enthaltene Enzym Bromelain.

Um am Leben zu bleiben, braucht es auch keine großen Flüssigkeitsmengen. Ich habe schon Patienten erlebt, die sicher am Tag weniger als 300 bis 500 ml Flüssigkeit erhielten. Trotzdem sind sie dabei nicht ausgetrocknet oder verdurstet. Für einen gesunden, aktiven Menschen wäre das kaum wirklich gesund, für einen Kranken kann es anders sein.

Sie sehen, es braucht nicht viel Technik, keinen Arzt und auch keine High-Tech-Medizin, damit es Menschen am Lebensende besser geht. Nur manchmal einen guten Rat von Menschen, die viel Erfahrung in ihrer täglichen Arbeit sammeln und die dann erreichbar sind, wenn man sie dringend braucht.

Am Lebensende spürt man weder Durst noch den Wunsch nach Flüssigkeit. Der Patient „verdurstet“ deshalb auch nicht.

5.9 Mundpflege und Hilfe bei Durstgefühl

Eigentlich jeder kennt dieses Gefühl: Vor Aufregung oder Angst bleibt uns schon einmal regelrecht „die Spucke weg“. Man kann nicht mehr richtig sprechen, die Zunge klebt am Gaumen. Das wird immer als sehr unangenehm empfunden.

Ein trockener Mund muss gut gepflegt werden!

Wenn die Mundschleimhaut unrein wird oder der Mund ständig trocken ist, kann die Lebensqualität der Patienten deutlich sinken. Oft klagen sie dann über ein Durstgefühl, das allerdings nicht mit zusätzlichen Infusionen gestillt werden kann, denn die Mundtrockenheit hat verschiedene Ursachen. Dazu kommt schnell ein unangenehmer Mundgeruch, den man selber nicht so stark wahrnimmt, wie die anderen es tun.

Risikofaktoren für Soor

- Mundtrockenheit
- Zuckerhaltige Nahrung
- Antibiotika
- Diabetes mellitus
- Schwacher Allgemeinzustand

Bei der Mundpflege hat die Vorbeugung und Behandlung von Soor eine große Bedeutung. Soor ist ein Pilzbefall, der an allen Schleimhäuten auftreten kann. Er führt gerade im Mund zu einer großen Belastung, zu Unwohlsein, Brennen, Ess- und Schluckproblemen. Man kann ihn mit wohlschmeckenden Pilzmitteln behandeln und auch durch eine gute Mundpflege vorbeugen.

Maßnahmen gegen Soor

- Regelmäßige, gute Mundhygiene
- Speisereste entfernen
- Viel trinken, um Mundschleimhaut zu befeuchten
- Speichelfluss anregen
- Gut kauen, evtl. säuerliche Früchte (geschabte Äpfel, Orangensaft)
- Evtl. Mundspülungen
- Bei einer guten Prophylaxe ist die Mundschleimhaut gut durchblutet, Mundhöhle und Zunge sind ohne Beläge. Kauen und Schlucken gelingen schmerzfrei

Speichelbildung ist leicht durch Medikamente beeinflussbar.

Manche Medikamente vermindern die Speichelbildung oder die Mundschleimhaut hat sich aufgrund verschiedener Erkrankungen verändert. Möglicherweise atmet der Patient aber auch durch den Mund, sodass der Speichel verdunstet und die Schleimhäute schneller austrocknen. Die Folgen? Der Patient klagt über Schwierigkeiten beim Kauen, Schlucken und Sprechen, der Geschmack verändert sich und mitunter bilden sich auch schmerzhafte Borken an Zunge und Gaumen.

Das Ziel muss dabei immer sein, das Durstgefühl zu lindern und die Mundschleimhaut feucht, sauber und gesund zu halten. Hier helfen einfache, wirkungsvolle Maßnahmen, die den Speichelfluss anregen, wie beispielsweise das Lutschen von gefrorenen Ananasstückchen. Ananas enthält sogar Pflanzenstoffe, die besonders pflegend für die Schleimhaut wirken, diese sogenannten Enzyme reinigen die Zunge regelrecht.

Oder bereiten Sie aus Apfelsaft, Cola, Bier oder Sekt Eiswürfel zu und geben die gefrorenen Getränke zum Lutschen, wie ich es im ► Abschn. 5.8 schon geschrieben habe. Auch ätherische Öle wie zum Beispiel eine Aromalampe mit Zitronenöl können Patienten helfen, denen ständig übel ist und die deshalb Schwierigkeiten mit der Mundpflege haben. Helfen kann auch Zitronenbutter, die schnell im Mund zergeht.

Erna, 74 Jahre

Erna erhält von ihren Kindern eine wunderbare Mundpflege nach einem ganz einfachen Rezept.

Zitronenbutter: Gute Butter weich werden lassen. Einige Tropfen Zitronensaft hinzufügen (am besten natürlich frisch gepresst!). Je nach Geschmack auch ein wenig fein geriebene Zitronenschale. Das Ganze gründlich miteinander vermengen.

Damit bestreichen ihr die Kinder oder auch andere Helfer sanft die Lippen oder verteilen auch etwas davon im Mund. Die gute Butter schmeckt ihr so sehr und lindert viele Beschwerden durch die angenehme Pflege der Schleimhaut.

„Geheimtipp Zitronenbutter"

Um langfristig Linderung zu verschaffen, ist also die regelmäßige Mundbefeuchtung oder -pflege unerlässlich. Dabei geht es nicht unbedingt darum, dem Patienten zu trinken zu geben, viel wirksamer ist das Spülen oder Auswischen des Mundes mit Tee oder Wasser. Bei vielen Patienten ist dies halbstündlich erforderlich, um quälendes Durstgefühl zu lindern. Entsprechend angeleitet, können Angehörige diese Aufgabe gut übernehmen.

Bei Schluckstörungen kann man kleinste Mengen mit einer Pipette verabreichen. Auch wohlschmeckende Getränke sind mit einer Sprühflasche viel leichter zu geben als aus dem Becher oder einer Schnabeltasse. Bei nahezu bewusstlosen Patienten ist eine behutsame Lippenpflege als erste Berührung ein guter Einstieg, um Sicherheit zu vermitteln. Die Bereitschaft, dass der Mund sich freiwillig und leicht öffnen lässt, ist danach viel höher. In Fulda empfehle ich den Angehörigen von älteren Männern immer Hochstift Pils, aus der Sprühflasche, der Pipette oder auch als kleine Eiswürfel kommt ein wenig kühles Bier richtig gut an.

Wichtiger Tipp: Eiskaltes Bier aus der Sprühflasche in den Mund mag fast jeder Mann und auch viele Frauen. Nur vorher die Kohlensäure herausschütteln, sonst schäumt es über.

5.10 Unruhe

Unruhe spielt als Symptom vor allem dann eine wichtige Rolle, wenn die Patienten nicht mehr klar orientiert oder nur eingeschränkt ansprechbar sind. Dann kommen alte, verdrängte schlimme Erlebnisse wieder hoch, Dinge werden falsch verstanden. Ängste können schlechter kontrolliert werden und für „gute Argumente" ist der Patient nicht mehr zugänglich, weil er es nicht mehr richtig einordnen und verstehen kann. Vielleicht bestehen auch noch Halluzinationen, also Trugbilder, die für den Patienten völlige Wirklichkeit sind, für uns aber in keiner Weise sichtbar und oft überhaupt nicht nachvollziehbar.

Halluzinationen kann man dem Patienten nicht einfach ausreden. Sie sind für ihn Wirklichkeit.

Gerade dann kann es für alle sehr belastend sein, weil man meint, mit dem Patienten nicht mehr oder nicht mehr vernünftig reden zu können.

Unruhe kann ganz unterschiedlich zum Ausdruck kommen: durch Herumnesteln, häufiges Drehen, Lageänderung im Bett, Stöhnen oder ständige, stundenlange Hilferufe.

Was Angehörige als belastend empfinden, muss den Patient nicht stören!

Wichtig ist zu unterscheiden, was für den Patienten selber störend und was vielleicht eher für die Angehörigen belastend ist und von dem Patienten selber so nicht empfunden wird. Es kann sehr verschieden sein, was Angehörige und Patienten über die gleichen Symptome denken. Was von Patienten noch gut hingenommen wird, kann für die Angehörigen schon kaum erträglich sein. Anders herum wird die Unruhe bei dementen Patienten oft nicht ernst genug genommen, denn bei ihnen kann diese Unruhe das einzige gut sichtbare Zeichen für starke Schmerzen sein. Erfahrene Professionelle können dies oft leichter beurteilen und auch erklären als ein Angehöriger, der mit allen seinen verschiedenen Gefühlen in die Betreuung eingebunden ist. Generell gilt, dass Angehörige von Dementen deren Schmerzen eher unter- als überschätzen.

Die wichtigste Therapie gegen Unruhe ist dazubleiben.

Wie Angst tritt Unruhe oft beim Sterben im ganz „normalen" Verlauf auf. Zum einen kann das ständige Liegen unerträglich werden, zum anderen können besonders Schmerzen oder Atemnot zu körperlicher Unruhe führen. Hinzu kommt natürlich die Angst vor dem Unbekannten, keiner von uns hat eigene wirkliche Erfahrung mit dem Tod. Selbst, wenn wir ihm schon einmal sehr nahe gekommen sind. Es kann sehr schwierig sein, die richtige Ursache herauszufinden. Was immer hilft, ist Zuwendung, sich Zeit zu nehmen und geduldig auszuharren, vielleicht die Hand zu halten und beruhigend zu erzählen (◘ Abb. 5.4). Einfach nur da

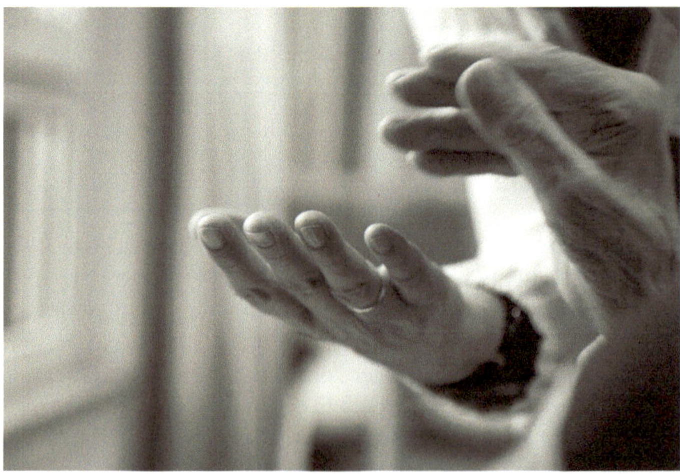

◘ **Abb. 5.4** Wenn ich unruhig bin, kann Beistand Angst lindern. (Mit freundlicher Genehmigung des Deutschen PalliativVerlags)

zu sein, Zeit zu haben und zu geben. Das ist mit großem Abstand das Wichtigste.

Die „professionell" Betreuenden können versuchen, die Ursache herauszufinden und zu beseitigen. Wenn das nicht hilft, kann mit Medikamenten in steigender Dosierung so lange behandelt werden, bis der Zustand für alle erträglich wird. Bei der medizinisch richtigen Dosierung wird der Eintritt des Todes nicht beschleunigt. Im Gegenteil, es gibt viele Untersuchungen, die zeigen, dass man durch eine gute Symptomkontrolle nicht nur den verbleibenden Tagen mehr Lebensqualität gibt, sondern sogar auch die Anzahl der Lebenstage vermehrt.

Den Tagen mehr Leben UND dem Leben mehr Tage geben, das ist die ideale Palliativversorgung.

Manchmal ist Unruhe aber auch Zeichen geistiger Verwirrung. Das ist besonders schwer für die Angehörigen. Auch hier ist medikamentöse Hilfe möglich, leider meist nur für den Preis, dass ein Gespräch mit dem Patienten immer schwieriger wird.

5.11 Ängste

Sterben ist sicherlich ein sehr wichtiger Teil des Lebens, der tatsächlich auch hilfreich und „schön" sein kann. Aber zuerst einmal machen Sterben und Tod einfach nur:

Angst!

Große Angst, Todesangst hat wohl jeder irgendwann im Laufe des Sterbens, manchmal weniger, manchmal aber auch kaum erträglich viel. Ängste betreffen natürlich nicht nur den, der gehen muss. Ganz das Gegenteil ist der Fall: Die Angehörigen sind oft viel mehr von Ängsten betroffen, die oft sehr gut verständlich sind, wenn sie die Unsicherheiten in der Sterbephase oder auch die großen Schwierigkeiten nach der endgültigen Trennung, nach dem Tod betreffen. Ängste, die sie manchmal aber kaum so richtig erklären können.

Angst hat jeder.

Unausgesprochenes oder Beziehungsprobleme können Unsicherheiten verstärken und Ängste auslösen. Hinzu kommt, dass niemand wirklich weiß, was kommen wird und auch nicht, wie der Weg für jeden von uns persönlich verlaufen wird: schwer oder leicht.

Manche Ängste können wir durch ein Gespräch nehmen. Die Hauptangst ist eigentlich immer die, unerträgliche Schmerzen leiden zu müssen. Die Angst vor Schmerzen oder Leiden ist aber unnötig! **Denn jeder Arzt hat die Möglichkeit, Schmerzen und andere belastende Symptome so weit zu lindern, dass sich die Patienten nicht mehr quälen müssen.** Schon allein diese Gewissheit sorgt bei den Patienten und deren Familien für Beruhigung.

Aufklärung und Wissen lindern Angst.

Die Angst davor, alleine gelassen zu werden, vor großer Einsamkeit und Hilflosigkeit bestimmt bei vielen Patienten das Denken. Doch auch darüber kann man reden und Sicherheit bieten. Um Angehörige zu entlasten, kann beispielsweise der Hospizdienst viele Hilfen leisten.

Oft reicht es ja schon, einfach „nur" da zu sein.

Manchmal ist Angst aber übergroß, sie kann auch tatsächlich einen eigenen, krankhaften Charakter haben. Dann können Medikamente, die sogenannten Angstlöser, helfen. Diese haben allerdings die Nebenwirkung, dass sie meist mehr oder weniger müde machen. Solche Müdigkeit kann auch ein Vorteil sein, wenn man die Medikamente abends gibt, denn dann wird der Nachtschlaf besser.

Angstlöser müssen nicht unbedingt regelmäßig, sondern können teils auch „nach Bedarf" eingenommen werden. Vorsicht ist bei längerem Gebrauch geboten und bei den meisten Medikamenten, denn einige können abhängig machen.

Angst vor Sucht muss man trotzdem nicht haben, wenn die Tabletten nur in den letzten Lebensmonaten eingenommen werden.

Da sehr viele Europäer in irgendeiner Form christlich erzogen wurden, sollte man auch immer daran denken, ein Gespräch mit einem Seelsorger vorzuschlagen, selbst wenn der Kontakt zur Kirche in den Jahren vor der Erkrankung nicht sehr intensiv gewesen ist. Seelsorger sollten nicht missionieren, sondern als Gesprächspartner da sein, damit man seine Sorgen mit ihnen besprechen kann. Deshalb ist Seelsorge auch nicht unmittelbar an Glauben und Religion gebunden. Solche Gespräche können die besten Angstlöser sein, lange und ohne Nebenwirkungen helfen. Oft kommt es dann vor, dass nach einem guten, seelsorglichen Gespräch sogar Schmerzmedikamente in deutlich geringerer Dosis notwendig sind.

Bei unbestimmten Ängsten kann vielleicht auch ein Seelsorger helfen.

Nicht nur Patienten und Angehörige können in einer Palliativsituation Ängste haben. Wir sollten daran denken, dass professionelle Helfer aus jeder Berufsgruppe auch unter Unsicherheiten und Ängsten in der Begleitung leiden können. Sei es, weil ihnen der Patient und dessen Krankheit zu nahe gehen; sei es, weil sie nicht über ausreichende Erfahrung im Umgang mit Sterbenden verfügen oder auch wenig Erfahrung mit den Besonderheiten der Therapie. Wenn man ängstlich und unsicher ist, neigt man dazu, viel mehr zu tun, um nichts zu verpassen, also gerade das Gegenteil von dem, was eigentlich nötig ist: Mit weniger Maßnahmen eine bessere Lebensqualität zu erreichen.

5.12 Verstopfung

Die Hauptursache von Verstopfung ist Bewegungsmangel.

Zweimal täglich bis zweimal die Woche ist völlig normal. Aber Verstopfung ist heute eine Wohlstandskrankheit geworden. Sie trifft auch viele sonst Gesunde meist aus Bewegungsmangel und aufgrund falscher Ernährung.

Abführmittel bei Verstopfung durch Medikamente zahlt meist die Kasse.

Bettlägerige sind noch viel häufiger davon betroffen. Denn oft lähmen Medikamente, die man teils unbedingt braucht, den Darm. Dann sollten vorbeugend immer Stuhl erweichende Mittel gegeben werden. Die Abführmittel muss ein Kassenpatient nicht selber zahlen, wenn die Verstopfung eine Nebenwirkung dieser Medikamente ist, sondern der Arzt kann sie über ein normales Rezept verschreiben.

Wohlmeinende, vielleicht sonst sehr gute Diätratschläge machen meistens wenig Sinn, da durch die Schwäche ohnehin nicht mehr richtig gegessen werden kann. Bewegung – Krankengymnastik oder einige Schritte im Zimmer –, das alles unterstützt den Stuhlgang. Wird der Darm massiert, das heißt, die Bauchdecke kreisend im Uhrzeigersinn vorsichtig eingedrückt, wird der Darm angeregt, seinen Inhalt in die richtige Richtung zu transportieren. Man muss nicht jeden Tag Stuhlgang haben. Besonders nicht, wenn sehr wenig gegessen wird, dann reicht ein- bis zweimal pro Woche aus. Nach einigen Tagen ohne Stuhlgang werden kleine oder große Einläufe gegeben oder stärkere Medikamente. Es kann in Verlauf der Krankheit ein sogenannter Ileus (Darmverschluss oder eine Darmlähmung) auftreten, der dann oft operiert wird. Der Patient bekommt als Lösung häufig einen künstlichen Darmausgang. Solche Operationen können gut helfen, wenn man noch kräftig genug ist, aber nicht am Lebensende. Oft überlebt der Patient die Operation dann nur wenige Tage. Da gäbe es andere, sehr gute Möglichkeiten der Symptomkontrolle. Die Entlastungs- oder Ableitungs-PEG beschreibe ich im ▶ Abschn. 5.13.

Jede Form von Bewegung hilft die Darmtätigkeit anzuregen. Aber was tun, wenn die Schwäche einfach zu groß wird. Ein echter Geheimtipp für oder besser gegen einen trägen Darm ist dann Vibrationstraining, wenn die Möglichkeit dafür besteht.

Recht neu und sehr wenig bekannt sind die beiden Substanzen Naltreoxon und Naloxegol, die als Tablette geschluckt oder über die Magensonde gegeben oder auch unter die Haut gespritzt werden. Sie wirken, wenn die Verstopfung durch die morphinähnlichen Medikamente kommt, meist absolut durchschlagend.

5.13 Übelkeit, Erbrechen

Als Nebenwirkung von Chemotherapie tritt Erbrechen häufig auf. Auch wenn man neu auf Opioide eingestellt wird, leiden (ohne die richtigen Medikamente) viele Patienten darunter. Hier gibt es eine Stufentherapie verschiedenster Medikamente, die in der Regel gut helfen. Ein sehr kleiner Teil der Patienten ist aber nur schwierig und unbefriedigend zu behandeln. Hier hilft manchmal noch die etwas ungewöhnlich erscheinende Behandlung mit Cannabinol, dem Inhaltsstoff der Rauschdroge Haschisch, der gegen Übelkeit und für einen besseren Appetit hilft. Dabei sollte man immer genau mit der Krankenkasse klären, ob die Behandlung auch gezahlt wird, was bei dieser Indikation meistens gelingt. Im Sommer 2014 hat sich etwa die Hälfte der Krankenkassen verpflichtet, bei SAPV-Patienten (▶ Kap. 6) die Verordnung von Cannabispräparaten ohne große Formalitäten zu genehmigen. Damit sind die Palliativversorger einen großen Schritt weitergekommen.

Manchmal, besonders bei einem Tumor im Bauchraum, wird der Darm komplett gelähmt oder der Transportweg wird durch den Tumor richtiggehend eingeengt. Das sind typische Indikationen für eine Operation und die Anlage eines künstlichen Darmausgangs (anus praeter).

Längst nicht jeder Darmverschluss kann und muss operiert werden.

Wenn man nicht operiert werden möchte und daheim bleiben will, hilft eine Magensonde durch die Nase gegen Erbrechen. Sie wird manchmal als sehr unangenehm empfunden und manchmal auch gut toleriert. Noch besser wirkt eine sogenannte Ableitungs-PEG-Sonde. Eine PEG-Sonde wird bei vielen Patienten durch die Bauchdecke für eine künstliche Ernährung gelegt. Das ist ein kleiner, ambulanter Eingriff in örtlicher Betäubung. Liegt diese PEG-Sonde, leitet sie den Überdruck aus dem Magen in einen Beutel ab, dann kann der Patient wieder so viel trinken, wie er will, ohne dass er erbrechen muss.

Essen und Trinken beim Darmverschluss? Mit einer Entlastungs-PEG gelingt das.

Außerdem wird der Darm mit Medikamenten ruhig gestellt, damit keine Krämpfe mehr auftreten und es wird dafür gesorgt, dass sich nicht zu viel Flüssigkeit im Darm bildet. So kann man noch Wochen und Monate bis zum Lebensende zu Hause bleiben und gleichzeitig dabei eine gute Lebensqualität haben. Selbst Essen und Trinken ist – mit Einschränkungen – dank einer Ableitungs-PEG möglich. Wenn zu viel Druck im Magen ist, kann man die Sonde öffnen und die Flüssigkeit läuft in einen Beutel ab.

Auf diese Weise habe ich Patienten mit einem kompletten Darmverschluss schon über viele Wochen und Monate begleitet.

5.14 Wunden

Bei unangenehmen Gerüchen stoßen auch Profis oft an ihre Grenzen. Zum Glück kann man dagegen etwas tun.

Manchmal haben Patienten offene Wunden, bei denen wirklich jeder an seine Grenzen kommen kann, nicht nur die Patienten und die Angehörigen, sondern auch die Profis bei den Ärzten und dem Pflegepersonal, denn die Wunden können nicht nur mit Schmerzen für den Patienten verbunden sein, sondern auch mit teils extrem unangenehmen Begleiterscheinungen im Aussehen und Geruch für die Angehörigen und Betreuer.

Offene Wunden können einen sehr intensiven, lästigen, anhaltenden Geruch in der ganzen (!) Wohnung verbreiten. Das ist für die Patienten meist peinlich, wenn sie es selber merken und schwierig für die Angehörigen, die natürlich nicht gerne darüber reden wollen. „Du stinkst mir", sagt man ja nicht ohne Grund, wenn man jemanden nicht leiden kann. Und gute, wie auch schlechte Gerüche berühren ganz tiefe Emotionen in uns. Deshalb sind viel Erfahrung und Feingefühl gefragt. Es nutzt aber auch nicht, drum herumzureden. Deshalb hilft es den Kranken eher, wenn man selber seine Grenzen zugibt und sagt, wie belastend es für einen selbst als Besucher ist.

Zum Glück gibt es fast immer einfache und sehr wirkungsvolle Möglichkeiten, übel riechendes Sekret aufzufangen und den Geruch zu beseitigen. Leider sind gerade diese einfachen Dinge wenig bekannt. Außerdem heißt es auch hier wieder bei den Medikamenten: „off-label", was bedeutet, dass diese Medikamente so eigentlich nicht für die Behandlung am Menschen zugelassen sind. Mit Aktivkohle und Chlorophyll, dem grünen Pflanzenfarbstoff, können Gerüche vermindert werden. Duftlampen mit der richtigen Essenz nehmen der Raumluft den Gestank. Auch das Lüften sollte man nicht vergessen. Niemand bekommt deswegen gleich eine Erkältung oder Lungenentzündung, auch nicht in der kalten Winterzeit.

Gegen schlechten Geruch kann man zum Beispiel Mischungen aus Eukalyptus, Lemongrass, Teebaum und Gewürznelke einsetzen.

„Off-label-Verordnungen" sind in der Palliativversorgung die Regel.

Als Laie sollte man nicht lange herum probieren. Denn es gibt erfahrene Palliative-Care-Fachkräfte, dazu sogenannte Wundmanager, die gemeinsam mit Palliativmedizinern fast jedes Problem mit unterschiedlichen Möglichkeiten wie trockenen oder feuchten Verbänden, Zinksalbe, örtlichen Antibiotika, Haushaltsfolie oder Wundauflagen in den Griff bekommen können. Gerade Metronidazol, ein Antibiotikum, das sonst eigentlich als Infusion in die Vene gegeben wird, kann auf Wunden aufgesprüht wahre Wunder bewirken. Es kann die Wunde selber nicht heilen, beseitigt aber die Bakterien, die an der Wundoberfläche leben und für den schlimmsten Geruch verantwortlich sind. So eine Verbesserung geht sehr schnell binnen einiger Stunden bis ein oder zwei Tagen!

Mit der richtigen Erfahrung wird meist eine Lösung gefunden, mit der der Patient leben kann – auch wenn die Wunden, wenn sie durch Krebs oder Metastasen verursacht sind, natürlich größer werden und die zugrunde liegende Krankheit eine Heilung verhindert.

5.15 Ödeme

Das Lymphsystem ist für den Körper so etwas wie eine Müllabfuhr. Es ist wichtig bei der Entschlackung, Entgiftung und Infektabwehr. Leider müssen viele Lymphgefäße bei Operationen durchgeschnitten werden, anders kann der Chirurg nicht bei der Operation vorankommen. Danach kann es zu Lymphstauungen kommen, weil nicht mehr genügend Kanäle übrig bleiben. Auch Krebsgeschwülste selber können durch Druck oder Einwachsen in das Gewebe die Lymphe stauen.

Nur mit guten Lymphgefäßen können Ödeme leicht abfließen.

Die sogenannte manuelle Lymphdrainage ist eine Behandlungsform in der Physiotherapie. Dazu ist eine besondere Ausbildung erforderlich. Das Ziel ist es, dass angeschwollene Körperteile

Ödeme machen nicht nur eine Schwellung, sondern können behindern und schmerzen.

entstaut werden und Flüssigkeit hinausbefördert wird. Der Behandler transportiert durch leichte, kreisende Handgriffe die Flüssigkeit in die Bereiche, in denen der Lymphabfluss besser funktioniert. Bleibt das mit der Lymphe gestaute Eiweiß im Gewebe, kann das Gewebe beinahe steinhart werden und so Gefäße und Nerven abdrücken. Dann entstehen Schmerzen. Beine, Arme oder Rumpf werden schwer wie Blei und der Patient kann sich viel schlechter bewegen. Bettlägerige Patienten können sich durch die Lymphödeme leichter wund liegen.

Die manuelle Lymphdrainage ist die einzige Behandlung beim Lymphstau. Sie ist alternativlos, auch wenn ich dieses Unwort nicht gerne benutze. Bei schweren lymphatischen Erkrankungen (Stauungen) wird diese Behandlung mit Kompressionsverbänden, Hautpflege und spezieller Bewegungstherapie kombiniert, so wird die Behandlung noch effektiver und etwas länger anhaltend im Erfolg.

Eine manuelle Lymphdrainage ist eine Therapie, aber auch reine Wellness dazu.

Der Patient empfindet die sanften, rhythmischen Bewegungen als angenehm entspannend, schmerzlindernd, wohltuend und beruhigend. Schmerzmittelgaben können verringert werden. Die eigene Abwehr wird angeregt, der Körper entwässert und entgiftet. Es ist nachgewiesen, dass Lymphgefäße noch 6–8 Stunden nach der Behandlung verstärkt Flüssigkeit abtransportieren. Nach einer wirkungsvollen manuellen Lymphdrainage steigt immer die Urinausscheidung kurzfristig an, weil endlich das überschüssige Gewebswasser ausgeschieden werden kann.

Auch den Behandlern kann diese Therapie auf eigene Weise helfen. Durch die fließenden, rhythmisch beruhigenden Bewegungen entspannen die Behandler sich mit und kommen in dieser angenehmen Behandlungsatmosphäre mit dem Patienten in ein intensives Gespräch, das allen gut tut.

5.16 Juckreiz

Juckreiz kann schwerer erträglich sein als Schmerz!

Juckreiz hat sehr viele verschiedene Ursachen. Teils muss man diese erst beseitigen, damit das lästige Jucken besser wird, teils kann man auch das Jucken selber behandeln. Juckreiz wird vom Körper ähnlich wie Schmerzreiz empfunden und weitergeleitet, sodass man sich vorstellen kann, dass Juckreiz genau wie ein starker Dauerschmerz extrem quälend sein kann.

Juckreiz kann im Gehirn entstehen und auf der Haut gefühlt werden.

Juckreiz kann zum Beispiel durch Infektionen, Leber- oder Nierenkrankheiten durch Krebs oder die medikamentöse Behandlung ausgelöst werden. Manche Schmerzmittel, wie die sogenannten morphiumähnlichen Opioide, können verantwortlich für den Juckreiz sein. Dieser Juckreiz entsteht im Gehirn selber und hat mit der Haut, auf der er empfunden wird, eigentlich gar nichts zu tun. Dann kann der Wechsel zu einem anderen Opioid, das seltener zu Juckreiz führt, gut helfen.

Da Jucken auch im Gehirn „entstehen" kann, helfen dann natürlich weder Kratzen noch gute Hautpflege. Kratzen ist beim Jucken ohnehin nicht gut. Selbst wenn es dauernd juckt, sollte man es so gut es geht vermeiden zu kratzen, da die Haut schnell Schaden nimmt und wund wird. Stattdessen sollte man die juckenden Stellen leicht drücken oder reiben. Besser ist es also, wenn man die juckende Haut drückt oder zwischendurch kühlt. Wenn die Patienten es nicht lassen können, weil sie es vielleicht nicht verstehen oder auch im Schlaf kratzen ohne es zu merken, kann man ihnen auch im Bett schöne, weiche Handschuhe anziehen, mit denen man nicht mehr kratzen kann.

Auch Stoffwechsel- oder Hautveränderungen lassen die Haut jucken. Das kennt man zum Beispiel bei Leberentzündung oder Leberkrebs, bei Allergien oder Hautpilz. Natürlich sollte man immer versuchen, die Ursache zu behandeln. Das ist leider oft unmöglich. Kann die Ursache nicht ausreichend behandelt werden, helfen Medikamente, die man auch bei Kinderkrankheiten gegen Juckreiz gibt und die das Jucken lindern. Diese machen als Nebenwirkung den Patienten oft noch müder. Manchmal werden sehr ungewöhliche Medikamente gegen Juckreiz eingesetzt, die in den Leitlinien nachzulesen sind.

Hautpflege ist Therapie!

Eine gute Hautpflege ist sehr wichtig. Unter guter Hautpflege verstehen wir aber nicht das häufige Waschen mit normaler Seife, sondern die Haut sauber, kühl und frisch zu halten und dabei gleichzeitig zu pflegen.

Deshalb zum Schluss noch ein Rezept für ein wohltuendes und angenehm duftendes Öl, das den Juckreiz lindert und gleichzeitig pflegt:

- Melisse 100% 2 Tropfen,
- Rose 1 Tropfen,
- Lavendel 7 Tropfen,
- Teebaum 5 Tropfen,
- römische Kamille 3 Tropfen,
- in 70 ml Johanniskrautöl und 30 ml Jojobaöl lösen.

5.17 Wundliegen und Hautpflege

Leichte Rötungen und besonders beginnendes Wundsein an Stellen, an denen man aufliegt und auf denen dadurch etwas Druck lastet, ist bereits eine Vorstufe des Druckgeschwürs (Dekubitus), das in ausgeprägter Form am Lebensende schwer zu behandeln ist. Wundliegen kann durch gute Vorbeugung lange Zeit verhindert werden. Am Ende gelingt es oft nicht mehr.

Man sollte versuchen, Wundliegen zu verhindern.

In Hautfalten kann sich Feuchtigkeit ansammeln, dort kommt es zu Rötungen und Entzündungen, die Haut „weicht auf" und reißt schließlich unter Belastung ganz leicht ein, außerdem bietet das feuchte Milieu einen geradezu idealen Nährboden für Pilzerkrankungen.

Deshalb sollte man die Hautzwischenräume sauber und trocken halten und auch möglichst sparsam cremen. Fragen Sie Ihren Hausarzt zur Behandlung der Pilzerkrankung nach Lösungen und Pasten. Salben sollten wegen der fehlenden Luftdurchlässigkeit nur hauchdünn auftragen werden.

Wenn der Patient Windelhosen braucht, sollte besonders auf Hautveränderungen durch Feuchtigkeit geachtet werden. Die Kombination von dauernder Feuchtigkeit und fehlender Luftdurchlässigkeit ist auf Dauer immer schädigend für die Haut. Zum Glück sind Windeln heute kaum noch zu vergleichen mit den Produkten in den 1960er oder 1970er Jahren. Gute Windeln sind heute „ultra", das heißt, sie enthalten ein Material, das die Feuchtigkeit hervorragend aufsaugt und fest an sich bindet.

Im Wechsel mit richtigen Windelhosen oder als Alternative kann es sich empfehlen, ein Netzhöschen mit einer Vorlage zu benutzen, das natürlich viel mehr Luft an die Haut lässt als jede Windel. Es muss aber die gewünschte Sicherheit vermitteln, denn Einnässen und Einkoten sind mit Scham und Angst verbunden; außerdem ist hier besonders gut auf Druckstellen durch die Netzhose zu achten.

Ein Blasenkatheter kann helfen Wundliegen zu verhindern.

Wenn der Patient bereits wunde Stellen hat, kann übergangsweise ein Schlauch zur Urinableitung (Katheter) gelegt werden, damit sich die Haut erholen kann. Bei der Kleidung und der Abdeckung sind Einmalartikel aus Plastik, wenn möglich, zu vermeiden. Waschbare Baumwollunterlagen sind sehr saugfähig, luftdurchlässig und eignen sich zusätzlich gut als Lagerungshilfe.

Oben hatte ich schon das Druckgeschwür (Dekubitus) erwähnt. An Stellen, die über mehrere Stunden gedrückt werden, können sich schon nach dieser kurzen Zeit bleibende Druckgeschwüre entwickeln. Das Druckgeschwür ist keine eigenständige Erkrankung, sondern, ähnlich wie eine Verletzung, die Folge verschiedener Ursachen wie Unbeweglichkeit, Einnässen oder verringertem Unterhautfettgewebe.

Wichtig ist deshalb neben der guten Hautpflege vor allem die regelmäßige Druckentlastung. Besonders gefährdete Stellen sind:

- Steißbeingegend,
- Gesäß,
- Fersen,
- Fußinnen- und -außenknöchel,
- Ohrmuschel,
- Knieinnen- und -außenseite.

Wenn ein Patient nicht mehr gelagert werden will, müssen wir das akzeptieren.

Am Lebensende kann es sein, dass der Patient einfach nicht mehr gelagert werden möchte oder ihn sogar das Gewaschenwerden zu sehr anstrengt und er es mehr und mehr ablehnt. Auch das müssen wir akzeptieren. Dann kann es aber schnell heißen, der Patient würde vernachlässigt werden. Gut ist es deshalb, im Pflegebericht oder auf dem Verordnungsbogen kurz aufzuschreiben, warum was nicht mehr gemacht wird und dies auch von einem Arzt unterschreiben zu lassen.

In dieser Situation, wenn der Patient nicht mehr gelagert werden möchte, müssen wir es hinnehmen, wenn Druckgeschwüre entstehen.

5.18 Die richtige Lagerung

Wie man sich bettet, so liegt man. Für pflegebedürftige Patienten gilt das erst recht, wenn sie durch Schwäche oder Krankheit oft nicht oder kaum in der Lage sind, sich anders ins Bett zu legen, wenn eine Position unangenehm oder nicht mehr erträglich ist.

Wir müssen uns gut überlegen, welche Lage wie bequem oder unbequem oder sogar schmerzhaft ist, wenn man sie beispielsweise ein oder zwei Stunden aushalten muss. Es gibt dabei nicht die allein richtige Lagerungsplanung, sondern es geht um die bestmögliche Entlastungslage in der jeweiligen Situation dieses einen Patienten.

Können wir uns kaum noch bewegen, müssen andere uns dabei helfen, bequem und sicher zu liegen. Was bequem ist, entscheidet vor allem der Patient. Weiche Rollen, Schaumstoff, Gelmatten, Felle oder Kissen sind gute Hilfsmittel beim Lagern. Manche andere Hilfsmittel bezahlen auch die Krankenkassen. Auf Gummiringe, die früher häufig benutzt wurden und mit Wasser oder Luft gefüllt sind, verzichtet man heutzutage lieber, sie verursachen an den Rändern leicht Druckstellen.

Es gibt viele, gute Hilfsmittel. Und Ihre Fantasie dazu für eine angenehme Lagerung.

Als Hilfsmittel für die Lagerung eignen sich hervorragend Stillkissen, die sich gut vom Kopf, über den Rücken und am Gesäß entlang anpassen lassen und den Körper stützen und stabilisieren. Besonders gefährdete Stellen sollten mit weichen Kissen gepolstert werden, zum Beispiel zwischen den Knien oder unter den Fersen.

Wenn Schmerzen ein Hinderungsgrund für eine regelmäßige Umlagerung und Hautpflege sind, sollte unbedingt eine angemessene Schmerzeinstellung vorgenommen werden. Aber wenn der Patient einfach seine Ruhe haben möchte und nicht anders liegen will, ist das zu respektieren.

Schmerzen durch Lagerung kann mit Schmerzmitteln vorgebeugt werden.

Erna, 74 Jahre

Achtung: Oft haben die Pflegebetten ein Gitter, damit Patienten nicht herausfallen. Wenn hier der Arm, das Bein oder der Kopf stundenlang aufliegen, bilden sich Druckgeschwüre. Diese Stellen müssen also extra gepolstert werden. Achten Sie grundsätzlich darauf, dass die Gelenke nicht zu sehr gestreckt sind und immer gepolstert werden. So geschieht es Erna einmal.

Sie sitzt halb im Bett und braucht eigentlich keine Aufsicht. Sie ist ja nicht unruhig, die Windel war frisch gewechselt und Hunger, Durst oder Schmerzen hat sie sicher auch nicht.

So kann ihr Mann einmal mit dem Hund eine Stunde nach draußen gehen. Aber gerade in dieser Zeit bewegt sie sich wohl kurz etwas mehr und liegt dann, bis er wieder kommt, mit dem Kopf auf dem Bettgitter. Da hat sie dann gleich eine schmerzhafte Druckstelle an der Nase, die später nur ganz schlecht wieder abheilt.

Wichtig zur Entlastung ist, dass die Patienten abwechselnd auf beide Seiten gedreht werden. Dann wird nicht nur die oben liegende Haut wieder gut durchblutet, auch die obere Lunge arbeitet so viel besser und es kommt nicht so leicht zu Schleimstau und Atemnot. In Seitenlage polstert man auch zwischen den Beinen ab. Ein Kissen im Kreuz verhindert, dass der Patient wieder auf den Rücken zurückrollt.

Moderne Wechseldruckmatratzen und andere Systeme sind leise, bequem und können sehr gut vor Druckstellen schützen.

Um wunde Stellen zu vermeiden, sollte die Position etwa alle zwei bis vier Stunden geändert werden. Wer sich selber nicht mehr bewegt, dem kann man durch eine Wechseldruckmatratze gut helfen. Sie ist bequem und schützt vor Wundliegen, ersetzt das Lagern aber nicht völlig. Mit so einer Matratze kann man die ungestörten Ruhephasen in der Nacht wieder länger werden lassen.

Keine Angst vorm Pflegebett!

Am liebsten und meist auch am besten schläft man natürlich im eigenen Bett. Bequemer für den Patienten und besonders weniger belastend für die Pflegenden kann man es aber in einem modernen Pflegebett haben. Es sieht wohnlich aus, bietet viele Möglichkeiten zur Verstellung, ist hoch genug, um das Aufstehen zu erleichtern und man kommt von beiden Seiten heran. Dadurch wird auch die Pflege erleichtert und verbessert und gleichzeitig der Rücken der Helfer geschont! Deshalb sollte man frühzeitig daran denken, ein Pflegebett besorgen zu lassen. Die Angehörigen haben schon genug auszuhalten, zu tragen und zu ertragen. Da sollte man doch wenigstens darauf achten, dass man das Kreuz etwas schont, wenn es mit einem guten Pflegebett doch so leicht möglich ist.

Und zum Schluss möchte ich noch einmal betonen: Wenn am Lebensende dem Patienten alles zur Last fällt und er nur noch seine Ruhe möchte, sollte man ihn nicht gegen dessen Willen lagern. Wenn dann vielleicht Druckgeschwüre auftreten sollten, ist dies kein Pflegefehler sondern normal. Wir machen es dann dem Patienten einfach so bequem und angenehm wie möglich. Wichtig ist es, dass der Arzt die Anweisung gibt, dass nicht mehr gelagert werden muss, damit die Pflegekräfte keinen Ärger bekommen.

Ich selber schreibe in solchen und ähnlichen Fällen zum Beispiel etwas ausführlicher in die Anordnungen:

Nach Gesprächen mit den Angehörigen und dem Betreuer wird im Sinne des Patienten eindeutig gewünscht:
- *Keine weiteren Infusionen.*
- *Keine Ernährung via Magensonde.*
- *Keine Anlage einer PEG-Sonde.*
- *Keine Antibiose.*
- *Keine Herz-Lungen-Wiederbelebung.*
- *Keine Beatmung und/oder Sauerstoffgabe.*
- *Keine erneute Krankenhauseinweisung außer auf die Palliativstation bei palliativen Problemen.*
- *Eine gute palliative Pflege und Leidenslinderung sollen im Vordergrund stehen.*
- *Eine Kontrolle von Vitalparametern wie z. B. Puls, Temperatur, Blutdruck, Ein- und Ausfuhr ist nicht indiziert,*
- *jedoch eine Kontrolle und Dokumentation von Zeichen des Befindens wie z. B. Unruhe, Schmerzen durch Fremdeinschätzung und Atemfrequenz.*
- *Auf belastende Symptome ist angemessen therapeutisch zu reagieren.*
- *Wenn das Lagern für den Patienten zu belastend wird, kann er für ihn bequem liegen bleiben, selbst dann, wenn es dadurch zu größeren Druckgeschwüren kommt.*

5.19 Tipps zur Hautpflege

Die Lagerung und auch die Hautpflege sollen dem Wohlbefinden dienen und nicht als unangenehm empfunden werden. Hautpflege kann auch als Seelenpflege dienen. Lassen Sie sich bei Unsicherheiten durch Pflegefachkräfte (oder auch Ärzte) beraten und anleiten.

Hautpflege ist Seelenpflege!

Gerade schwerstkranke, bettlägerige Patienten sind auf gute Hautpflege angewiesen. Die Hautpflege sollte sich – wie alle anderen Fragen der Therapie oder Pflege sonst auch – immer an den Wünschen und Bedürfnissen des Patienten orientieren. Zur Hautpflege wunderbar geeignet sind hochwertige Öle: zum Beispiel Oliven- oder Lavendelöl oder ein durchblutungsförderndes Rosmarinöl.

Ein Tipp bei Bettlägerigkeit: Waschen und Eincremen dient sogleich als Massage und als Anregung zur eigenen Bewegung des Patienten, jedes Umlagern kann zur Hautpflege genutzt werden. Die Bettwäsche sollte man häufig wechseln und dabei Falten und Fremdkörper (Krümel, Stöpsel, Tupfer, ...) im Bett vermeiden und ordentlich beseitigen.

Da bekommt das Märchen von der Prinzessin auf der Erbse eine ganz neue Bedeutung: Der Patient ist es, der bestimmt, wie er am liebsten liegen will. Wir können ihm dabei beratend zur Seite stehen.

Bei Einnässen ist eine regelmäßige Reinigung mit klarem Wasser bei jedem Vorlagenwechsel erforderlich, danach sollten Sie die Haut gut trocken tupfen, zuletzt sparsam cremen mit Wasser-in-Öl-Emulsionen.

Nach dem Waschen Seifenreste gut entfernen.

Bei empfindlicher Haut sollten Seifenreste gründlich entfernt werden, eine Hautpflege erfolgt je nach Hauttyp. Die Hautzwischenräume sollten Sie gut trocken halten, bei Bedarf kann man zum Beispiel Mullstreifen in Hautfalten einlegen, Sie sollten diese Streifen dann aber regelmäßig wechseln. Sonst sind sie nur eine weitere Feuchtigkeits- und Keimquelle.

5.20 Schwäche und Müdigkeit

Im Alter ist man nicht unbedingt weniger, sondern eher anders leistungsfähig.

Wer älter und dazu noch schwer krank wird, ist folglich nicht mehr so fit und leistungsfähig wie in jungen Jahren. Das ist doch eigentlich selbstverständlich. Vielleicht könnte man auch sagen, man ist einfach anders fit und für andere Dinge leistungsfähig als früher. Die körperlichen Kräfte lassen nach, die Konzentration nimmt ab. Dazu geht manches logische Denken langsamer oder auch seltsame Wege. Dafür hat man mehr Lebenserfahrung und gerade durch schwere Erlebnisse oder Krisen gewinnt man Einsichten und Einstellungen, die man als „junger, gesunder, wohlhabender" Mensch niemals so hätte. Die Schule des Lebens ist schwer, aber wir lernen auch daraus.

Schwere Krankheiten machen müde.

Das gilt auch zum Beispiel im fortgeschrittenen Stadium bei Krebs und vielen oder besser allen anderen schweren Krankheiten (■ Abb. 5.5). Die Patienten sind dann immer eingeschränkt leistungsfähig und brauchen deutlich mehr Schlaf. Ursachen der Schwäche können Blutarmut oder viele verschiedene Medikamente sein, die als eine unerwünschte Nebenwirkung mehr oder weniger müde machen. Hier sollte gemeinsam mit dem Arzt überlegt werden, ob beispielsweise auf eines oder einen Teil der Medikamente verzichtet werden kann. Manche Medikamente werden seit langem eingenommen, damit nicht in vielen Jahren Folgekrankheiten auftreten, einige Medikamente gegen hohen Blutdruck sind solche typischen Beispiele. Medikamente, die vor Krankheiten und Problemen schützen sollen, die viele Jahre später auftreten, spielen bei schweren, lebensbegrenzenden Krankheiten doch selten noch eine Rolle.

Wer vor Schwäche nicht mehr essen mag, kommt auch durch mehr Kalorien nicht zu Kräften.

Viele Patienten und eher noch Angehörige meinen auch, dass die fehlende Kraft am mangelnden Appetit liegt und wollen das Essen hineinzwingen. „Iss, damit Du zu Kräften kommst!", ist dann so ein Spruch, der zwar stimmen kann, wenn man sich nach einer Krankheit erholt. Bei den Patienten, um die es hier geht, aber in der Regel mehr schadet als nützt.

Grundsätzlich sollten die täglichen Verrichtungen in kleinere, gut zu bewältigende Etappen aufgeteilt werden. Stehen zum Beispiel anstrengende Erledigungen oder Familienfeste an,

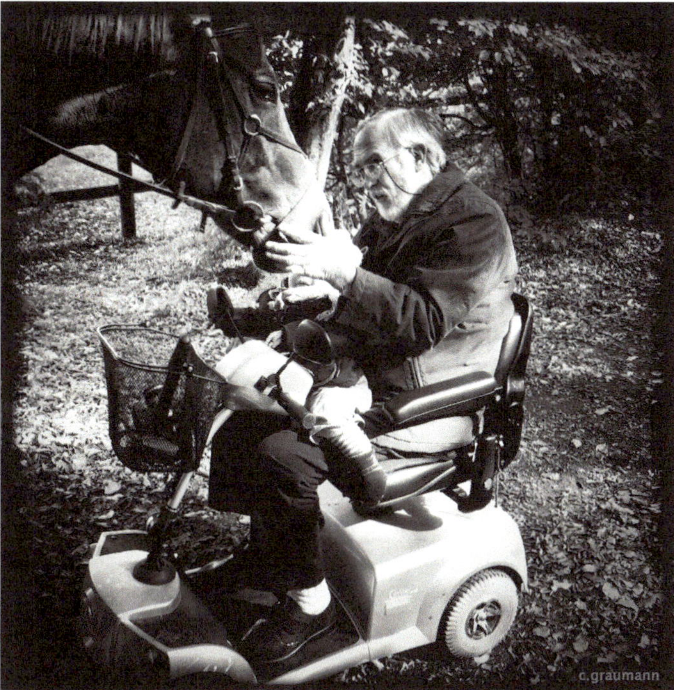

Abb. 5.5 Nach dem Abschied vom geliebten vierbeinigen Partner kann es leichter werden, gehen zu müssen.
(Mit freundlicher Genehmigung des Deutschen PalliativVerlags)

sollte der Patient vorher Kräfte tanken, indem er mehr ruht. Auch während und nach der Veranstaltung sollten Ruhemöglichkeiten geschaffen werden. Gerade, wenn man weiß, dass es Möglichkeiten und Orte für einen Rückzug gibt, hält man sogar noch eher durch.

Andererseits gilt auch immer der Spruch „Wer rastet, der rostet!". Wenn also das Ziel ist, dass ich als Patient so lange es geht, mir möglichst viel Selbständigkeit und Beweglichkeit erhalten will, dann muss ich etwas tun.

- Ich muss trainieren.
- Ich muss mich bewegen.
- Ich muss mich anstrengen!
- Aber: Das gilt nur, wenn ich als Patient auch wirklich will.

Gegen Blutarmut können Hormone (Epo = Dopingmittel) oder Bluttransfusionen helfen.

Ein anderer häufiger Grund für Schwäche ist Blutarmut. Tritt die Blutarmut langsam ein, gewöhnt man sich bis zu einem gewissen Grad recht gut daran. Blutübertragungen, die sogenannten Transfusionen, können kurzfristig bei ausgeprägter Blutarmut helfen und man kann sie in Abständen wiederholen. Wenn man einmal mit Blutübertragungen beginnt, steht man irgendwann vor der Frage: Wann höre ich auf. Niemals sind sie bis zum Lebensende sinnvoll, Blutübertragungen können dann auch schaden. Aber die

Entscheidung, etwas zu beenden, ist sehr, sehr schwer für alle Beteiligten zu treffen.

Deswegen sollte man immer, wenn man mit Behandlungen beginnt, gleichzeitig daran denken: Das ist jetzt eine Behandlung, die mir jetzt und hier helfen kann. Das heißt dann, dass ich auch daran denken muss, wann belastet sie mich oder schadet sie mir vielleicht mehr, und wann höre ich deshalb besser damit auf.

Wenn der Patient keine Hilfe annimmt, soll man nicht zu aufdringlich werden.

Was können Sie als Angehörige bei Schwäche tun? Sehr viel! Einerseits erhält man sich durch Bewegung und Anstrengung die Muskulatur. Andererseits können und sollten Sie darauf aufpassen, dass der Patient nicht überfordert wird. Nicht jeder will sich helfen lassen. Es gibt auch ein Recht darauf, „unvernünftig“ zu sein. Aber ein freundliches Angebot können Sie immer machen. Helfen und unterstützen Sie unaufdringlich und sprechen Sie Sorgen, Ängste und Schwächen ganz klar an. Denn wenn wir miteinander reden, wird die Last für alle vielleicht nicht insgesamt kleiner, aber doch leichter zu tragen und zu ertragen.

Die notwendige Schlafdauer ist sehr verschieden. Kranke brauchen fast immer mehr Schlaf.

Das Schlafbedürfnis ist bei gesunden wie bei kranken Menschen sehr verschieden. Die meisten Gesunden kommen mit 7 bis 9 Stunden pro Tag aus. Manche Menschen brauchen aber kaum 3, andere täglich 12 Stunden und mehr Schlaf. Bei Palliativpatienten kann die notwendige Schlafdauer im Verlauf der Krankheit ohne weiteres auf um die 20 Stunden (!) steigen. Dadurch wird die begrenzte Zeit zum Gespräch und bewussten Kontakt mit den Angehörigen natürlich noch weniger. Auch viele Gesunde sind müde, weil sie nachts zu wenig und zu schlecht schlafen, sich zu viele Sorgen machen oder zu viel arbeiten. Natürlich können Kranke die gleichen Probleme wie Gesunde haben und oft kreisen viel zu viele Gedanken nachts im Kopf herum, ohne dass es zu einer guten Lösung kommt.

Es kommen noch weitere Gründe für eine Müdigkeit hinzu. Es können Nebenwirkungen von Therapien sein, dazu schwächt Blutarmut, die Grundkrankheiten wie Herzschwäche, Stoffwechselentgleisungen oder Krebs. Hinzu kommen Entzündungen im Körper, die an den Kräften zehren und zu einem erhöhten Schlafbedürfnis führen. Wenn mögliche Ursachen bekannt sind und wir sie beseitigen können, sollten wir dies tun. Erst dann sollten wir zu Medikamenten greifen, weil auch diese wiederum Nebenwirkungen haben können.

Es gibt wenige Medikamente, die man als „Wachmacher“ einsetzen kann. Sie sind aber alle keine Dauerlösung.

Es gibt einige starke Wachmacher als Medikament, die auf ein (Betäubungsmittel-)Rezept verschrieben werden und für eine begrenzte Zeit helfen können. Sie können im Einzelfall sinnvoll sein und besonders helfen, einzelne, anstrengende Situationen besser zu überstehen.

Nur mit gutem Nachtschlaf ist ein Patient tagsüber ausreichend fit.

Ganz wichtig ist es, dafür zu sorgen, dass der Nachtschlaf möglichst ungestört ist. Für eine Medikamentengabe sollten Patienten niemals geweckt werden. Auch nächtliches Essen und Trinken belastet den schlafenden Körper unnötig, das hatte ich bei der künstlichen Ernährung schon einmal erklärt (▶ Abschn. 5.7).

Gerade das wird oft vergessen, wenn die Nahrung künstlich über Magensonden oder Venenkatheter gegeben wird, denn auch so wird der Stoffwechsel und der Körper angestrengt und der Patient kann sich im Schlaf weniger gut erholen. Wenn nachts Schmerzen auftreten, muss man die Schmerzmittel erhöhen. Sie werden erfahrungsgemäß für die Nacht oft eher zu niedrig dosiert. Da Schmerzmittel als Nebenwirkung oft müde machen, fördern sie den Schlaf.

5.21 Depression

Wenn man schwer krank ist, kann es völlig normal sein, wenn man ins Grübeln kommt, wenn manchmal auch die Gedanken immer wieder um einen Punkt, um eine Frage kreisen. Auch kann es normal sein, wenn man keine Lust, keine Perspektive hat, wenn man die Lust am Leben verliert und kein Interesse mehr hat, selbst an Dingen, die man sonst gerne gemacht hat (Abb. 5.6).

Eine „Depression" kann eine Verstimmung sein, eine Reaktion auf die Lage oder auch eine körperlich bedingte, schwere Krankheit.

Solche Durchhänger sollten aber nicht dauerhaft sein. Auch in einer schweren Krankheit, oder besser: besonders, wenn ich schwer krank bin, kann sich eine leichte depressive Grundstimmung oder Haltung, die ich vielleicht schon immer hatte, zu einer ausgewachsenen Depression entwickeln. Eine Depression gibt es auch als Nebenwirkung von Therapien oder der Krankheit selber. So eine „richtige" Depression ist eine eigene sehr schwere Krankheit, aus der man alleine nicht herausfinden kann. Dazu braucht man professionelle Hilfe. Auch nutzen selbst die besten Gespräche und freundlichsten Versuche nichts. Gegen eine echte Depression

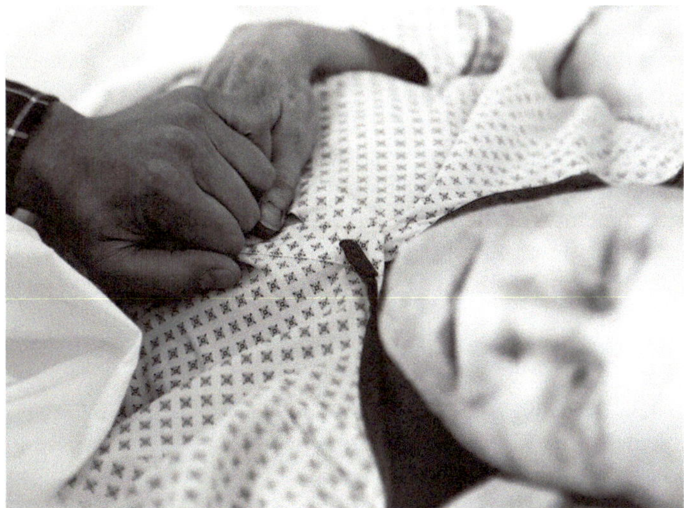

Abb. 5.6 Oft ist es die Angst vor Einsamkeit, die zu Niedergeschlagenheit und Sterbewunsch führt.
(Mit freundlicher Genehmigung des Deutschen PalliativVerlags)

muss man Medikamente, die sogenannten Antidepressiva, nehmen. Aber auch dann braucht man Geduld. Meist dauert es rund drei bis eher sechs Wochen bis man einen ersten Erfolg durch die Medikamente merken kann.

Unternehmen Sie etwas gegen Depressionen! Suchen Sie die richtige Hilfe.

Gegen eine Depression sollte man aber auf jeden Fall etwas unternehmen. Wenn das Leben dadurch grau in grau wird, sinkt nicht nur die Lebensfreude und Lebensqualität ins Bodenlose ab, sondern es sinkt auch die Lebenserwartung.

Wenn ich keine Kraft mehr habe, mir nicht den Lebenswillen erhalten kann, kommt der Tod schneller herbei.

5.22 Bedeutung von Seelsorge und Versöhnung

Eine „Seele" haben nicht nur Christen.

Völlig zu Unrecht ist Seelsorge ein Begriff, der fast ausschließlich mit den christlichen Konfessionen zusammen gedacht wird. Mit klaren Worten gesagt: Eine Seele, um die man sich sorgt und die umsorgt werden will, haben nicht nur Christen. Und selbst wer nicht an eine (unsterbliche) Seele glaubt, weiß, wie uns innere Konflikte bewegen, auch behindern und die Kräfte rauben können. Jeder Mensch, gleich welchen Glaubens, ist und bleibt ein denkender und fühlender Mensch.

Innere Konflikte und die „letzten Fragen“ beschäftigen somit angesichts der Endlichkeit Gläubige aller Religionen, Atheisten und Agnostiker gleichermaßen.

Im christlich-konfessionellen Welt- und Jenseitsbild hat Seelsorge eine sehr hohe Bedeutung. In Jahrhunderte langer Kirchentradition hat sich eine Vielzahl von Ritualen herausgebildet – und vielfach in der Praxis bewährt – die Verzweifelten und Zweiflern Halt und Stütze bieten können (◘ Abb. 5.7). Die Spende der Kommunion, die Krankensalbung, das gemeinsame Gebet oder die Andacht sind hier nur Beispiele, für Katholiken kann die Beichte eine besondere Bedeutung haben.

Nun könnte man denken, dass – zumindest in Gegenden mit einer festen Verwurzelung eines großen Teils der Bevölkerung in katholischer Tradition – diese geistlichen Hilfestellungen selbstverständlich wären, dass hier stets vorgesorgt würde und Geistliche in die Begleitung der Kranken einbezogen würden. Erstaunlicherweise ist dies ganz und gar nicht der Fall. Aus falschen Ängsten oder Bedenken heraus wird an diesen Weg der Hilfe oft nicht gedacht.

▪ Letzte Ölung?

Letzte Ölung oder Krankensalbung?

Beim Thema Krankensalbung und ihrer lutherischen Version der Salbung denkt man an den nahen Tod. Vielleicht, da man sie früher mit der letzten Ölung für Sterbende gleichsetzte. Sie soll eine Stärkung und Wegzehrung sein, die dem Kranken hilft. Sie nutzt auch dem Sterbenden, der daran glaubt.

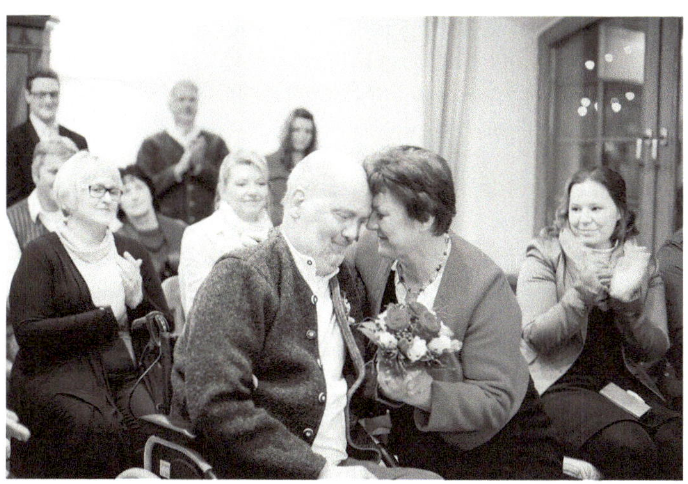

Abb. 5.7 Bis dass der Tod Euch scheidet...
Der richtige Zeitpunkt für ein Ja-Wort? Eigentlich immer.
(Mit freundlicher Genehmigung des Deutschen PalliativVerlags)

Deshalb ist es immer gut so früh wie möglich nachzufragen, ob Patienten eine seelsorgliche Begleitung wünschen – auch wenn manchmal gerade die äußeren Verbindungen zu einer Kirche nicht mehr offensichtlich sind. In der Krankheit bekommen viele Ansichten ein neues Gewicht und eine neue, oft unerwartete Bedeutung. Angehörige sollten sich nicht scheuen, dieses nachzufragen.

Eine Seelsorge ist an keinen Glauben gebunden.

Seelsorge durch Laien?

Seelsorge, auch die christliche, die von Priestern, Pfarrern, Ordensleuten oder Laien angeboten wird, sollte allerdings keine streng konfessionelle Unterweisung, sondern darauf ausgerichtet sein, dem Umsorgten spirituellen Halt zu geben.

Man kann auch Seelsorge leisten, ohne dabei „linientreu" zu missionieren.

Dann kann Seelsorge bei Menschen, die nicht kirchlich oder religiös gebunden sind, einen (nicht nur im christlichen Sinn) erlösenden Charakter haben. Es mag gut sein, manche Dinge mit anderen, fremden Menschen, denen man Vertrauen schenken kann, zu besprechen. Ein solcher Dialog kann helfen, Probleme zu verarbeiten, vielleicht von einer schweren Last befreit zu werden oder eine Hilfe bei der Lösung innerer Spannungen zu erhalten.

Konflikte können aufgelöst werden.

Alte Konflikte, neue Probleme!

Als betreuende Ärzte werden wir oft Zeuge schwerer familiärer Konflikte. Verbindungen zu engen Verwandten sind seit vielen Jahren zerrissen, man spricht schon lange nicht mehr miteinander, verkehrt im Groll miteinander.

Nach einer Konfliktlösung sinkt meist auch der Medikamentenbedarf.

Gerade hier können geistliche Begleiter auch nicht religiösen Menschen wichtige Hilfen geben, indem sie Vermittlung anbieten, ohne sich einzumischen. Oft kommt es am Sterbebett zu ergreifenden Versöhnungen, die einerseits eminent wichtig für den Sterbenden sind, aber auch eine sehr nachhaltige Wirkung für alle Überlebenden haben. Muss man dagegen mit diesen ungelösten Problemen leben, fällt Sterben und Sterben Begleiten schwer. Es werden oft körperliche Symptome empfunden, die mit ärztlichen Mitteln nicht zu therapieren sind, es sei denn, der Patient wird mit Medikamenten vollkommen ruhig gestellt. Findet sich eine Lösung, kommt es zu einem neuen Kontakt nach sehr langer Trennung, dann schwindet plötzlich körperliches Leid. Das sind ergreifende Augenblicke, die zeigen, wie wenige Medikamente vielfach nötig sind und wie viel mehr Bedeutung Zeit, Einfühlungsvermögen, Fantasie und Erfahrung im Umgang mit schwierigen Lebensphasen haben.

■ Der richtige Zeitpunkt?

Sucht man einen Geistlichen, ist es gut, dies rechtzeitig zu tun und nicht erst im Angesicht des nahenden Todes. Dann ist mehr Zeit und Probleme können mit mehr Ruhe bewältigt werden. Aber zu spät ist es nie. Schwierig allerdings kann es in akuten Notsituationen werden, sprich „nach Feierabend". Auch bei einem Seelsorger kann es geschehen, dass man nur einen Anrufbeantworter erreicht, möglicherweise sind sie in einem Gottesdienst oder bei Verpflichtungen, bei denen sie nicht abkömmlich sind. Selbst dann gibt es Mittel und Wege, den Richtigen zu erreichen.

Auch hier gilt: Netzwerker sind gefragt!

Palliativversorger haben auch hier ein enges Netz und können dabei helfen, die für die Bedürfnisse des Kranken passenden Seelsorger zu vermitteln.

Sterben zulassen oder Leben verkürzen?

Thomas Sitte

T. Sitte, *Ratgeber Lebensende und Sterben*, https://doi.org/10.1007/978-3-662-56029-7_6

6.1 „Sterbehilfe"

Ein Thema, über das immer wieder im privaten Umfeld gesprochen wird, wenn ein Patient an das Lebensende kommt und das öffentlich lebhaft diskutiert wird, wenn es darum geht, dass doch jeder „menschenwürdig" sterben möchte, ist die sogenannte „Sterbehilfe" (▫ Abb. 6.1).

Nur leider, die Diskussion ist meist von recht wenig Sachkenntnis geprägt. Nicht einmal die wenigen Begriffe, um die es geht, werden in der Regel richtig gebraucht. Deswegen soll hier eine Übersicht dazu gegeben werden. Zunächst einmal:

Früher war nicht alles besser...

Ich bin Palliativmediziner. Schon vor meinem Studium habe ich Menschen bis zum Tod begleitet, inzwischen sind es weit

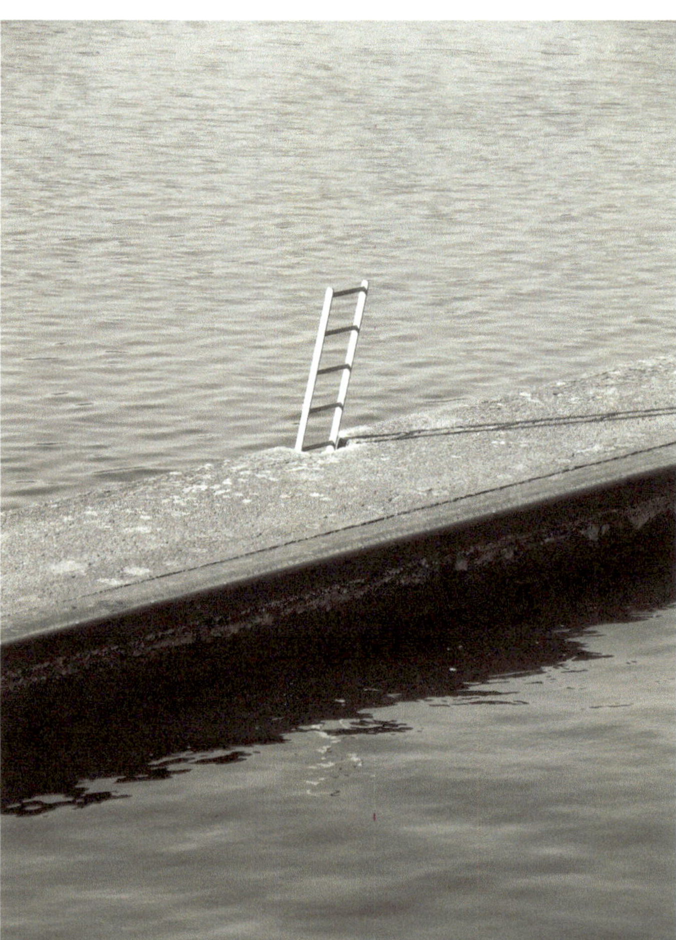

▫ **Abb. 6.1** Suizid? Ein Weg ohne Wiederkehr. (Mit freundlicher Genehmigung des Deutschen PalliativVerlags)

über 1.000. Nicht, dass ich todessehnsüchtig wäre, es ergab sich so. Im Zivildienst auf einer Intensivstation in der Uniklinik. Dann in vielen, vielen Nachtwachen in großen und kleinen Krankenhäusern und Pflegeheimen. Ich kenne den Tod im Krankenhaus, die abgeschobenen Patienten, die im Stationsbad „vor sich hin wimmern", immer leiser werden, bis sie ganz verstummen. Das macht(e) allen Beteiligten Angst; Angst auch vor dem eigenen Ende.

Natürlich, das ist besser geworden. Aber ist es gut? Und weiß eigentlich jeder, was heute möglich wäre? Was möglich ist in der Schmerztherapie? Der Leidensminderung? Der Begleitung Schwerstkranker und Sterbender?

„Sterbehilfe"? Diesen Begriff sollten Sie nicht gebrauchen. Jeder meint etwas anderes.

Wohl kaum. Sonst liefe diese oft unsägliche Diskussion gänzlich anders. Ich bin immer wieder um „Sterbehilfe" gebeten worden. Wobei dies fast immer der Wunsch nach einer Spritze durch mich, den Arzt des Vertrauens war; nach Euthanasie, wie man diese Spritze in Belgien ungeschönt nennt. Oder besser unschön nennt, denn Euthanasie bedeutet auf Deutsch „guter Tod". Ich glaube nicht, dass dieser Begriff zur Tötung passt. Was ganz wichtig ist, allen diesen Menschen konnte ich bislang Wege aufzeigen, wie sie ihr Leben weiterleben konnten, bis es natürlich zu Ende ging, wie es auch Papst Franziskus schon im ersten Jahr seiner Amtszeit forderte: „... das Leben bis zu seinem natürlichen Ende schützen!".

Deswegen wollen wir mit der Deutschen PalliativStiftung die Öffentlichkeit aufrütteln, informieren über die Möglichkeiten, die es heute schon gibt. Wir brauchen keine Förderung der Selbsttötung, keine Tötung auf Verlangen. Wir brauchen mehr Wissen und eine breite gesellschaftliche Bewegung für eine bessere Begleitung, wenn wir in höchster Not keinen Ausweg mehr wissen (▪ Abb. 6.2).

Sterbebegleitung
Aktive Sterbehilfe
Passive Sterbehilfe
Suizid
Suizidbeihilfe
Selbsttötung
Tötung auf Verlangen
Tötung
...

Leider zeigt es sich doch immer wieder, dass „Sterbehilfe", Suizid/Selbsttötung, Tötung auf Verlangen, Tötung und die weiteren damit zusammenhängenden Begriffe teils beliebig vermengt werden.

Dazu kommen immer wieder intensive Überlegungen und Diskussionen in kleinerem und größerem Kreis zum rechten Umgang mit dem Wunsch nach Tötung auf Verlangen (häufiger) und Suizidbeihilfe (seltener). Bislang konnte ich selber, wenn Patienten um Tötungen baten, in intensiven Gesprächen immer guten Rat geben und Abhilfe schaffen, sodass ich selber das Glück hatte, dass bisher niemand der Ratsuchenden, der sich an mich gewandt hat, sich das Leben nahm. Das hat sich auch durch das neue Verbot geschäftsmäßiger Beihilfe zur Selbsttötung nicht geändert. Alle Ärzte können auch weiterhin ihren Patienten jede Frage

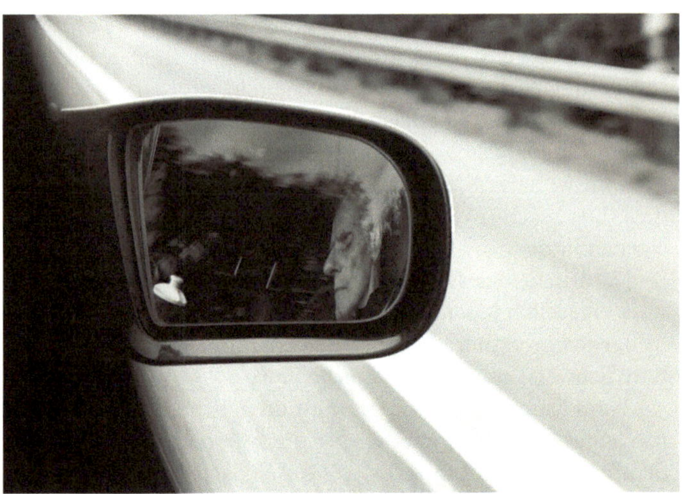

Abb. 6.2 Auf seiner letzten Reise zur „Sterbehilfe". (Bevor Sie in die Schweiz fahren, suchen Sie hier professionelle [!] Hilfe).
(Mit freundlicher Genehmigung des Deutschen PalliativVerlags)

beantworten, soweit es möglich ist. Sie dürfen in verzweifelten Einzelfällen auch bei einer Selbsttötung helfen ohne vom Gericht mit Strafe bedroht zu werden.

Eine wichtige Erfahrung aus meinen Beratungen ist es, dass in nahezu allen Fällen, in denen schwerkranke Patienten um diese Hilfe bitten, die Kranken nicht wissen, welche Möglichkeiten der Symptomkontrolle und Unterstützung es jetzt bereits gibt.

Was ist nun was in der Diskussion um das Lebensende?

6.2 Bitte töten Sie mich

Vielleicht fragen Sie sich bei der Lektüre differenzierter Abhandlungen zum Thema „Sterbehilfe": Wo bleibt die Perspektive des Patienten? Ich möchte zunächst einen solchen Perspektivwechsel wagen und von einem mich als Arzt prägenden, wahren Erlebnis aus der Patientenperspektive berichten.

Bitte töten Sie mich!

Patienten kommen mit ihren Krankheiten zum Arzt, mit Sorgen und Problemen, mit ihrer Schwäche. Der Arzt scheint dabei in der „stärkeren" Position zu sein. Oft muss der Arzt sich sehr intensiv in die Patienten hineinversetzen. Ob dessen Gedanken dann genau so sind, wie er es erahnt, weiß kein Mensch. Auch in der beschriebenen Situation wurde sehr viel und sehr lange miteinander geredet und gerungen ...

Die junge Literatin

Erst in den Rollstuhl ...

Ich, Frau A., bin als junge Literatin am Anfang meiner Karriere. Aktiv, beliebt, intelligent, belesen und in dem, was der Volksmund „die Blüte meines Lebens" nennt. Da bemerke ich, dass ich öfters einmal stolpere. Ich bin zu oft gedankenversunken, muss ein bisschen mehr aufpassen, denke ich. Aber ich bin nicht zu wenig achtsam. Ich bin krank.

Der Name dieser Krankheit sagte mir nichts, doch ich kann mich belesen. Meine Krankheit – da kann man nichts, aber auch gar nichts machen, sondern nur zusehen, wie alle Muskeln nach und nach ihren Dienst versagen.

Irgendwann komme ich in den Rollstuhl. Noch kann ich die Arme gut bewegen. Selber essen, trinken, ein Buch halten. Aber es geht sehr schnell voran; bald liege ich im Krankenhaus. Es ging zuhause nicht mehr, und ein paar Komplikationen waren hinzugekommen. Dort in der Universitätsklinik liege ich wochenlang in einem Einzelzimmer in meinem Bett. Ein junger Arzt kommt auf meine Station, nennen wir ihn Dr. S. Er kann gut zuhören, ich fasse Vertrauen zu ihm. Oft reden wir über meine Situation. Über das, was gemacht werden kann, welche Hilfsmittel es gibt. Was wir tun können, um Beschwerden zu lindern. Auch, was wir nicht mehr tun können...

Ich hadere mit meinem Schicksal, so hätte ich mir mein Leben nicht vorgestellt, so hätte ich nie leben wollen. Immer schwächer, im Bett liegend. Den Hintern müssen mir die Schwestern und Pfleger abwischen. Ich empfinde es als entwürdigend für mich. Mitleid? Möchte ich auch nicht geschenkt bekommen.

... dann vor dem Abgrund

Letzten Sommer noch das pralle Leben – und jetzt? Ich stehe vor dem Abgrund, dem Nichts. Nicht einmal das. Ich kann ja nicht mehr stehen, schon lange nicht mehr, nur noch liegen. Es ist zu spät zum Springen...

Damit die Pflege für mich leichter wird, bekomme ich einen Schlauch in die Blase, aus dem mein Urin abläuft, und einen in den Magen, damit dort die Nahrung hineinläuft. Man hätte die Schläuche genauso gut direkt verbinden können. Dann hätte ich mir auch die Windel erspart, in die mein Stuhlgang kommt, ohne dass ich ihn noch kontrollieren kann. Ich merke es und rieche es, aber einhalten geht nicht mehr.

Dr. S. ist sehr nett zu mir, die anderen sind es aber auch alle. Ich bin schließlich ein recht beliebter Patient und Gesprächspartner. Zumindest für einige, andere gehen lieber schnell an meinem Zimmer vorbei. Lieber in kein Gespräch verwickelt werden. Auch mir selbst wird es zu anstrengend. Da höre ich von einer Schwesternschülerin, dass Dr. S., dem ich vertraue, wahrscheinlich in vier Wochen in ein anderes Krankenhaus gehen wird.

Als ich dies erfahre, kann ich schon zwei Wochen kein Buch mehr alleine lesen. Ich brauche dazu jetzt eine Halterung und jemanden, der mir die Seiten umblättert. Ich kann meine Arme keinen einzigen Millimeter mehr anheben. Da fasse ich mir ein Herz und spreche Dr. S. an:

Meine Familie will anders als ich

„Ich kann nicht mehr Hand an mich legen. Ich habe den Zeitpunkt verpasst. Es ist zu spät. Früher, als ich es hätte tun können, da hatte es mir mein Glaube verboten und mich zu lange davon abgehalten. Ich hätte mich darüber hinweg setzen können. Aber jetzt ist es zu spät, um mir selber das Leben zu nehmen. Ich weiß, was kommen wird. Aber ich will es nicht erleben. Man wird mir auch nicht helfen. Meine Familie will erreichen, dass ich am Leben gehalten werde, solange es die moderne Medizin irgendwie möglich macht. Auch wenn ich es nicht will."

Dr. S. gibt mir Recht. Die Rechtslage ist eine Sache, die Umstände der Wirklichkeit sind eine andere. Dr. S. weiß, man wird mich gegen meinen Willen am Leben erhalten, wenn ich mich nicht mehr selber wehren kann. Die Medizin ist recht weit fortgeschritten. Auch wenn sie nicht heilen kann, kann ich mit ihrer Hilfe jahrzehntelang am Leben erhalten werden. Das will ich nicht, das will auch Dr. S. nicht. Er kann mich gut verstehen und hätte an meiner Stelle denselben Wunsch. So überlegen wir hin und her, was getan werden könnte. Wie könnte ich mir das Leben nehmen? Wer könnte mir wie helfen, es zu tun?

„Sterbehilfe" als der Ausweg?!

Tötung auf Verlangen. Das wäre eine Möglichkeit. Hier in diesem Zimmer, in einem großen Krankenhaus – mit allen Möglichkeiten, dies auch wieder zu verhindern. Und am Ende ist mir auch klar, es gibt nur einen, dem ich genug vertraue, nur einem, dem ich es ich zutraue, es erfolgreich zu tun: Dr. S. So frage ich ihn:

„Würden Sie mir dabei helfen? Wir wissen jetzt, es gäbe sonst niemanden. Und wenn Sie es nicht tun, wird mein unbeweglicher Körper noch lange am Leben erhalten werden – viel, viel länger, als wir es wollen. Bitte, bitte, können Sie es für mich, mir zuliebe tun?"

Wir haben hin und her überlegt, es muss ja nicht sofort sein. Jeden Tag haben wir darüber gesprochen, bis der Tag des Abschieds näher kam. Dr. S. kommt zu mir ins Zimmer, holt sich einen Stuhl und setzt sich zu mir. Da sagt dieser empathische

> Dr. S., nein, er werde es nicht tun. Sagt es mit der ganzen Arroganz eines Gesunden, wie von oben herab zu mir, die ich so hilflos und vollkommen wehrlos daliegen muss. Tränen fließen über mein Gesicht. Er erzählt mir irgendetwas von seinem Gewissen, auch davon, dass, wenn es herauskommt, er nicht mehr als Arzt arbeiten können wird. Davon, dass er mir verspricht, alles dafür zu tun, dass Menschen wie mir geholfen werden kann in unserem Land.
>
> Irgendwie interessiert mich das nicht. Mich hätte nur eine Antwort interessiert: „Ja, … ja, ich helfe Ihnen", „ja, ich töte Sie" ohne wenn und aber. Wahrscheinlich interessiert es mich in diesem Augenblick auch herzlich wenig, dass Dr. S. später dabei mithilft, dass organisierte Beihilfe zur Selbsttötung nicht salonfähig werden soll in Deutschland, und dass Dr. S. deshalb hilft, echte Alternativen zu finden. Menschen können auch am Ende, wenn sie schwach und hilflos sind, ohne Angst ihren Tod erleben, wie sie es sich wünschen. Sicher, das wird nicht immer völlig gelingen. Es wird auch nicht immer leicht sein. Aber meinetwegen wird er dabei, ohne zu töten, ohne nachzuhelfen, beim Sterben beistehen und helfen.
>
> Ob mich das jetzt tröstet? Nein, sicher nicht. Aber später, wenn ich auf mein Leben zurückblicken kann, wenn es vorbei ist, wer weiß, wie ich dann denken werde?

Ich bin mir bewusst, dass solch ein Einstieg, solch ein Beitrag polarisiert und eine Diskussion verschärfen kann. Persönliche Wertvorstellungen spielen eine Rolle, aber sie sollen und müssen es auch. Für eine gesellschaftlich richtungsweisende, politische Entscheidung ist aber eine solide Datengrundlage nötig. Mit meinen Daten konnte ich in der Bundestagsdebatte sauber argumentieren und wurde nun sogar gebeten, für Papst Franziskus einen Workshop mit Experten aus allen Erdteilen zu Fragen des Lebensendes mit zu organisieren. Diese Früchte der Arbeit machen mich dankbar und demütig, aber auch stolz.

6.2.1 Notwendiges gesetzlich regeln und praktisch ermöglichen

Zunächst sollen noch einige grundlegende Fakten zusammengestellt und kurz erläutert werden, bevor ich auf die aktuell geltende Gesetzeslage eingehe. Echte Alternativen? Welche könnten das in einer oben beschriebenen, ausweglos erscheinenden Situation sein?

- Jeder Mensch hat ein Recht auf Leidenslinderung.
- Niemand darf gegen seinen Willen am Leben erhalten werden.

- Die Verweigerung einer notwendigen Leidenslinderung, auch nicht gewünschte Lebensverlängerung, ist strafbare Körperverletzung.

Das ist geltendes Recht in Deutschland!

Leiden der Patienten zu lindern gelingt oftmals leicht, wenn nur den Beteiligten die medizinischen Möglichkeiten UND die geltende Rechtslage hinreichend bekannt wären und zudem im Umkreis des Patienten die Umsetzung der Möglichkeiten auch etabliert wäre. Es ist mir völlig klar, dass in allen Punkten in weiten Bereichen Deutschlands noch deutliche Defizite bestehen. Diese Defizite müssen in einer gemeinsamen Anstrengung beseitigt werden, damit niemand aus Angst vor Leiden, aus Angst vor einer unerwünschten Behandlung oder auch aus Angst vor Einsamkeit und dem Gefühl zu Last zu fallen, den Tod suchen muss.

Im konkreten Fall wäre es möglich gewesen, dem Willen der jungen Patientin folgend, sie sterben zu lassen. Ohne zu töten! Atemnot durch die Lähmung kann man leicht lindern, ersticken muss niemand! Gerade vor Schmerzen, insbesondere aber Ersticken haben Menschen Angst. Zu wenige Menschen wissen: Luftnot ist mit morphinähnlichen Medikamenten sehr leicht zu lindern ohne Leben zu verkürzen, z. B. sehr schnell mit Fentanyl-Nasenspray. Sterben ist ein natürlicher Prozess, in den wir nicht zu sehr eingreifen sollten.

Wir besitzen wirtschaftliche und medizinische Möglichkeiten, fast jedes Leiden wesentlich besser zu lindern, als die meisten palliativ weniger Erfahrenen es sich vorstellen können. Deshalb ist es wenig angemessen, Regelungen zu suchen, die es jedem Menschen ermöglichen, leichter Beihilfe zur Selbsttötung zu finden, sondern wir müssen unsere Energie einsetzen, damit im Sterben gut begleitet wird.

Immer wieder wird besonders von Verfechtern organisierter Beihilfe wie Dignitas, Exit und Sterbehilfe Deutschland behauptet, dass durch das neue Gesetz aus dem Jahre 2016 Palliativpatienten mehr leiden müssten als es vorher der Fall war.

Das ist völlig falsch.

Paragraph 217 StGB

Der Paragraph 217 StGB neue Fassung lautet wörtlich:

- (1) Wer in der Absicht, die Selbsttötung eines anderen zu fördern, diesem hierzu geschäftsmäßig die Gelegenheit gewährt, verschafft oder vermittelt, wird mit Freiheitsstrafe bis zu drei Jahren oder mit Geldstrafe bestraft.
- (2) Als Teilnehmer bleibt straffrei, wer selbst nicht geschäftsmäßig handelt und entweder Angehöriger des in Abs. 1 genannten anderen ist oder diesem nahesteht.

Der neue § 217 StGB stellt also sogar die geschäftsmäßige Beihilfe zur Selbsttötung nur unter ganz bestimmten Bedingungen unter Strafe. Im Namen der Deutschen PalliativStiftung war ich als Sachverständiger am Gesetz beteiligt und auch um eine Stellungnahme für das Bundesverfassungsgericht gebeten worden. Diese Stellungnahmen, die ich auf Wunsch gerne zumailen kann, möchte ich in den wichtigsten Aussagen laienverständlich zusammenzufassen.

Die Deutsche PalliativStiftung vertritt nach ihrem Selbstverständnis die klare Position, dass es zum Kern des allgemeinen Persönlichkeitsrechts eines jeden Menschen gehört, die Bedingungen am Lebensende autonom zu bestimmen. Die mit dem Stiftungszweck elementar verbundene Förderung der palliativen Pflege und Betreuung (schwerst)kranker Menschen dient zentral auch der Aufrechterhaltung der Entscheidungsautonomie des Einzelnen gerade in solchen Situationen, in denen krankheits- oder altersbedingt eine zur Teil massive Einschränkung der Handlungsfreiheit droht oder eintritt. Wir vertreten nicht die Ansicht, dass die Beihilfe zur Selbsttötung unter Strafe gestellt werden sollte, sehen aber eine große Gefahr darin, wenn es Einzelne oder Gruppen gibt, die solche Beihilfe zur Selbsttötung gewissermaßen als Dienstleistung anbieten.

Diese notwendige Unterscheidung gegenüber dem „reinen" Suizid ohne Beihilfe beruht dabei auf zwei zentralen Umständen:

- mit der Beteiligung außenstehender Dritter entsteht die Gefahr der Einschränkung der Patientenautonomie in Bezug auf die Suizidentscheidung und ihre tatsächliche Durchführung und
- mit einer zahlenmäßigen Zunahme insbesondere geschäftsmäßiger Hilfe zur Selbsttötung droht sich das gesellschaftliche Verständnis in Bezug auf die Beihilfe zum Suizid und zum Suizid selber zu wandeln.

Aus meiner Sicht sollten Selbsttötungen ganz allgemein verhindert werden, wenn es möglich ist. Jedoch ist bei der Diskussion um den § 217 StGB festzuhalten, dass es hier nicht um den Schutz des Lebens gegen den autonom Sterbewilligen geht (also konkret diese alleine und selbstausgeführte Selbsttötung zu verhindern), sondern um die Umsetzung des Schutzauftrags gegenüber solchen Personen, die **auch** wegen entsprechender geschäftsmäßiger Förderung eine Suizidentscheidung treffen, die keineswegs vollständiger Autonomie entspringt. Wegen der erleichterten Verfügbarkeit eines konkreten Angebots besteht die Gefahr, dass sich ein gesellschaftliches „Klima" erst durch das Angebot geschäftsmäßiger Förderung entwickelt, durch dieses Menschen zur Selbsttötung gedrängt oder verleitet werden – und sei es auch nur zu einem geringen Grade.

Alle bekannten Daten zur Entwicklung der Suizide und assistierten Suizide in Ländern mit einer Regelung zur Suizidassistenz oder auch Euthanasie (CH, NL, B, LUX, Oregon, ...) zeigen stete, jährliche Zunahmen der assistierten Suizide um bis zu über 30% und auch eine Zunahme der Summe aus nichtassistierten und assistierten Suiziden. Die Zahlen der sogenannten unbegleiteten Suizide, auch der sogenannten Gewaltsuizide, bleiben dabei stabil hoch! Suizide nahmen in der Summe also erheblich zu. Ich habe extra wegen der politischen Diskussion ein Forschungsprojekt dazu und daraus eine Doktorarbeit gemacht. Vom Ergebnis war ich entsetzt, es hat meine Vermutungen und Befürchtungen mehr als bestätigt.

Es wissen palliativmedizinische Experten übereinstimmend aus Zigtausenden Sterbebegleitungen, dass der Wunsch nach Lebensverkürzung im Verlauf palliativer Begleitung verschwindet. Wobei die Palliativexperten in diesem Verlauf Leiden linderten, dem Wunsch nach einer Beratung in Fragen des Suizids und der Lebensverkürzung offen Rede und Antwort standen, aber – und dies ist der entscheidende Unterschied – diesen letzten Schritt der aktiven Hilfe beim Suizid weder unternahmen noch überhaupt anboten.

6.3 Mitleidstötung und Tötung auf Verlangen

Mitleidtötung bedeutet, ein Patient wird von einem anderen Menschen getötet, OHNE dass dieser es verlangt, teils weil er es nicht mehr verlangen kann und dann nicht der mutmaßliche Patientenwille festgestellt wird. Durch Medikamente, Ersticken ... Meist geschieht es in tiefster Verzweiflung, weil man keine Hilfe für den Patienten mehr findet oder meint, er müsse unerträglich leiden. Würde man in Ruhe und mit einem manchmal nicht unbeträchtlichen Aufwand den mutmaßlichen Patientenwillen feststellen, so könnten diese Patienten in der Regel friedlich und zugleich legal nach der Beendigung lebenserhaltender Maßnahmen natürlich sterben. Bei der Tötung auf Verlangen bittet der entscheidungsfähige Patient einen anderen um die Tötungshandlung (▶ Abschn. 6.2).

Tötung ist in Deutschland immer verboten!

Beihilfe zur Selbsttötung und Tötung auf Verlangen und Mitleidstötung sehen auf den ersten Blick ähnlich aus: Ein Mensch stirbt mit Hilfe eines anderen. Der entscheidende Unterschied ist, es geschieht auf den ausdrücklichen Wunsch des Patienten, der sich vielleicht nicht mehr selber bewegen kann, sich also gar nicht selber das Leben nehmen kann oder auch aus anderen Gründen einen Vertrauten oder einfach nur einen „Dienstleister“ darum bittet. Der zweite ganz entscheidende Unterschied ist, dass bei der Beihilfe zur Selbstötung und der Tötung auf Verlangen der entscheidungsfähige Patient darum bittet, bei der Mitleidstötung Impuls und Entscheidung von anderen kommen.

Doch auch die Tötung auf Verlangen und Mitleidstötung sind in Deutschland strafbar, in Belgien und den Niederlanden unter bestimmten Regeln nicht. Dort sterben auf diese Weise jährlich Tausende von Menschen. Wir sehen, hier scheint es sehr unterschiedliche Auffassungen zu geben.

Tötung auf Verlangen kann man auch als **aktive Sterbehilfe** bezeichnen, das machen besonders Juristen so. In der Presse wird auch die Mitleidstötung oft als Sterbehilfe bezeichnet.

Deutsches Recht

Aktive Sterbehilfe = „Tötung auf Verlangen" (§ 216 StGB), dies ist die bewusste und beabsichtigte Herbeiführung des Todes auf Wunsch des Patienten durch Medikamente, die der Patient mit dem Ziel der Tötung erhält.

6.4 Suizid oder Selbsttötung

Ein Mensch nimmt sich selber das Leben, ohne dass ein anderer ihm dabei direkt hilft. Dies kann auch geschehen, indem sonst körperlich gesunde Menschen sich zu Tode hungern (also auf Nahrung und meist auch Flüssigkeit verzichten, obwohl sie kauen, schlucken, verdauen könnten), um zu sterben (freiwilliger Verzicht auf Nahrung und Flüssigkeit oder FVNF).

Wenn man sich ganz nüchtern überlegt, welche Suizidmethoden denn überhaupt zur Verfügung stünden, kommt man zu interessanten Gedanken. Neben den immer wieder herbeizitierten Gewaltsuiziden durch eine Selbsttötung im Gleisbett oder Erhängen, das binnen weniger Sekunden durch Unterbinden der Blutzufuhr zum Gehirn zum sofortigen Tod führt, existieren eine Vielzahl von Möglichkeiten zur Selbsttötung, die frei verfügbar, vollkommen leidfrei, preiswert und „sicher" sind.

Je nach persönlicher Einstellung kommen diese Methoden dem Sterbewilligen sehr naheliegend vor. Zum Beispiel, wenn ein Jäger sich mit seiner Waffe erschießt oder ein Taucher sauerstofffreies Heliumgas einatmet.

Oder zunächst und auf den ersten Blick ungewöhnlich, obwohl die Methode leicht verfügbar ist, leidfrei und „sicher", wie zum Beispiel die Einnahme von Herztabletten durch Patienten oder auch Gesunde, Einatmen von Kohlenmonoxid in einem kleinen, abgeschlossenen Raum. Ich möchte in diesem Buch keine Beratung zu möglichen Methoden der Selbsttötung machen, nur kurz anreißen, dass ein Patient eigentlich nie einen Arzt dazu braucht und erst recht keine Firma und keinen Verein zur Hilfe.

Selbsttötung ist straffrei. Die Beihilfe dazu ebenfalls.

In einem Urteil des Bundesverwaltungsgerichts aus 2017 wird von „zumutbaren Möglichkeiten der Verwirklichung des Sterbewunschs" und in den Verfassungsbeschwerden gegen den § 217 StBG bei Suizidmethoden immer wieder deutlich wertend von „hart" oder „weich" gesprochen, von „sicherer" und von „leidfreier"

Selbsttötung. Manch einer mag eine Vielzahl vermeintlich leicht verfügbarer, „sicherer" Methoden „entdeckt" haben, sich autonom und selbstbestimmt ohne ärztliche oder nichtärztliche Hilfe das Leben nehmen zu können. Es ist eine Frage der eigenen Wahrnehmung und persönlichen Einstellung, ob die Vergiftung durch eine Überdosis eigens hierzu auf Privatrezept ärztlich verordneter und in der Apotheke gekaufter Medikamente so grundlegend „weicher" ist, als eine Vergiftung durch andere, vielleicht sogar primär tödliche Stoffe ohne mögliche medizinische Wirkung. Sicherer ist eine Selbsttötung durch Medikamente naturgemäß keinesfalls. Dies ist eine Diskussion um „gute" Methoden zur Selbsttötung, die aus ethischer, juristischer und medizinischer Sicht für mich schwerlich nachzuvollziehen ist.

6.5 Sterbefasten: Der freiwillige Verzicht auf Nahrung und Flüssigkeit (FVNF)

Als letzter Ausweg ist dieser freiwillige Verzicht auf Nahrung und Flüssigkeit für mich und die meisten anderen Palliativexperten und Ethiker nichts anderes als eine langsame Selbsttötung. So sehe ich es als Arzt mit sehr gut fundierter medizinischer Grundlage, als Staatsbürger mit meinem begrenzten juristischen Wissen und als Mensch aus der mir eigenen ethischen Perspektive heraus.

Diese Patienten sind eben nicht so krank, dass sie sonst sterben würden. Ich persönlich sehe in den Berichten und Diskussionen dazu eher Menschen, die oftmals sehr einsam sind und/oder seelische Probleme haben. Teils finde ich die Diskussionen und Berichte hierzu kaum erträglich. Sie sind oftmals hervorragend gemacht, aus Laiensicht logisch und bestechend in der Nachvollziehbarkeit der Argumente. Hinterfrage ich die Inhalte aber mit meinem medizinischen Wissen, insbesondere auch mit meinem psychotherapeutischen, schmerztherapeutischen und palliativmedizinschen Möglichkeiten, so fallen die Antworten schnell sehr schmallippig und dünn aus. Ich erinnere mich gut an eine beeindruckende Reportage über den FVNF einer Frau in den besten Jahren, die unerträgliche Schmerzen hatte. An keiner Stelle war auch nur angedeutet worden, dass ein unerträglicher Ganzkörperschmerz neben der körperlichen auch immer eine seelische Dimension hat, die hätte vor der Selbsttötung untersucht, beurteilt und wohl auch behandelt werden müssen.

Solches Sterbefasten hat medizinisch und im Verlauf nichts gemein mit dem Fasten des Menschen, der schwerkrank keinen Hunger und Durst mehr hat oder dem eines Menschen, der mit schwerer Demenz Essen und Trinken vergisst.

Es ist erstaunlich, dass Hunger und Durst hierbei kein so großes Problem sind, wie man denken würde. Der trockene Mund kann sehr quälend sein. Es geht auch nicht so schnell, wie es sich

Laien vorstellen, deshalb ist meist auch geschulte Hilfe bei dieser Selbsttötung notwendig. Mit wenig Flüssigkeit, wenig bedeutet hier wenige hundert Milliliter, also deutlich unter einem halben Liter Wasser, können die meisten gut genährten Deutschen sogar einige Monate von ihren Reserven leben. Selbst meine achtzigjährige, schwerst demente Mutter trank über neun Monate nie mehr als 200 bis 300 ml Apfelschorle pro Tag. Mehr nicht.

Nur wenn VÖLLIG auf jede Flüssigkeit verzichtet wird, kommt der Tod beim sonst Gesunden sicher binnen vieler Tage oder ganz weniger Wochen. Ein großer Vorteil des FVNF soll nicht unerwähnt bleiben. Es ist eine langsame Selbsttötung mit Notausgang. Eben wegen der relativ langen Dauer und des über längere Zeit relativ geringen Schadens besteht lange die Möglichkeit zu sagen: „Halt. Stopp. Ich habe es mir anders überlegt. Ich will weiterleben.".

Diesen dann wirklich letzten Ausweg haben Menschen, die für rund 7.000,- € eine Dienstleistung bei Dignitas und Co einkaufen leider nicht.

Sterbefasten ist eine sehr langsame Form der Selbsttöung.

6.6 Suizidassistenz oder Beihilfe zur Selbsttötung

Wenn ein anderer einem Patienten Mittel und Wege verschafft, sich das Leben zu nehmen, ihm zum Beispiel eine Waffe, Gift oder Medikamente bringt, ihn in die Schweiz fährt, wo er dann dort mit weiterer Hilfe Suizid begeht, all das ist in Deutschland nicht strafbar – sofern die Waffe, das Gift, das Medikament frei verfügbar ist!

Es wird kaum thematisiert, aber es ist jedem Arzt bekannt: Ein Hausarzt, der – wie üblich und sachgerecht – eine Quartalspackung, z. B. der meisten Blutverdünner, Medikamente gegen Epilepsie, Herzrhythmusstörungen und vielem mehr rezeptiert, gibt dem Patienten eine Möglichkeit in die Hände sich „**weich**", schmerzfrei und „**todsicher**" das Leben zu nehmen. Die Verschreibung tödlicher Medikamentendosen ist bei der Mehrzahl der – auch nichtpalliativen – Patienten alltäglich. Jedoch ist der Zweck dieser Verschreibung gerade nicht eine Hilfe zur Selbsttötung, sondern Heilung, Erhaltung der Teilhabe, Linderung von Beschwerden. Eine Selbsttötung könnte wohl aber sehr häufig beim **nicht**bestimmungsgemäßen Gebrauch der verschriebenen Medikamente erreicht werden.

Die Beihilfe zur Selbsttötung ist straffrei

6.7 Was dürfen Ärzte?

Es für mich völlig unverständlich oder vielleicht bewusst irreführend, wenn behauptet wird, Ärzte könnten Patienten nicht mehr mit dringend benötigten Medikamenten zur Leidenslinderung ihre Palliativpatienten behandeln, seit der § 217 StGB in Kraft getreten sei.

Ärzte und auch Palliativmediziner müssen in Fragen der Beratung zu allen (!) Fragen von suizidwilligen, entscheidungsfähigen, leidenden Patienten und auch bei der jeder Art von Leidenslinderung keine Bestrafung fürchten.

Bloße **Gespräche** allein – selbst in Form einer Beratung über Suizidoptionen – erfüllen **keine** der drei Handlungsformen (Gewähren, Verschaffen, Vermitteln) des § 217 Abs. 1 StGB. Es muss dazu jeweils eine konkrete Gelegenheit zur Selbsttötung gewährt, verschafft oder vermittelt werden. D. h. die „Gelegenheit" muss vorhanden, eröffnet sein, setzt also insoweit einen „Vermittlungserfolg" voraus. Sogar Werbung für die Suizidhilfe wird nicht verboten. Gerade diese sachlich gut begründeten, empathischen, ergebnisoffenen Gespräche, wie ich sie ohne eine moralische Wertung mit lebenssatten Patienten oft geführt habe, können sehr gut Selbsttötungen verhindern.

Rechtlich problematisch ist das „**Überlassen**" von Medikamenten durch Ärzte an Patienten. Das gilt auch für die normale Behandlung nachts beim Hausbesuch. Das „**Überlassen**" von Medikamenten an Patienten ist leider nur Apothekern gestattet und Ärzten grundsätzlich verboten, für Ärzte je nach Medikament als Ordnungswidrigkeit oder sogar auch als Straftat einzustufen. Gerade durch die Überlassung würden sich Ärzte also völlig unabhängig vom § 217 StGB möglicher Strafverfolgung aussetzen.

Gegen mich selber ist 2009 ein staatsanwaltliches Ermittlungsverfahren eingeleitet worden wegen der Überlassung von dringend notwendigen Medikamenten an schwerstkranke Patienten. Man hat nicht nur Freunde, durch übliche Nachrede und Intrige sollte ich aus dem Verkehr gezogen werden. So drohten mir sehr konkret fünf Jahre Gefängnis, ich konnte zeitweise nicht als Palliativmediziner arbeiten und es hat mich sehr viel Geld und Nerven gekostet, bis ich voll rehabilitiert worden bin.

Trotzdem oder auch deswegen. Ich habe keine Angst, meinen Patienten zu helfen, ihnen Rede und Antwort zu stehen, auch wenn es um Fragen der Selbsttötung geht.

Dann möchte ich Sie auffordern sich einer grundlegende Frage zu stellen: Was sollte der Arzt unternehmen, der einem Patienten zu einem „leidfreien und sicheren" Suizid hilft, wenn dieser freiverantwortliche Suizid zu misslingen drohte?

Wäre es bei konsequenter Umsetzung palliativen Handelns mit der Verantwortungsübernahme für dieses „**leidfreie und sichere**" Versterben und der entsprechenden Erfolgszusage an den vertrauenden Patienten in der Palliativbegleitung gerade in der Palliativversorgung notwendig, einen grundlegenden Paradigmenwechsel ad hoc zu unternehmen, weg von der Beihilfe zur Selbsttötung und hin zur aktiven Handlung, der Tötung des Patienten durch den Arzt?

6.8 Sterben zulassen

Auch für mich ist deshalb das Problem in Deutschland nicht das Fehlen der Möglichkeit zur Euthanasie wie es sie in Holland gibt. Das Problem am Lebensende ist auch nicht das Verbot einer Tätigkeit von Gruppen zur Beihilfe zur Selbsttötung wie Dignitas, Exit und Sterbehilfe Deutschland.

Ein häufig verkanntes Problem am Sterbebett von Patienten ist die Frage der Therapiezielfindung und der entsprechenden Therapiezielneuausrichtung. Es geht hierbei um den Paradigmenwechsel vom mehr kurativen Behandlungsansatz zum ausschließlich (!) palliativen mit der Konsequenz, dass hiermit ein Sterben zugelassen wird, ohne es durch irgendwelche aktiven Maßnahmen zu beschleunigen.

Selbst bei Patienten, die subjektiv und objektiv eindeutig auch unerträgliches Leiden äußern, werden häufig Behandlungsmaßnahmen fortgeführt, die nicht auf Leidenslinderung zielen, sondern ausschließlich der Lebenserhaltung und Lebensverlängerung dienen. Der entscheidende Schritt für die Therapeuten ist es nun, möglicherweise medizinisch zwar indizierte, vom Patienten oder seinem Betreuer/Bevollmächtigten nicht mehr gewollte Maßnahmen nicht weiter fortzuführen.

Dieses Nicht-Fortführen von nicht vom Patienten gewollten Maßnahmen im Sinne eines ethisch und medizinisch gebotenen Sterben-Zulassens ist keine Sterbebeschleunigung im Sinne von Suizidhilfe. Sie liegt deshalb außerhalb des Fokus des § 217 StGB, der solche Handlungen unter Strafe stellt, die aktiv einen Sterbeprozess in Gang setzen und nicht nur den natürlichen Sterbeprozess ablaufen lassen. Sollte bei solchen Patienten kein Wunsch nach weiterer Lebensverlängerung bestehen, so bedarf es der Suizidhilfe nicht. Er kann durch bloßes Sterben-Zulassen erfüllt werden.

Bei einer Krankheit willigt der Patient in keine weitere lebenserhaltende Behandlung mehr ein oder er verzichtet auf einen Teil der lebensverlängernden Therapien und die Ärzte begleiten ihn auf seinem Weg. So wird sein Leben nicht (mehr) verlängert, als er es für sich entscheidet. Kein Patient hat die Pflicht sich für oder gegen irgendetwas behandeln zu lassen. Jeder darf sich entscheiden, der Natur ihren Lauf zu lassen. Man bezeichnet es auch als **Therapiezielneuorientierung**, ein sehr sperriges Wort oder **passive Sterbehilfe**.

An dieser Stelle erlaube ich es mir, einmal persönlich noch etwas emotionaler werden. Man hat mir sogar schon mit einer Mordanklage gedroht, weil ich im Einverständnis mit der ganzen Familie eine künstliche Ernährung nicht mehr fortgeführt habe, wobei die Fortführung gegen den Patientenwillen war. Ich bin als Arzt also durchaus mit Entscheidungen wesentlich betroffener, als das die Betroffenen glauben. Es gibt immer wieder extreme Spannungen, wenn ein Mensch bei fortgeschrittener Krankheit künstliche Ernährung nicht mehr gut verträgt. Dann wird ausprobiert, gemixt, geändert, an Dosierungen geschraubt und reduziert, was nur geht.

Ich kann als Arzt sehr viel mittragen. Was ich nicht mehr mittragen kann, ist eine lebenslange Mangelernährung. Wenn wir sehen, die Kalorien, die Nährstoffe reichen nicht mehr aus, damit der Patient damit dauerhaft am Leben erhalten wird, sollten wir meines Erachtens eine klare Entscheidung treffen. Entweder, wir ergreifen Maßnahmen, die die angemessene Ernährung sicherstellen. Oder wir führen die Versuche künstlicher Ernährung nicht mehr fort. Ich bin mittlerweile etliche Jahrzehnte in solche Diskussionen eingebunden. Was ich nicht mehr erleben will, ist eine ganz langsame Auszehrung des Patienten, das bewusste, das eindeutig zu einhundert Prozent vorhersehbare, das todsichere Abmagern bis der Körper sich gewissermaßen selber verdaut hat.

Wenn wir wollen, dass ein Mensch künstlich am Leben erhalten wird, dann können wir dies heute oft noch mit einer sogenannten total parenteralen Ernährung (TPE) erreichen, wenn der Magen-Darm-Trakt die Nahrung nicht mehr aufnimmt. Was ich nicht mehr mittragen will, ist die vorsätzliche Mangelernährung über Monate und Jahre.

Sterben zulassen ist ein Patientenrecht.

Wenn Sie einmal erlebt haben, dass ein Mensch über Jahre wirklich bis auf Haut und Knochen geschrumpft wird und dann beim wehrlosen Körper in den offen stehenden Mund Fliegen Eier ablegen, sodass die Maden über die Zunge kriechen, werden Sie verstehen, warum ich dies so vehement vertrete ...

Ich hatte mehr als ein solches oder ähnliches Erlebnis.

6.9 Passive Sterbehilfe

Hier ist die größte Unsicherheit im Umgang mit dem Begriff. Sterben zulassen gehört eindeutig dazu. Vielfach wird es aber auch gesagt, wenn man Beschwerden eines Patienten behandelt und dabei Nebenwirkungen in Kauf nimmt. Es sei dann passive Sterbehilfe, wenn der Patient durch die Nebenwirkung stirbt.

Ich benutze den Begriff passive Sterbehilfe hier lieber nicht, da das zu sehr großer Verwirrung führen kann. Es gibt letztlich keine einzige Behandlung ohne Nebenwirkung!

In den meisten Diskussionen über Tötung auf Verlangen und Suizidassistenz werden drei Ebenen vermengt:

- die ethische,
- die medizinische,
- die juristische Ebene.

Ethisch

Hier muss entschieden werden, auf der Grundlage unserer individuellen Wertvorstellung, aber auch unserer Gesellschaft, ob wir es für richtig halten und unterstützen wollen.

▪ Medizinisch

Die medizinische Argumentation ist häufig grob fehlerhaft; zum Beispiel wird immer wieder gefordert, kein Mensch dürfe unerträglich leiden. Jedoch kann durch eine sogenannte palliative Sedierung sachgerecht jedes Leiden gelindert oder ausgeschaltet werden, ohne durch diese palliative Sedierung den Tod zu beschleunigen oder aufzuhalten. Es sind eben gerade nicht die schwerstkranken und hochbetagten Menschen, die als „Kundenkreis" für eine Suizidbeihilfe und Tötung auf Verlangen infrage kommen, sondern in der Regel Menschen, die am Leben selber leiden, einsam sind oder späterem Leiden vorweggreifen wollen.

Auch wird durch die sachgerechte (!) Anwendung von Schmerzmitteln der Todeseintritt nicht beschleunigt. Das gilt auch für Morphium.

Der richtige Einsatz von Morphium beschleunigt das Sterben nicht.

▪ Juristisch

Gerade die ärztliche Tätigkeit ist durch nicht juristisch regelbare Probleme gekennzeichnet. Das Bundesverfassungsgericht hat schon 1967 festgestellt: „Der Beruf des Arztes ist in einem hervorragenden Maß ein Beruf, in dem die Gewissensentscheidung des einzelnen Berufsangehörigen im Zentrum der Arbeit steht. In den entscheidenden Augenblicken seiner Tätigkeit befindet sich der Arzt in einer unvertretbaren Einsamkeit, in der er – gestützt auf sein fachliches Können – allein auf sein Gewissen gestellt ist." BverwG NJW 68/218–219

Es gibt Grauzonen, die man nicht regeln kann, weil dann noch mehr Probleme auftreten.

Nicht alles kann man rechtlich regeln. Leicht kann man dadurch noch mehr Unsicherheiten schaffen.

Deutsches Recht

Passive Sterbehilfe

(besser „Sterbenlassen") bedeutet das Nicht-Fortführen von therapeutischen Maßnahmen in Übereinstimmung mit dem Patientenwillen. Das Beenden kann man als „Wiedereinsetzung in den ursprünglichen Zustand" beschreiben, künstliche Maßnahmen werden gemäß dem (mutmaßlichen) Patientenwillen nicht fortgeführt.

Es ist schwierig zu verstehen, aber das Einstellen einer nicht mehr gewünschten Beatmung – das heißt auch das Abstellen des Beatmungsgeräts – ist ein passiver Akt. Die ohne Erlaubnis des Patienten „strafbare" Beatmung wird beendet. Erhält der Patient dann Medikamente, die die Atemnot dämpfen, hat auch dies nichts mit aktiver Sterbehilfe zu tun.

Es ist also der

- erlaubte Therapieabbruch gemäß dem
- erklärten/mutmaßlichen Patientenwillen.

Immer ist das Abbrechen von Maßnahmen schwieriger als das Unterlassen des Beginns!

Deutsches Recht

BGH-Urteil in NJW 1991, 2357

Sterbehilfe darf „nicht durch gezieltes Töten, sondern nur entsprechend dem erklärten oder mutmaßlichen Willen des Patienten" erfolgen, „durch die Nichteinleitung oder den Abbruch lebensverlängernder Maßnahmen (…) um dem Sterben – ggf. unter wirksamer Schmerzmedikation – seinen natürlichen, der Würde des Menschen gemäßen, Verlauf zu lassen."

6.9.1 Vom Umgang mit Medizintechnik

> Die ich rief, die Geister, werd´ ich nun nicht mehr los.
> (Aus: Der Zauberlehrling von JW Goethe)

Viele kennen diese Gedichtzeilen die vielfach künstlerisch von anderen umgesetzt worden ist, so auch von Walt Disney in einem genialen Zeichentrickfilm. Was bedeuten sie für uns?

Technik, Segen und Fluch der modernen Medizin

Die moderne Medizin macht vieles möglich, das uns hilft deutlich länger zu leben, als noch vor 50 oder 100 Jahren (Abb. 6.3). Gleichzeitig fordert sie uns aber auch zu Entscheidungen heraus.

Was ich beginne muss ich auch irgendwann beenden!

Eine begonnene Maßnahme zu beenden ist ungleich schwerer als eine Behandlung nicht zu beginnen (siehe Sophie!). Bei welchen Behandlungen kann oder auch muss z. B. über das Beenden nachgedacht werden?

- Absaugen
- Antibiotika
- Beatmung
- Bluttransfusionen
- Butzuckermessungen
- Dialyse
- Ernährung
- Flüssigkeitsgabe
- Herzschrittmacher
- Implantierter, automatischer Defibrillator
- Infusionen
- Intensivtherapie
- Lebenserhaltende Medikamente
- Sauerstoffgabe

Absaugen

Relativ oft wird, besonders in Pflegeeinrichtungen, Schleim aus dem Rachen oder auch den Atemwegen abgesaugt, wenn Patienten nicht mehr gut schlucken können.

Wer absaugt, sollte sich auch einmal selber absaugen lassen. Nur dann weiß man, wie es sich anfühlt.

Generell fordere ich, dass jeder, der andere absaugt, sich einmal selber absaugen muss und sich auch von anderen absaugen lassen muss, damit er weiß, wie es sich anfühlt und worauf er achten muss. Auch ich bin in meiner Krankenpflegeausbildung dazu

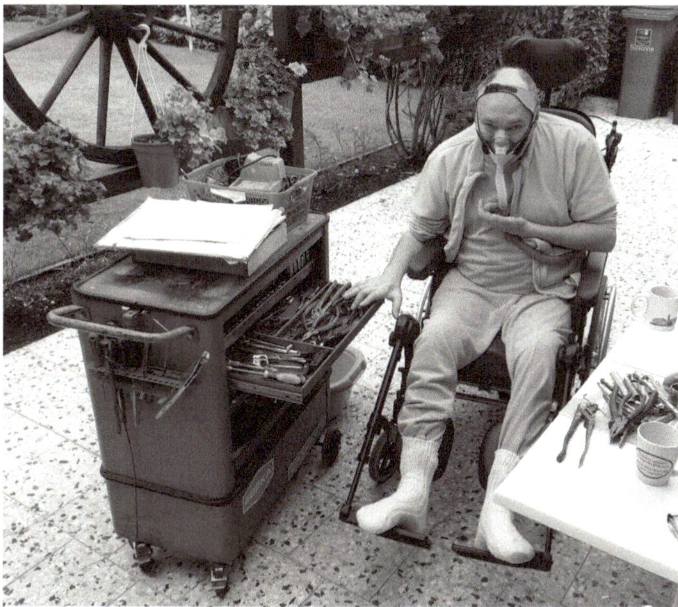

Abb. 6.3 Richtig eingesetzte technische Hilfe ermöglicht Lebensqualität! Man kann auch mit Beatmungsmaske noch an seinem Motorrad schrauben. (Mit freundlicher Genehmigung des Deutschen PalliativVerlags)

aufgefordert worden. Absaugen kann segensreich sein, oft kann man durch Absaugen die Atmung deutlich erleichtern.

Bei sterbenden Patienten mit Rasselatmung ist Absaugen immer sinnlos.

Antibiotika

Durch mehr Antibiotika kommt es zu mehr Resistenzen.

Viele Patienten am Lebensende bekommen immer wieder bakterielle Entzündungen durch die allgemeine Schwäche. Durch Antibiotika können diese Entzündungen eine Zeit lang gut und mit geringen Nebenwirkungen in den Griff kommen. Wenn immer wieder Antibiotika notwendig werden, entwickeln sich stärkere Bakterien und stärkere Antibiotika mit stärkeren Nebenwirkungen werden notwendig.

Beatmung

Eine Beatmung abstellen ist immer hoch emotional.

Zweifelsohne ist eine Beatmung bei fast allen Patienten sinnvoll, die sonst nicht mehr atmen könnten. Zum Beispiel bei Operationen und Intensivtherapien gibt es tausend gute Gründe dafür. Manchmal entwickelt sich der Krankheitsverlauf aber auch so, dass es keine Hoffnung mehr auf Heilung gibt. Auch wenn man bereits in Todesnähe ist, kommt es immer wieder dazu, dass ein Patient (gegen seinen Wunsch oder mit seiner Erlaubnis) intubiert und beatmet wird.

Eine Beatmung abstellen, den Patienten so behandeln, dass er nicht erstickt, ist medizinisch sehr einfach, im Gespräch mit dem Team und den Angehörigen aber oft eine Riesenherausforderung!

■ Bluttransfusionen

Vor allem bei Dialyse- oder Krebspatienten kann die Lebensqualität durch Blutübertragungen immer wieder gebessert werden. Sofort nach der Übertragung kehrt Lebenskraft in den Körper zurück. Durch viele Transfusionen über einen längeren Zeitraum kann es aber zu neuen Problemen kommen.

■ Dialyse

Wenn die Nieren nicht mehr arbeiten, kann mit einer Blutwäsche eine (fast) normale Lebensqualität aufrechterhalten werden. Ohne Blutwäsche würde der Patient unweigerlich innerhalb einiger Tage oder Wochen sterben.

■ Ernährung

Bei einer Schluckstörung durch Lähmung oder eine Verlegung der Speisewege kann der Patient nur durch eine künstliche Ernährung am Leben erhalten werden. Sie ist durch eine Nasensonde, eine PEG oder auch direkt in eine Vene (Ader) möglich. Ein Absetzen von künstlicher Ernährung wird meist sehr emotional diskutiert: „Wir können den Patienten doch nicht verhungern lassen!".

■ Herzschrittmacher

Viele Menschen haben wegen eines Herzstolperns einen Schrittmacher. Diesen sieht und fühlt man in der Regel nicht. Auch die kleinen Stromstöße, die das Herz im Takt halten, bemerkt man nicht. Sie können am Lebensende die Sterbephase manchmal deutlich verlängern. In der Regel stören sie aber nicht. Wenn der Patient es möchte, kann der Herzschrittmacher von außen mit einem Programmiergerät ausgeschaltet oder einem Magneten vorübergehend deaktiviert werden. Ein Magnet, wie er zum Beispiel genommen wird um Zettel an die Kühlschranktür anzuhängen, reicht in der Regel aus. Der Magnet wird einfach auf der Stelle, wo beim Patient der Schrittmacher fühlbar ist, aufgelegt und kann dort mit Pflaster auf der Haut befestigt werden.

■ Implantierter, automatischer Defibrillator

Implantierte, automatische Defibrillatoren, kurz Defis, haben auch eine Herzschrittmacherfunktion. Darüber hinaus geben sie bei einem sogenannten Herzkammerflimmern relativ starke Stromstöße ab, das ist die wichtigere Funktion und, wenn es nötig wird, absolut lebensrettend. Der Patient merkt diese Stromstöße manchmal weniger und meistens aber sehr viel mehr. Andere Menschen, die dabei stehen, sehen ein heftiges Zucken durch den

Körper des Patienten gehen. Dann springt das Herz wieder richtig an. Mit einem Defi kann es besonders in der Sterbephase zu einem extrem unangenehmen „storming“ kommen, dann wird ein Elektroschock nach dem anderen abgegeben, was für alle Beteiligten, auch für den Patienten, sehr belastend sein kann. Das habe ich sogar schon von Fachpersonal gehört, wie schockiert und hilflos sie waren, als es beim Sterben plötzlich zum „storming“ kam. Deswegen sollten Palliativpatienten rechtzeitig mit ihrem Kardiologen reden. Ein Defibrillator kann wie ein Herzschrittmacher mit Magneten oder bestimmten Geräten von außen abgeschaltet werden. Es ist eher günstig diese Defibrillatorfunktion vor einer Sterbephase dauerhaft zu deaktivieren. Ich würde es selber bei mir wollen und ihn abstellen, wenn ich als Palliativpatient einen Defibrillator tragen würde.

Der Tod im Kammerflimmern ist ruhig, schmerzlos und völlig stressfrei – „storming“ am Lebensende das genaue Gegenteil.

Daran wird kaum gedacht und auch kaum in gesünderen Tagen aufgeklärt.

Jeder, der einen Defibrillator bekommt, MUSS auch über das mögliche Vorgehen am Lebensende aufgeklärt werden.

▪ Infusionen

Oft wird bei geringer Flüssigkeitsaufnahme beim schwächer werdenden Patienten die Trinkmenge durch Infusionen (unter die Haut) ergänzt. Das kann eine Zeit lang sehr sinnvoll sein. Je näher man an das Lebensende kommt, umso mehr belasten und schaden diese Infusionen dem Patienten.

Infusionen löschen keinen Durst.

▪ Intensivtherapie

Ohne unsere hervorragenden Intensivstationen würden viele Menschen „lange vor ihrer Zeit“ sterben. Aber auch auf Intensivstationen sterben zwischen 10 und 50% der dort aufgenommenen Patienten, oft trotz großen technischen Aufwands.

▪ Medikamente allgemein

Stein Huseboe, einer der Väter der europäischen Palliativmedizin, hat einmal gesagt, man könne recht gut grob sehen, wie es um das hospizlich-palliative Denken steht, wenn man die Medikamente am letzten Lebenstag ansieht (natürlich geht das erst in der Rückschau). Bekamen viele Patienten Entwässerungsmittel und wenige erhielten Morphium, gab es ein Problem. Bekamen wenige Patienten ein Entwässerungsmittel und die Mehrheit Morphium (oder ein anderes Opioid), sah es recht gut aus.

Diese Faustregel sollte jeder, der Sterbende begleitet, verinnerlichen.

Zeit der letzten Monate und Wochen

Thomas Sitte

T. Sitte, *Ratgeber Lebensende und Sterben*, https://doi.org/10.1007/978-3-662-56029-7_7

7.1 Die sogenannte „Terminalphase"

„Wie lange habe ich noch?" Eine Frage, die ich nicht gerne konkret beantworte.

Natürlich werde ich als Arzt immer wieder gefragt, wie lange „es" noch dauern wird, wie viel Lebenszeit dem Patienten noch bleibt. Dieses ist die Frage, die für mich am schwersten zu beantworten ist. Natürlich schwingt hierbei auch viel mit, was ich selber hoffe und wünsche. So denke ich aber, dass z. B. Sie als Patient auch ein Recht darauf haben, zu erfahren, wie z. B. ich als Arzt die Situation einschätze. Sie wollen vielleicht Ihr Leben noch etwas planen, sodass Sie ein Ziel erreichen, für das Sie sich die Zeit und die Kräfte einteilen müssen. Ohne eine Ahnung der Zeit, die noch bleibt, könnten Sie auch keinerlei Entscheidungen treffen, was Sie noch wie behandeln lassen wollen.

Martin Luther hat einmal so schön gesagt,

> und wenn morgen die Welt unterginge, so würde ich heute ein Apfelbäumchen pflanzen!

So vorauszuschauen ist für mich genau die richtige Einstellung, auch zur eigenen Endlichkeit, zum eigenen Tod. Da muss gar nicht gleich die ganze Welt untergehen, mein eigener Tod ist für mich selber letztlich das Entscheidende.

Wenn Sie so ungefähr wissen, was die behandelnden Ärzte denken – und da haben die Ärzte einfach viel mehr Erfahrung als die Patienten –, kann dies für Ihre Lebensplanung sehr wichtig sein. Nun, ich hatte gesagt, dass diese Frage sehr schwer zu beantworten ist. Nicht selten liegt die Antwort völlig daneben. Da gibt es manchmal Zufälle, die einen Strich durch die Rechnung machen. Manchmal schöpft ein Patient wieder Lebensmut. Dieser Lebensmut und Lebenswille ist ganz entscheidend für die Lebensdauer, wenn Sie schwerstkrank sind. Ich glaube, dadurch haben Menschen auch die Möglichkeit, ihren Todeszeitpunkt vielleicht nicht gerade festzulegen, aber doch darüber mitzubestimmen.

Ich spreche bei der wahrscheinlich verbleibenden Zeit immer von Zeiträumen, von Monaten bis Jahren, Wochen bis Monaten, Tagen bis Wochen, Stunden bis Tagen, Minuten bis Stunden.

Die Antwort auf die Frage „Wie lange noch" kann sehr wichtig für alle sein.

Genauer wage ich solche Prognosen nicht. Und auch mit dieser doch recht großen Ungenauigkeit ist es noch schwierig genug. Und trotzdem, wenn ich so eine Antwort gebe, auf diese alles entscheidende Frage „Wie lange", dann wird es meist erst einmal ganz still im Raum und dann hilft es sehr viel. Man kann sich die verbleibende Zeit einrichten. Auch wenn es dann schließlich länger oder kürzer dauert, haben der Patient und seine Familie doch eine gewissen Richtschnur, an der sie sich orientieren können.

Die Terminalphase (lat. terminus = Grenze) ist nicht klar definiert; nach der Terminalphase kommt das Sterben selbst, die Finalphase. Einer der Väter der modernen Palliativmedizin, Robert Twycross schrieb:

» Der Patient ist sehr schwach, zumeist bettlägerig, schläfrig für lange Perioden mit stark limitierter Konzentrationszeit. Es besteht zunehmendes Desinteresse an Nahrung und an Flüssigkeit.

Gerade dieses Desinteresse an sonst so lebenswichtigen Dingen ist für die angemessene Begleitung in den nächsten Monaten entscheidend.

Terminalphase, die letzten Wochen und Monate

» Es ist sehr schwer vorauszusagen, wann die terminale Phase beginnen wird. In diesen letzten Lebenstagen hat das Wohlfühlen höchste Priorität. (P. Kaye)

7.1.1 Symptomatik

Wenn die fortschreitende Krankheit die körperlichen Möglichkeiten, besonders die Kräfte des Patienten immer weiter reduziert, kommt er irgendwann in die Terminalphase. Hier wechseln häufig Beschwerden in einem schnelleren Wechsel. Neue belastende Symptome kommen hinzu. Komplikationen und Nebenwirkungen von Behandlungen treten durch die Schwäche und fehlende Abwehr vermehrt auf.

Sie als Angehörige müssen den Patienten immer mehr helfen, weil die Kräfte, die körperlichen und teils auch die geistigen, immer mehr schwinden.

Wichtig ist es in der Terminalphase, spätestens jetzt die richtigen Hilfen zu organisieren. Noch ist Zeit, es drängt nicht zu sehr. Besonders in der Symptomkontrolle gibt es aber im Alltag, den wir in der Praxis erleben, teils noch ganz erhebliche Defizite. Diese Defizite sind meist einfach zu beheben.

Was ändert sich im letzten Lebensabschnitt und was kann nötig werden?

Mögliche Symptome der Terminalphasem:

- Weit fortgeschrittene Krankheit mit schlechter Prognose
- Zunehmend bettlägerig
- Extreme Schwäche
- Neue Symptome (z. B. Unruhe, Atemnot, Angst, Schmerz, Schläfrigkeit)
- Lebensbedrohliche Veränderungen
- Zeitweiser Verlust der Orientierung
- Verlust von Interesse für Essen und Trinken
- Verlust von Interesse für Umgebung
- Verlust von Interesse für eigenes Leben

Mit der Zunahme der genannten Symptome steigt die Wahrscheinlichkeit, in den nächsten sechs Monaten zu sterben.

7.1.2 Pflegegrad

Spätestens jetzt ist es auch an der Zeit, sich Gedanken zu machen, ob nicht ein Pflegegrad beantragt werden sollte. Bis zum Jahr 2016 wurde die Einteilung in drei Pflegestufen vorgenommen, seit 2017 sind es nun fünf Pflegegrade. Oft wird auch das viel später gemacht als es eigentlich möglich wäre. Leider wird der Betreuungsbedarf häufig deutlich niedriger eingeschätzt, als es dem gesunden Menschenverstand entspricht. Die Einteilung der Pflegegrade ist zwar erst im Jahr 2017 neu beschlossen worden, die Richtlinien dafür gibt es aber schon relativ länger unverändert und sie wird man in den nächsten Jahren überarbeiten müssen. Wenn Sie den Eindruck haben, dass der bescheinigte Pflegegrad nicht dem wirklichen Bedarf entspricht, können und sollten Sie einen Widerspruch einlegen.

Seit Juli 2014 liegt nun vom Medizinischen Dienst der Krankenkassen und dessen Aufsicht, dem MDS, eine neue Begutachtungsanleitung über Palliativpatienten für die SAPV und die Aufnahme in Hospize vor, die sehr hilfreich sein kann (▶ http://sindbad-mds.de/infomed/sindbad.nsf, dort unter 30.06.2014 zu finden).

7.1.3 Ambulante Hospizdienste

Hospizdienste gibt es nahezu flächendeckend in Deutschland, denn seit über 30 Jahren werden diese auf- und ausgebaut. Sie sind meist regional bereits sehr gut etabliert und anerkannt.

Ambulante Hospizdienste sind die Grundlage der Palliativversorgung!

Die Hospizbewegung will Ängste abbauen, Mut machen. Dabei setzen sich die Hospizdienste (zusammen mit der Palliativversorgung) ein für ein würdiges Sterben im häuslichen Umfeld, umgeben von den Menschen, die dem Patienten wichtig sind.

Ein ambulanter Hospizdienst ist eine ehrenamtliche Ergänzung zur meistens schon vorhandenen Versorgung durch die Pflegedienste und das erste Glied in der Kette, wenn es um die weitergehende Begleitung Schwerstkranker und Sterbender geht. Kosten entstehen den Patienten und Angehörigen keine und bis auf die sogenannten Koordinatoren arbeiten alle Begleiter unentgeltlich. Die ehrenamtlichen Hospizmitarbeiter werden von den Koordinatoren als Fachkräften angeleitet und in ihrer Arbeit begleitet.

Hospizdienste arbeiten ehrenamtlich und professionell.

Ein Hospizdienst arbeitet nicht pflegerisch und medizinisch, ergänzt diese Arbeit aber hervorragend, indem seine Ehrenamtlichen die so wichtige Zeit für das Da-Sein und Begleiten mitbringen können.

Zu den Aufgaben des ehrenamtlichen Hospizdiensts gehören zum Beispiel:

- die psychosoziale Begleitung,
- Hilfe bei persönlichen Angelegenheiten,

- palliative Beratung und Information,
- Beratung und Begleitung der Angehörigen,
- Trauerbegleitung der Hinterbliebenen.

Die Ehrenamtlichen führen oft viele intensive Gespräche über das Leben, das Sterben und den Tod. Ein Gespräch muss aber nicht sein, wenn der Patient es nicht möchte. Auch das Schweigen hat seine Zeit und gemeinsam schweigen ist oft viel schwerer als kluge Worte zu formulieren.

Durch die Gespräche mit dem Hospizdienst gefördert, kann aber auch das Gespräch innerhalb der Familie und Partnerschaft des Patienten wesentlich leichter werden und besser gelingen. Das sollte nicht unterschätzt werden.

Viele Hinterbliebene bedauern es, die verbleibende Zeit nicht besser genutzt zu haben. Deshalb ist es eine wichtige Aufgabe der Hospizbegleiter zu helfen, dass die letzte gemeinsame Zeit auch genutzt und miteinander gelebt werden kann.

So ist die sogenannte psychosoziale Begleitung eine unmittelbare Aufgabe der Hospizdienste. Die Familien befinden sich in einer schweren Lebenskrise mit für sie sehr angstbesetztem und ungewissem Ausgang. Dabei kommen schnell Gefühle wie Angst, Wut, Aggression hoch, oft beherrscht von einer Sprachlosigkeit darüber.

Sterben ist eine Lebenskrise mit ungewissem Ausgang, hier können die Hospizdienste begleiten und viel unterstützen. Alle Gefühle dürfen sein.

Hospizbegleiter ermutigen dazu, alle diese Gefühle zuzulassen. Und unterstützen im Gefühlschaos. Das rechtzeitige Ausleben dieser Gefühle ist aktive Trauerbewältigung schon vor dem Tod. Vergangene und unerledigte Konflikte und andere Dinge können angesprochen und oft bereinigt werden. Das Weiterleben – und natürlich auch das weitere Sterben – wird leichter!

Diese Klärung von Streitigkeiten und auch die Versöhnung mit Freunden oder zerstrittenen Familienmitgliedern sind dabei mindestens genauso wichtig wie die Vorbereitung einer Trauerfeier oder das Testament für die Erbschaft.

Die Trauer beginnt lange vor dem Tod.

Körperlich und seelisch, emotional entlastend kann es da für die Angehörigen sein, wenn der Hospizbegleiter vorübergehend ihre Aufgaben am Patienten übernimmt und z. B. am Krankenbett sitzt. Dann kann für die Angehörigen wieder etwas mehr Alltag stattfinden.

Erna, 74 Jahre

Irgendwann ist Erich durch die Pflege von Erna, die er jahrelang alleine gestemmt hat, völlig ausgelaugt und überlastet. Der Hausarzt sagt ihm, er habe schon mehr pflegende Angehörige vor den eigentlichen Patienten sterben sehen, wenn sie sich nicht ausreichend helfen ließen. Das will Erich auf keinen Fall. Er will doch immer für seine Erna da sein und sie deshalb unbedingt überleben. Deshalb willigt er – erst zähneknirschend – ein, dass zunächst dreimal pro Woche für zwei bis drei Stunden ein Hospizhelfer ins Haus kommt. Das ist eine reizende Dame: Sie war vor drei Jahren als Studienrätin in Pension gegangen und will sich nun noch einmal sozial engagieren. Wie schön ist das, wenn sie Erna stundenlang etwas vorliest oder sie auch gemeinsam fast vergessene Gedichte rezitieren!

Da kann Erich wirklich gut etwas für sich selber tun. Entweder sich tatsächlich einmal richtig in Ruhe auf die Couch legen. Oder in der Stadt einfach und völlig ungezielt bummeln gehen. Oder auch einmal Sport machen oder selber zum Arzt gehen. Auch in Haus und Garten gibt es ja mehr als genug Arbeit, während Erna auf die wunderbaren Gedichte lauscht und sich manchmal auch erinnert …

Solche Pausen sind für die Angehörigen eine ganz wesentliche Unterstützung, damit sie über der Pflege und den Sorgen nicht zusammenbrechen, sondern die Belastungen so gut es geht ertragen können.

7.1.4 Hilfen in stationären Pflegeeinrichtungen

Hospizlich-palliative Begleitung muss selbstverständlich auch in Pflegeheimen stattfinden.

Immer mehr Menschen leben im letzten Lebensabschnitt in Pflegeeinrichtungen. Ich sage bewusst „leben", weil die Pflegeheime nicht nur Aufbewahrungsorte für alte, kranke Menschen sein sollen. Wenn zu Hause ein Wohnen immer schwerer und dann nicht mehr möglich wird, ist man gut beraten, zu überlegen, rechtzeitig in eine Pflegeeinrichtung zu ziehen. So kann Lebensqualität sich noch einmal deutlich verbessern. Die meisten Einrichtungen fragen nach einer Patientenverfügung und Vorsorgevollmacht. Das ist gut so. Noch besser ist es, mit dem Personal dort klar zu besprechen, wie man sich seine Versorgung am Lebensende vorstellt. Sonst besteht ein hohes Risiko, aus verständlicher Unsicherheit heraus, doch noch zum Sterben in ein Krankenhaus verlegt zu werden.

Nicht immer ist die Personaldecke dort wirklich gut und ausreichend. Dazu kommt leider eine überbordende Dokumentationspflicht – was auch endlich die Politiker als Problem erkannt haben. Denn wenn ich viel über die Bewohner für die Akten schreiben muss, kann ich mich in diesem Augenblick nicht um die Bewohner kümmern.

Viele Möglichkeiten von Kooperation sind denkbar. Suchen Sie nach Lösungen!

Auch ist eine hospizlich-palliative Haltung nicht überall verbreitet. Das ist nicht anders als in Krankenhäusern, Arztpraxen, Pflegediensten. Aber es gibt sehr gute Möglichkeiten palliativer Begleitung in Pflegeheimen. Manche Einrichtungen haben eigene Hospizgruppen. Ein ambulanter Hospizdienst kann die Begleitung

Sterbender auch von außerhalb unterstützen. Dazu können auch die Palliative-Care-Teams wie daheim in die Versorgung eingebunden werden. Das heißt, die Verordnung für die sogenannte SAPV (▶ Abschn. 7.1.9) kann für Patienten, die in Pflegeeinrichtungen leben, genauso ausgestellt werden wie für Patienten zu Hause.

Ein **wichtiger Hinweis**: Stationäre Einrichtungen haben eine besondere Dokumentationspflicht, die auch überwacht und kontrolliert wird. Deshalb ist es wichtig, dass bei sterbenden Bewohnern, wenn es nötig ist, klare Anweisungen vom verantwortlichen Arzt auch schriftlich gegeben werden, wie zum Beispiel:

- keine Mindesttrinkmenge,
- keine Ein- und Ausfuhrkontrolle,
- das Notfallopioid muss griffbereit im Zimmer verfügbar sein,
- Routinemedikamente werden abgesetzt (wie Wassertabletten, Fettsenker, Thrombosespritzen u. v. m.).

Das sind für Viele unerhörte und undenkbare Forderungen. Jeder Arzt darf und sollte sie im Sinne des sterbenden Patienten anweisen.

Werden solche Anweisungen nicht schriftlich gegeben, dann wird häufig nicht im Sinne des Patienten gehandelt. Ist der behandelnde Arzt nicht da, könnte natürlich der Patient selber oder sein Bevollmächtigter oder gerichtlicher Betreuer diese Anweisungen geben. Dies ist aber oft schwierig umsetzbar, weil durch Unwissen bei den Versorgenden das Recht gebeugt wird. Weiter oben hatte ich schon einmal eine ganze Auflistung gemacht, was der Arzt empfehlen, bzw. für das Pflegeheim anordnen sollte. Die Mitarbeiter und die Einrichtung selber brauchen eine sichere Leitschnur für die Palliativbehandlung insbesondere in der Sterbebegleitung. Je nach der besonderen Situation kann und muss der Arzt diese Anordnung entsprechend anpassen. Nichts zu tun, keine Anordnungen und Verordnungen in der Sterbephase zu ändern, ist in der Regel falsch. Ein gutes Beispiel, das häufig nötig ist, bekommen Sie gleich bei Erna zu lesen.

Erna, 74 Jahre

Der Pflegedienst bei Erna wird immer unsicherer. Erst hat sie ja noch einen guten Liter am Tag getrunken. Eigentlich sollten es ja zwei bis drei Liter sein, da ist ein einziger Liter ja nicht wirklich viel. Aber jetzt sind es erst drei Tage nur 600 ml, dann 300 ml. Das geht nicht mehr, meint die Schwester, die vom Pflegedienst immer bei der Grundpflege hilft. Da müssen wir jetzt Infusionen anlegen, sonst gibt es Ärger.

Sie ruft nach einigem hin und her den Hausarzt an und bittet um eine Verordnung für eine Kochsalzlösung zur subkutanen Infusion. Das ist recht wenig belastend. Man muss keine Vene suchen, sondern lässt die Flüssigkeit langsam unter die Haut am Bauch oder Oberschenkel tropfen.

Wie überrascht ist sie, als sie beim nächsten Besuch statt der Anordnung in der Patientenmappe die Anweisung des Hausarztes liest, der im letzten Jahr einen 40-h-Kurs in Palliativmedizin belegt hatte:

„Bei der Patientin soll weder die Essens-, noch Trinkmenge, noch die Urinmenge dokumentiert werden. Alle drei sind nicht mehr für Erna relevant.

Stattdessen regelmäßige, mindestens zweistündliche Dokumentation der vorliegenden Schmerzstärke nach der NRS-Skala (0 bis 10) und der Atemfrequenz (Atemzüge pro Minute).“

Die zuständige Schwester ist völlig verblüfft über diese Anweisung. So etwas hat sie noch nie gesehen oder gehört. Kein Arzt hat das bisher schriftlich gegeben. Sie informiert die Pflegedienstleitung, spricht mit ihren Vorgesetzten und der Rechtsberatung des Dienstes und ist begeistert. Das ist endlich einmal eine sinnvolle Anweisung. So öffnet es ihr die Augen. Diese Anweisung nutzt wirklich der Patientin, wahrt den Patientenwillen und die Interessen der Patientin und deren Würde. Endlich eine Anweisung, die nicht nur für eine immer dicker werdende Patientenakte bestimmt ist.

Genauso gehe ich auch in einem Pflegeheim vor! Als ich es einmal vor einigen Jahren so in eine Patientenakte schrieb, kam die Mitarbeiterin kaum noch aus dem Staunen heraus. Sie rief gleich ihre Vorgesetze dazu und auch die war begeistert. Genau so habe ich es danach noch einige Male erlebt, wenn ich ähnliches in ähnlicher Situation anordnete.

Gute, engagierte Pflegekräfte brauchen gute, engagierte Ärzte, die ihnen den Rücken stärken.

Klare Anweisungen sind gerade auch im Pflegeheim wichtig.

Da sind auch einmal ungewöhnliche Wege notwendig, gerade in der Begleitung am Lebensende. Deshalb gilt gerade im Altersheim, dass ich dort so klare Anweisungen im Sinne des Patienten treffe, auch um die Mitarbeiter in der Einrichtung vor unsinnigen Vorwürfen zu schützen. Das kann jeder in der Patientenversorgung anregen oder selber machen oder besser, muss es sogar. Pflegeheime werden gewissenhaft überwacht und kontrolliert. Wenn dort dann in der Patientenakte dokumentiert wird, dass der Patient immer weniger trinkt und keine Konsequenzen gezogen werden, kann daraus ein großes Problem resultieren. Dann machen sich die Pflegekräfte und die Heimleitung schlimmstenfalls der Körperverletzung mit Todesfolge schuldig und risikieren Gefängnisstrafen.

Deshalb sprechen Sie die Heimleitung auf solche Fragen an. Die Deutsche PalliativStiftung kann Pflegeeinrichtungen kostenloses Informationsmaterial auch in größeren Mengen zu diesen Problemen zur Verfügung stellen.

Erna, 74 Jahre
Nun kommt aber Elisabeth, Ernas Tochter, die in Marbella lebt, zu Besuch. Sie ist selber Ärztin, bemerkt zu ihrem Entsetzen, dass keine Infusionen gegeben wurden und fordert jetzt vehement ein, dass die Mutter doch Infusionen haben müsste! Man könne die arme Frau doch nicht einfach so verhungern und verdursten lassen. Sofort will sie die Krankenakte einsehen und entsprechende Anordnungen treffen.

Da gab es nun ein Problem, wie es leider für mich alltäglich ist und in allen Einrichtungen letztlich alle Tage genauso vorkommt. Eine Tochter hat KEIN Recht, einfach so über die Mutter irgendwelche medizinischen Unterlagen einzusehen oder gar ärztliche Anordnungen zu treffen. Die Vollmacht hat ja Ernas Ehemann und der ist sich mit dem Hausarzt einig. Natürlich führen solche Streitereien zu viel Ärger und nutzloser Arbeit ... Viel besser ist es, viel befriedigender wird die Arbeit, wenn es gelingt, die verschiedenen Meinungen und Einstellungen im Sinne des Patienten unter einen Hut zu bringen.

7.1.5 Was können stationäre Hospize?

Hospize sind nicht einfach „bessere Pflegeheime".

Ein Hospiz ist eine wunderbare Pflegeeinrichtung, die mit einem Krankenhaus nichts zu tun und auch nicht viel gemeinsam hat. Eigentlich ist ein Hospiz mehr wie ein Pflegeheim. Aber es ist doch grundlegend anders. Der Personalschlüssel ist sehr viel besser. Das bedeutet, dass eine Pflegefachkraft nicht -zig Patienten versorgen muss, meist nur zwei oder drei. So wie es eben geht, damit noch ausreichend Zeit ist für die notwendigen Gespräche, damit die Pflege nicht nur das Ziel satt, sauber, still und schnell hat, damit auch angemessen Zeit ist zum Dasitzen, Beobachten, Nachdenken. Das nutzt allen Beteiligten unglaublich viel, wenn der Zeitdruck aus der Begleitung genommen wird. Zu den hauptamtlichen kommen zahlreiche ehrenamtliche Mitarbeiter, die den Patienten das wertvollste Spenden, das sie haben, ebenfalls und noch einmal: ihre Zeit.

Schwerstkranke Menschen mit einer Lebenserwartung etwa wie in der Terminalphase, die zu Hause ganz alleine oder auch mit der Familie aus den verschiedensten Gründen nicht mehr zurechtkommen, können in ein Hospiz aufgenommen werden. Das sind manchmal Pflegeprobleme oder medizinische Probleme, die mehr fachliche Betreuung nötig machen oder es ist notwendig, weil die Patienten die Pflege den Angehörigen nicht mehr zumuten wollen, weil sie glauben, dass diese sich zu sehr überlasten. Die Gründe können vielfältig sein, ein Arzt muss dies bescheinigen und einen Antrag auf die Kostenübernahme für einen Hospizaufenthalt stellen. Aus einem Pflegeheim kann man nicht ohne weiteres in ein Hospiz verlegt werden, weil Pflegeheime den Auftrag übernommen haben, bis zum Lebensende ihre Bewohner umfassend zu versorgen. Aber, sie sind weniger erfahren in solchen Fragen, es gibt manchmal medizinische Probleme, die im Pflegeheim einfach nicht so angemessen gelöst werden können wie im Hospiz. Oder es bestehen im Pflegeheim schwerwiegende ethische Konflikte zwischen den Mitarbeitern oder innerhalb der Mitarbeiter oder auch mit den Angehörigen, Ärzten, dem SAPV-Team, wenn es zum Beispiel um das Sterben-Zulassen bei einem Patienten geht, der durch künstliche Lebenserhaltung noch jahrelang überdauern kann. Niemand darf gegen seinen Willen behandelt werden. Weder darf ein Mitarbeiter gegen seine Überzeugung, sein Gewissen gezwungen werden eine Behandlung durchzuführen noch sie nicht weiter fortzusetzen.

Vielfältige Gründe können zu einer Hospizaufnahme führen.

In solchen Fällen sollte man mit der Krankenkasse reden. Ich habe bislang damit stets Erfolg gehabt und sinnvolle Lösungen in Übereinstimmung mit den Beteiligten gefunden.

Auch Menschen, die keine Angehörigen mehr haben, die ihnen helfen können, oder bei denen das soziale Umfeld zu schwierig ist, können als Gäste ins Hospiz kommen. Weil es kein Teil eines Krankenhauses ist und man bis zu Ende dort wohnt, lebt man dort auch eher als ein Gast zur liebevollen Pflege und zur Betreuung, nicht als Patient zur medizinischen Therapie. Ein Hospiz ist auch keine Palliativstation und ärztlich/medizinisch ist prinzipiell zuerst einmal der Hausarzt weiter zuständig mit seinen Möglichkeiten der Behandlung in der sogenannten „Regelversorgung“. Bei Problemen kann er eine Verordnung von SAPV ausstellen und dann im Hospiz gemeinsam mit den Spezialisten weiter betreuen.

Patienten im Hospiz werden in erster Linie als Gäste gesehen.

Gibt es im Hospiz schwerwiegende, medizinische Probleme, die behandelt werden könnten, so kann manchmal eine Einweisung ins Krankenhaus nötig und gewünscht werden. Das ist eine seltene Ausnahme. Ein Betroffener kann sich aber auch bewusst entscheiden, im Hospiz zu bleiben und nicht mit allen Möglichkeiten medizinisch behandelt zu werden, der Krankheit ihren Lauf zu lassen, Symptome zu lindern und sich als Gast „nur“ intensiv begleiten zu lassen.

7.1.6 Was ist bei Kinderhospizen anders?

„Was, Sie arbeiten in einem Kinderhospiz? Das könnte ich nicht, das muss ja furchtbar sein!“ So oder recht ähnlich war meist die erste Reaktion, wenn ich gefragt wurde, wo ich arbeite, als ich dort noch tätig war. Irgendwie hat jeder sich schon von einem Kinderhospiz ein ziemlich konkretes Bild gemacht. Ein konkretes Bild, das meist sehr falsch ist. „Das ist dort, wo die krebskranken Kinder zum Sterben hinkommen müssen." „Dort kommt niemand mehr lebend heraus." „Es ist dort todtraurig, wenn nicht gerade die Klinikclowns kommen." „Es muss möglichst nebenan, in der Nähe sein. Jede Stadt braucht eigentlich ein Kinderhospiz."

Provokante Worte? Sicher, aber solches Nichtwissen und Fehlwissen ist leider die Realität. Meist macht man sich von den Dingen ein falsches Bild, vor denen man sich irgendwie fürchtet, bei denen man lieber wegschaut.

Kinderhospize sind ganz wichtige Orte zum Leben und zur Erholung für die Familien.

Kinderhospize sind ganz wichtige Ort zum Leben. Für die Kinder, für die Eltern, Geschwister (◘ Abb. 7.1). Das dortige Team ist auch ein wichtiger Partner für die Pflegedienste und Kinderärzte, welche die Betroffenen im häuslichen Umfeld betreuen. Oft kommen die Familien über Jahre und Jahrzehnte mehrmals im Jahr dorthin. Man nennt diese Aufenthalte sozialrechtlich Entlastungspflege. Die Eltern nennen es, „endlich einmal Urlaub". Bis es dann irgendwann zu Ende geht und die Aufenthalte wegen medizinischer Probleme zunehmen.

Kinderhospize sind wunderbare Einrichtungen, in denen Kinder und ihre Familien eine Zeitlang Erholung und Unterstützung finden können, um für zu Hause wieder Energie zu tanken. Oder zu denen sie auch zum Ende hinkommen können, damit die Kinder und ihre Familien in der so schweren Situation des Sterbens angemessen betreut und begleitet werden können. Ich habe es sogar einige Male erlebt, dass die Familien mit ihrem toten (!) Kind kamen, um es dort für einige Tage aufzubahren. Sogar das ist möglich.

In Kinderhospizen wird gestorben.

In manchen mehr, in anderen fast nie. Das hängt von vielen Umständen ab, wie lange eine Einrichtung etabliert ist, für was sie bekannt geworden ist, wie die Mitarbeiter ausgebildet sind, welche

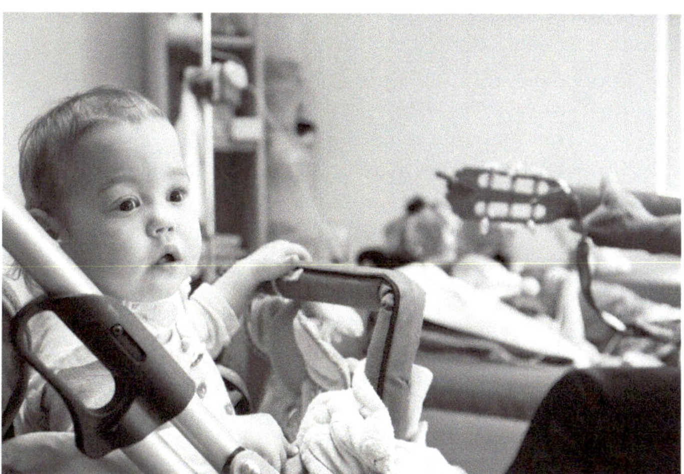

◘ **Abb. 7.1** Im Kinderhospiz wird erst einmal gelebt. Es ist auch wichtig, damit die Familien wieder Lebensfreude tanken können.
(Mit freundlicher Genehmigung des Deutschen PalliativVerlags)

technischen Möglichkeiten es gibt. Kann man zum Beispiel Kinder beatmen? Sie erinnern sich noch an das Gespräch am Springbrunnen mit dem drohenden Unwetter?

Murat, 8 Jahre

Murat wurde weiter künstlich ernährt.

Inzwischen ist wegen der vielen Komplikationen eine Dauerbeatmung notwendig. Der kleine Junge liegt nun mit angespannten Gliedmaßen im Pflegebett, immer wieder kommt ein Krampfanfall. Ein Schlauch steckt in seiner Luftröhre, der direkt aus dem Hals herauskommt. Eine Maschine bläst regelmäßig Luft in die Lunge, was der Maschine mal besser und mal schlechter gelingt. Je nachdem, wie Murat gerade gelagert worden ist und je nachdem, wie viel Schleim gerade die Atemwege verlegt und damit den Luftstrom behindert.

Für seine Eltern ist das alles völlig normal geworden. Medine hat sich zu einer echten Expertin für Beatmungspflege entwickelt, sich sehr viel Wissen dazu angegoogelt, angelesen und auch in der Selbsthilfe angeeignet. Murat hat immer viel gestrahlt, gelacht, gegluckst, wenn er Zuwendung bekam. Das war auch so, nachdem er schon lange schwerstmehrfachbehindert war, wie der Fachausdruck dazu heißt. Aber jetzt sieht man kein Lächeln mehr. Auch keine Träne rinnt ihm über die zarten Wangen, selbst, wenn er furchtbare Husten- und Erstickungsanfälle hat, wenn ihm wieder einmal der Schleim die Luftröhre verlegt.

Ohne die Ernährungssonde, ohne den Beatmungsschlauch und ohne das Beatmungsgerät wäre Murat schon lange nicht mehr bei seinen Eltern, er wäre schon lange tot. Aber so? Wie kann er so sterben, wenn er doch sehr wirkungsvoll künstlich am Leben erhalten werden kann. Darf man ihn überhaupt sterben lassen?

Bei der Arztvisite vereinbaren wir dann für den nächsten Tag einen „runden Tisch", zu dem die Eltern, die Pflege, Hospizleitung, Arzt und Seelsorger kommen sollen, um zu überlegen, was die richtigen Schritte für Murat sein könnten.

Manchmal wird es so sein, dass man ganz aktuell im Notfall einen Bedarf an Hilfe und Unterstützung braucht, weil zu Hause nichts mehr geht. Da gibt es die Option – teils ist sie bereits perfekt vorhanden, teils im Aufbau, oft aber noch Wunschdenken –, dass Teams der spezialisierten ambulanten Palliativversorgung (SAPV) für Kinder gemeinsam mit einem Kinderhospizdienst daheim wirkungsvolle Hilfe leisten können, teils gibt es gut etablierte Palliativzimmer in Kinderkliniken, die auch bereits eingebunden und genutzt werden können.

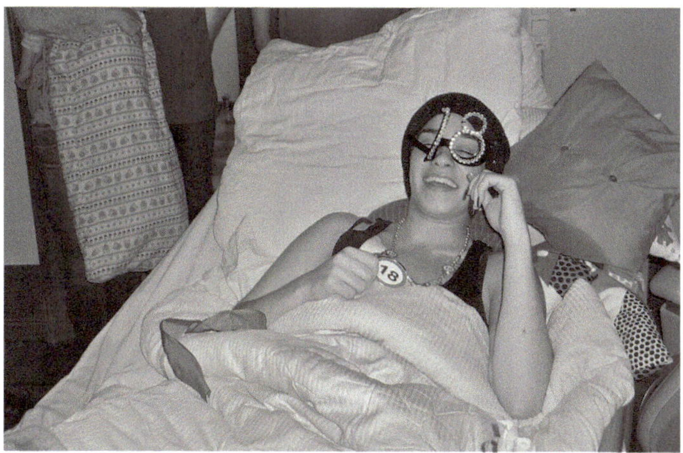

Abb. 7.2 Alisha wollte Sängerin werden, dann wurde sie sterbenskrank. (Fotograf: Thomas Sitte, mit freundlicher Genehmigung des Deutschen PalliativVerlags)

Als ich selber erst einige Tage im Kinderhospiz gearbeitet hatte, haben wir einmal eine tolle Party gefeiert. Eine krebskranke junge Frau war 18 Jahre alt geworden (Abb. 7.2). Endlich volljährig. Sie hätte so gerne eine Showkarriere gemacht, hatte schon gemodelt, getanzt, gesungen und besaß eine sehr gute Bühnenpräsenz. Das war ein wundervolles Fest, das sie glücklich gemacht hat. Nachts um halb zwölf wurde ich dann hinausgerufen.

Eltern waren von weither mit ihrem toten Kind zu uns gekommen. Sie waren, wie sollte es anders sein, völlig erschöpft, sehr, sehr traurig und wollten nun von mir wissen, ob ich meine, dass ihre zweijährige Tochter am Lebensende erstickt sein könnte. Es gibt Anzeichen dafür, die man bei einer Leichenschau finden kann. Mitten aus dem Leben zur Leichenschau bei einem Kleinkind. Krasser hätte mein Einstand dort kaum sein können. Ich habe mir die Kleine sehr gewissenhaft angeschaut, sie untersucht, die Eltern noch einmal genau befragt und mir erzählen lassen, was passiert war. Dann konnte ich sie beruhigen, dass ihr Kind am Ende sicher nicht erstickt ist. Zwischendurch konnte man im Abschiedszimmer immer wieder auch die Musik und lautes Lachen von der Party hören.

Warum die Eltern mit dem toten Kind viele hundert Kilometer im Auto gefahren sind, fragen sie sich vielleicht. Im Kinderhospiz konnten die Kinder einige Tage zum Abschied nehmen aufgebahrt werden. Außerdem war es für die Eltern ein sicherer Rückzugsort geworden, an dem sie die notwendige Hilfe bekamen.

Dann bin ich wieder rein auf die Party. Das ist ein enormes Wechselbad der Gefühle für mich gewesen, sodass ich heute noch feuchte Augen bekomme, wenn ich mich daran erinnere.

Nachts wäre unser Geburtstagskind dann noch fast gestorben, weil sie sich auf ihrem Fest einfach völlig übernommen hatte. Auch da mussten wir noch einmal „ran".

Sie sehen, im Kinderhospiz gibt es viele völlig unvorhersehbare Überraschungen. In der Regel gibt es aber eine gute Planbarkeit und monatelange „Vorausbuchungen". So haben die Eltern oft schon mehrere Aufenthalte im Voraus reserviert. Aufgenommen wird man nach einer Verordnung eines Kassenarztes und Genehmigung durch die Krankenkasse. Das ist für die Eltern unkompliziert. Manchmal muss es natürlich schnell gehen, weil zu Hause die Versorgung nicht mehr richtig gelingt. Für Notfälle wird dann fast immer ein Bett freigehalten und die Genehmigung für die Aufnahme kann dann vom Hospiz nachträglich eingeholt werden.

Leider ist es so, dass überall in Deutschland zu wenige Pflegekräfte interessiert und zugleich geeignet sind, in einem Kinderhospiz zu arbeiten. Kein Hospiz kann deshalb alle Betten gleichzeitig belegen, selbst wenn es genügend Kinder gäbe. Dies ist die gute Nachricht: Es gibt mittlerweile so viele Kinderhospize in Deutschland, dass es schon nicht mehr genügend Kinder gibt, um die Betten auch nur annähernd auszulasten, außer vielleicht in den Sommerferien, denn dann wollen alle möglichst lange im Kinderhospiz Entlastung finden.

Manchmal, und das trifft für die weit überwiegende Mehrzahl der Kinder in Kinderhospizen zu, geht es um eine regelmäßige Entlastung für die Familie. Das Kinderhospiz muss gut erreichbar sein, darf ruhig ein Stück entfernt von zuhause sein, man möchte eine „Luftveränderung" mit guten Freizeitmöglichkeiten für die mobileren, aber auch die kranken Familienmitglieder. Man will sich einfach wohlfühlen. Hier gibt es dann einen hohen Anspruch bzgl. der Lage und der Ausstattung der Einrichtung und natürlich der Transportmöglichkeiten dorthin.

Die Deutsche PalliativStiftung arbeitet am Konzept des PalliMobils, mit dem auch schwersterkrankte und/oder beatmete Patienten mit ihren Angehörigen komfortabel transportiert und so noch Wünsche erfüllt werden können. Vielleicht haben Sie Lust die Finanzierung des PalliMobils zu unterstützen?

7.1.7 Hospital Support Team im Krankenhaus

Palliativteams, die für alle Abteilungen zur Verfügung stehen, sind oft die ideale Lösung.

In einem Krankenhaus muss die palliative Versorgung nicht unbedingt besser sein als zu Hause oder auch in einem Hospiz. Das ändert sich zum Glück mehr und mehr, besonders seit es ein eigenes Hospiz- und Palliativgesetz gibt. Den Abteilungen der Krankenhäuser, die palliativ nicht spezialisiert sind, können Hospital Support Teams (Palliativkonsiliardienste) für die Behandlung belastender Symptome wie Schmerzen, Atemnot, Übelkeit und komplexe pflegerische Probleme (schwer behandelbare Wunden etc.)

Beratung und Hilfe bieten. Wenn sich einer Ihrer Angehörigen im Krankenhaus befindet und Sie glauben, dass er nicht angemessen palliativ betreut wird, fragen Sie doch einmal, ob es so ein Team gibt oder wenigsten einen Konsiliardienst für palliative Fragen! Prinzipiell hat natürlich auch jeder Krankenhauspatient ein Recht darauf angemessen palliativ behandelt zu werden.

Nach dem Erstbesuch können auch weitere Folgetermine angemeldet werden. Die vom Hospital Support Team betreuten Patienten werden dann auch regelmäßig im Verlauf besucht und das weitere Vorgehen wird dann jeweils zwischen dem behandelnden Team und der Station abgesprochen.

Unmittelbar vor und nach dem Wochenende (Montag und Freitag) sollten die betreuten Patienten besucht werden. Diese Besuche dienen der Vor- bzw. Nachbesprechung des Wochenendes. Die Leistungen der einzelnen Berufsgruppen richten sich grundsätzlich nach dem Bedarf des Patienten, seiner Angehörigen und/oder des behandelnden Teams.

7.1.8 Palliativstation

Kaum jemand, der nicht in tiefer in die Materie eingetaucht ist, versteht die Unterschiede, was jeweils therapeutisch möglich wäre und dann auch gemacht wird im Krankenhaus, Hospiz, in der SAPV oder auch, was Palliativmediziner denn überhaupt anders machen als Hausärzte. Dazu habe ich von einem Hausarzt einmal ein wunderschönes Lob gehört, der bei mir einen Palliativkurs besucht hatte. Er meinte, dass er bislang überzeugt war, in einem Vierteljahrhundert Hausarztpraxis seine Patienten auch bis zum Lebensende optimal betreut zu haben. Jetzt habe er erkannt, was alles noch möglich gewesen wäre.

Nicht nur eine schöne Sterbestation. In einer Palliativstation werden Patienten wirkungsvoll behandelt.

Zunächst einmal sind die Übergänge natürlich fließend. Überall sollten zumindest einige Mitarbeiter besonders qualifiziert und erfahren in Palliativversorgung sein. Dies gilt besonders für Hospize und Palliativstationen. In beiden Einrichtungen steht der Mensch im Vordergrund und die Technik sollte diskret im Hintergrund bleiben. Die Umgebung auf der Palliativstation ist meist schöner, großzügiger und wohnlicher gestaltet als in einer Intensivstation oder einem Altenpflegeheim.

Eine Palliativstation ist immer Teil eines Krankenhauses. Sie wird von Ärzten geführt, die speziell in Palliativmedizin ausgebildet sind und eine langjährige, praktische Erfahrung auf diesem Gebiet haben sollen (▫ Abb. 7.3).

So wird in einer Palliativstation als einer Abteilung im Krankenhaus versucht, auch mit den Mitteln einer Hochleistungsmedizin, den Patienten wieder dafür fit zu machen, dass dieser möglichst bald wieder nach Hause kommen kann und dort weiterlebt. In eine Palliativstation sollte man nicht zum Sterben auf-

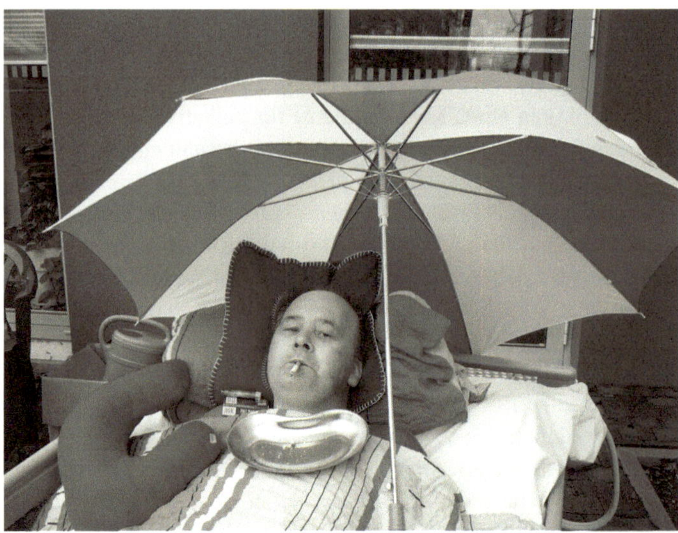

Abb. 7.3 NO SMOKING, PLEASE! Warum sollte man einem Sterbenskranken auf der Palliativstation das Rauchen verbieten?
(Mit freundlicher Genehmigung des Deutschen PalliativVerlags)

genommen werden. Leider ist dies oft trotzdem der Fall, weil andere Möglichkeiten der Unterbringung nicht ausreichend vorhanden, nicht bekannt sind oder dazu nicht beraten wird.

SAPV, vier Buchstaben, die jeder kennen sollte, weil diese Hilfe jeder irgendwann in irgendeiner Form brauchen wird.

7.1.9 Spezialisierte ambulante Palliativversorgung (SAPV)

Die SAPV ist eine ambulante Versorgungsart, an deren Auf- und Ausbau ich selber intensiv mitgewirkt habe. Wir hatten in Fulda etwa 2005 begonnen, ein wachsendes, verbindliches Netz für die Versorgung unserer Patienten in Osthessen zu knüpfen. Nach und nach kommen nun in allen Regionen Deutschlands diese sogenannten „SAPV- oder Palliative Care Teams" in die Startlöcher, oft versorgen sie auch schon eine große Zahl von Patienten. SAPV-Teams betreuen vorwiegend oder ausschließlich Palliativpatienten, sie sind also hochspezialisiert und können dadurch die notwendige Routine erlangen, um auch sehr schwierige medizinische Probleme zu Hause unter oft sehr schwierigen Bedingungen lösen zu können.

Neben gut 250 Teams für Erwachsene gibt es inzwischen auch etwa 30 Teams, die auf die Versorgung von Kindern spezialisiert sind. In einem solchen Kinderpalliativteam, den Kleinen Riesen aus Kassel, arbeite ich mit großer Freude in Teilzeit mit. Die meisten Betroffenen können sich unter SAPV nichts vorstellen. Dazu ist die Bevölkerung einfach nicht ausreichend informiert. Welche Möglichkeiten gibt es, auch einen schwer kranken oder sterbenden Menschen zu Hause zu betreuen?

So hören wir leider immer wieder: *„Hätte ich das vorher gewusst, wäre mir so viel erspart geblieben!“*, deshalb habe ich dieses Buch geschrieben, damit Ihnen, lieber Leser, genau das erspart bleibt!

Deshalb habe ich dieses Buch geschrieben!

So kann es vorkommen, dass ein Patient zu Hause mit einem sehr schwierigen Schmerzgeschehen über eine Pumpe, die Schmerzmittel direkt ins Hirnwasser abgibt, versorgt werden muss. Das können Hausärzte nur selten. Die Krankenhausärzte wollen oder dürfen nicht zu einem Besuch hinfahren und auch der „normale“ Pflegedienst kommt schnell an seine Grenzen.

Nicht (mehr) behandeln erfordert mehr Zeit und Können als etwas zu tun.

Oder es muss ein Patient bei fortschreitender Lähmung beatmet werden. Vielleicht muss auch „nur" in langen und schwierigen Gesprächen geklärt werden, welche Behandlungen nicht mehr(!) sinnvoll oder nicht mehr gewünscht sind und deshalb nicht mehr weiter fortgeführt werden sollten. Gerade das Nicht-Behandeln oder das Beenden von Therapien ist oft sehr schwierig. Wenn ich einem Patienten erklären muss, dass ich eine Therapie nicht mehr für nötig halte, ist es am besten, ich könnte (!) sie selber dort bei ihm zu Hause durchführen, empfehle aber, es zu lassen.

Fast alle derartigen Probleme sind ambulant lösbar, fallen allerdings dann oft nicht mehr unter die Regelversorgung. Die spezialisierte ambulante Palliativversorgung (SAPV) ist eine besondere Versorgungsform, die ein Krankenhausarzt für sieben Tage verordnen kann, wenn er den Patienten entlässt. Der Hausarzt kann die Verordnung bis zum Lebensende ausstellen bzw. solange es nötig ist.

Gesetzlicher Anspruch auf SAPV

Dieser Anspruch auf SAPV ist seit 2009 gesetzlich verankert für die Patienten, die besonders starke, sonst nicht behandelbare Beschwerden oder Probleme haben und die gesetzlich versichert sind. Hier sind also Kassenpatienten den Privatversicherten gegenüber deutlich besser gestellt. Die Privatversicherungen erkennen dies nach einem langen hin und her allmählich auch und einige nehmen deshalb die SAPV in ihren Leistungskatalog auf. Wenn Sie ein Privatpatient sind, fragen Sie doch einfach bei Ihrer Krankenversicherung nach. Und wenn es heißt, das übernimmt die Krankenversicherung nur auf „Kulanz“, dann bohren Sie bitte nach, warum es kein normaler Leistungsinhalt werden kann.

Dinge, die wir ändern können, müssen wir nicht hinnehmen.

Krankheiten von SAPV-Patienten sind:
unheilbar
fortschreitend
weit fortgeschritten
lebensbegrenzend

Zur Verordnung einer SAPV muss die Krankheit unheilbar, fortschreitend und weit fortgeschritten sowie lebensbegrenzend sein. Außerdem wird davon ausgegangen, dass die palliative Basisversorgung und Grundversorgung nicht ausreicht. Das Palliative Care Team, bestehend aus Palliativmediziner, Palliativpflege und manchmal noch Angehörigen anderer Berufsgruppen, stellt eine Rund-um-die-Uhr-Erreichbarkeit sicher und kann, je nach Wohnlage, auch im Notfall schnell einen Hausbesuch durchführen. Das gibt zusammen mit der Behandlung durch den Hausarzt und den Pflegedienst eine sehr große Sicherheit, sodass Patienten nur noch selten unerwünscht in ein Krankenhaus eingewiesen werden müssen.

Ziel von SAPV ist die Vermeidung von Krankenhauseinweisungen.

7.2 Palliative Sedierung als Ausweg?

Eigentlich hat jeder Mensch irgendwann Angst, dass er Leiden am Lebensende nicht mehr ertragen kann, dass er die Kraft verliert, einfach nicht mehr will … Hier kommt schnell der Ruf nach „Sterbehilfe" auf. Ich habe im ▶ Kap. 6 schon erklärt, dass hiermit viele verschiedene, oft völlig falsche Maßnahmen bezeichnet werden. Seit 2012 ist diese Sterbehilfe in Form von Suizidassistenz immer mehr in den Medien und – glücklicherweise – auch in der öffentlichen Diskussion.

Leider werden dabei oft die Diskussionen zu dem Thema mit der Tötung auf Verlangen oder gar der Tötung aus Mitleid vermengt. Und leider werden hier zu persönliche, meist sehr traurige, negative Erlebnisse bunt in die sonst vielleicht noch halbwegs sachliche Diskussion eingeflochten; Erlebnisse, die aus meiner Sicht nahezu immer Folge von gravierenden medizinischen Fehlbehandlungen waren. Sie führen zu unsachlichem Austausch und vielerlei falsche medizinische Begründungen werden von beiden Seiten geliefert.

Der Wunsch nach „Sterbehilfe" ist meist der Wunsch nach der einen letzten Spritze zum Sterben.

Ich selber werde seit vielen Jahren regelmäßig um „Sterbehilfe" gebeten. Was die Patienten oder auch Angehörigen dabei vor allem meinen, ist die Tötung auf Verlangen. Ich werde also gebeten, eine tödliche Spritze zu geben. Seltener werde ich gebeten, einen Rat zu geben, wie man selber durch Selbsttötung aus dem Leben scheiden oder einem Freund oder Angehörigen dabei helfen kann.

Ich höre dann immer ganz besonders aufmerksam zu und frage auch viel nach. Da muss ich mir einfach Zeit nehmen, selbst, wenn sie für mich vielleicht gerade knapp ist.

Eine schwierige Frage in der Sterbebegleitung, aber zugleich hilfreiche Alternative bei schwerstem Leiden ist die palliative Sedierung. In der aktuellen Diskussion um die „Sterbehilfe" sollten deren Rahmenbedingungen den Beteiligten deshalb sehr gut bekannt sein. Bei diesen hunderten Gesprächen konnte ich bisher immer andere Lösungen als den schnellen Tod mit meiner Hilfe anbieten: Eine bessere hospizlich-palliative Begleitung und, wenn gar nichts mehr geht, als letzten Ausweg die sogenannte palliative Sedierung.

Definition

Unter palliativer Sedierung soll die Gabe von sedierenden (beruhigenden) Medikamenten zur Minderung des Bewusstseinszustands verstanden werden, um anderweitig therapierefraktäre (nicht behandelbare) Beschwerden am Lebensende in einer ethisch vertretbaren Weise zu reduzieren.

Auch palliative Sedierung kann missbraucht werden.

Die praktische Umsetzung ist oft für wenig Geübte schwierig, man braucht ein hervorragend fundiertes Fachwissen, sehr viel Erfahrung und vor allen Dingen ein sehr gutes Team. Eine fehlerhafte Indikationsstellung oder auch ein klarer Fehlgebrauch der palliativen Sedierung können leicht auf diesem Gebiet weniger routinierten Kollegen unbeabsichtigt oder auch beabsichtigt unterlaufen. Es ist nicht selten, dass diese Sedierung mehr oder weniger heimlich missbraucht wird, um den Tod schneller herbeizuführen.

Das bedeutet aber nicht, dass ich so einen Missbrauch gut heißen würde und es bedeutet auch nicht, dass die palliative Sedierung richtig angewandt das Leben verkürzt.

Ich möchte am Beispiel von Peter aus der Praxis heraus so ein mögliches Vorgehen darstellen:

Peter, 48 Jahre

Peter kann durch eine intensive hospitzliche und palliative Begleitung noch einmal über viele Monate eine Zeit mit hoher Lebensqualität ermöglicht werden. Nachdem es ihm einige Zeit im Krankenhaus so richtig schlecht ging, wird er wieder beweglicher, kann teils selber Auto fahren und nimmt mit viel Freude am alltäglichen Leben teil. Aber der Krebs verschlechtert sich natürlich, breitet sich weiter aus. Peter ernährt sich mithilfe seiner Familie und auch des Pflegediensts über seinen Port direkt in die Vene.

Doch irgendwann, da ist er schon eine Zeitlang bettlägerig, verliert er ganz den Lebenswillen, er kann einfach nicht mehr. Er hat Schmerzen, immer wieder Übelkeit und Erbrechen, Erstickungsanfälle deren Ursache schwer zu behandeln ist, und verliert völlig den Lebensmut.

Die Behandlung wird jetzt von ihm mehr wie eine Sterbe- als wie eine Lebensverlängerung empfunden. Auf Wunsch von Peter setzen sich alle Beteiligten zusammen, erst das Palliative Care Team mit Ehefrau, Tochter Petra; später auch noch mit dem Hausarzt und dem Pflegedienst. Peter sagt klipp und klar, dass er jetzt so lange alles mitgemacht habe, es nun einfach nicht mehr ertragen könne und schlafen möchte. Eigentlich will er sterben. Die Ehefrau und seine Tochter bitten ihn aber inständig, sich nicht aufzugeben.

So gelingt es im Gespräch, einen Kompromiss zu finden. Er soll einfach ein paar Tage schlafen können, so etwas gelingt auch mit der palliativen Sedierung. Wir vereinbaren, ihn zwischendurch etwas wacher werden zu lassen, um ihn fragen zu können, wie es ihm geht und wie es weitergehen soll. Und damit ist Peter einverstanden.

Daraufhin wird die Schmerzmitteldosis etwas erhöht, ein Schlafmittel dazugegeben. Die künstliche Ernährung und die Flüssigkeitsgaben werden unverändert fortgeführt.

Um die Sedierungstiefe und die weitere Notwendigkeit zu kontrollieren, kommt das Palliative Care Team mindestens täglich ins Haus. Zudem wird die Familie genau eingewiesen und bekommt alle wichtigen Punkte schriftlich ausgehändigt.

So wurde die Medikamentengabe zwischendurch vorsichtig reduziert und Peter sagt mir dann nach zwei Tagen gleich als er wacher und ansprechbar wird, er will weiter schlafen.

Nach weiteren zwei Tagen fühlt er sich wesentlich besser als man ihn wacher werden lässt und gewinnt wieder Lebensmut, sodass die palliative Sedierung wieder eingestellt wird.

Hätte Peter aber bestätigt, dass er nicht mehr will, dass er auch keine Ernährung und Flüssigkeit mehr wolle, dann hätte man auch diesem Willen folgen können oder besser sogar folgen müssen. Er hätte dann noch etliche Tage ohne zu leiden geschlafen und wäre schließlich irgendwann friedlich, ohne das Bewusstsein wieder zu erlangen, gemäß seinen Vorstellungen verstorben.

Aber, durch die Erholung geht es jetzt ja wieder. Das war eine große Beruhigung für die Familie. Es war aber auch ganz besonders beruhigend für Peter, weil er nun wusste: Er muss keine Angst haben.

7.3 Palliative Sedierung ist nicht terminale Sedierung

Palliative Sedierung ist Symptomkontrolle

Palliativ sollten nur Patienten sediert werden, die schwer leiden und deren Krankheit nicht mehr heilbar ist. Im Rahmen der Palliativversorgung wird so symptomkontrolliert (!) mit Medikamenten beruhigt. Das heißt, es werden Medikamente in einer Dosis eingesetzt, die gerade ausreicht, damit der Patient zufrieden ist. Darunter wird der Patient noch ausreichend atmen und nicht früher sterben also ohne diese palliative Sedierung.

Durch terminale Sedierung will man oft den Tod schneller herbeiführen.

Manche Ärzte führen eine „terminale Sedierung" durch, diese wird am Lebensende fortdauernd bis zum Tod eingesetzt und mit einer Stärke, die nicht nur die belastenden Symptome unter Kontrolle hält. Dies geschieht eventuell sogar mit dem eindeutigen Ziel, den Tod herbeizuführen. Diese terminale Sedierung kann somit ohne die notwendige Kontrolle und Sachkenntnis leicht – und das ist die sehr große Gefahr – missbräuchlich zur Tötung des Patienten genutzt werden. Dieser Missbrauch der terminalen Sedierung scheint Umfragen zufolge häufiger vorzukommen als angenommen und zwar meist durch in der Palliativversorgung weniger erfahrene Ärzte.

Aus Sicht von Laien ist der Unterschied zwischen palliativer und terminaler Sedierung oft nicht zu erkennen, aus Expertensicht sind beide in der Regel relativ einfach zu unterscheiden. Ich bin in den Jahren viel herumgekommen. Dabei habe ich viel gesehen, erlebt und vertraulich erfahren. Auch zum Gebrauch der Sedierung am Lebensende. Dabei bin ich immer wieder überrascht, wie sorglos davon gesprochen wird, dass mal eben die Dosis erhöht wird, der Tropf angehängt wird, weil Angehörige oder Versorgende meinen, es sei jetzt an der Zeit, das Leben zu beenden. Das hat nichts, aber auch gar nichts mit sachgemäßer Leidenslinderung, mit palliativer Sedierung zu tun.

In meiner Doktorarbeit, die ich 2015/2016 geschrieben habe, stellte ich auch Fragen zur Sedierung. Über einen Großteil der Antworten war ich dann ebenfalls erschüttert. Aus meiner Sicht ist bei der Sedierung eine sehr gute, für Dritte einwandfrei nachvollziehbare Dokumentation der Entscheidungen und der Maßnahmen wichtig. Auch sollte immer die Sedierungstiefe und zum Beispiel die Atemfrequenz dokumentiert werden, um zu zeigen, dass der Patient die richtige Medikamentenstärke bekommen hat und nicht getötet worden ist. Wenn ich später von Hinterbliebenen gefragt werde – das kommt immer wieder vor – ob wir denn den Tod beschleunigt hätten, kann ich guten Gewissens ein klares Nein sagen. Zudem kann ich anhand der Patientenakte gut zeigen, was wir wann und warum getan haben, weil der Patient unruhig war, weil er Schmerzen oder Atemnot hatte. Dazu auch wie wir nachweisen können, dass wir durch diese Leidenslinderung nicht das Leben verkürzt haben.

In Ländern, in denen die aktive Sterbehilfe erlaubt ist, zum Beispiel den Beneluxstaaten, können auf diesem Weg der dann dort so genannten terminalen Sedierung entsprechende umständliche Regularien umgangen werden, die bei einer Euthanasie eingehalten werden müssten.

Kein Arzt, keine Pflegekraft muss Dinge tun, die sie nicht verantworten können.

Kann ein Behandlungsteam die ethisch und juristisch berechtigten Wünsche eines Patienten nicht umsetzen, weil das Team damit die Grenzen der eigenen Fähigkeiten überschreitet, sollte die Behandlung an andere abgegeben werden. Gleichzeitig sind in der Behandlung immer die Grenzen allgemeiner juristischer und ethischer Prinzipien einzuhalten. Wenn etwa ein Patient mit dem Wunsch kommt, getötet zu werden, ist diese Grenze zumindest in Deutschland sicher überschritten, da Tötung auf Verlangen ein Straftatbestand ist, der nach deutschem Recht nicht gerechtfertigt werden kann.

Ziel palliativer Behandlung ist stets, symptomgelindert an der Hand eines Arztes, der begleitet, zu sterben und nicht durch die Hand dieses Arztes.

An dieser Prämisse sollten sich auch alle Überlegungen im Zusammenhang mit der palliativen Sedierung orientieren, um eine Umgehung des Tötungsverbots durch diese Maßnahme zu vermeiden. Interessant ist es übrigens, dass auch die großen Kirchen mit solcher Leidenslinderung kein Problem haben. Das ist anders, als man es oft hört. Papst Pius verkündete bereits 1957:

> » Wenn andere Mittel fehlen und dadurch unter den gegebenen Umständen die Erfüllung der übrigen religiösen und moralischen Pflichten in keiner Weise verhindert wird, ist es erlaubt.

Selbst der Vatikan erlaubt das Sterben-Zulassen, auch mit einer Sedierung, schon seit über 60 Jahren!

Zeit der letzten Tage und Stunden

Thomas Sitte

T. Sitte, *Ratgeber Lebensende und Sterben*, https://doi.org/10.1007/978-3-662-56029-7_8

8.1 Die sogenannte „Finalphase"

Finalphase nennt man die eigentliche Sterbephase.

Die Finalphase ist die letzte Phase im Leben vor dem eigentlichen Sterben. Auch die Finalphase, auch das Sterben selbst begreife ich als einen Teil des Lebens. Einen Teil des Lebens, der wichtig für uns ist, wenn wir selber sterben, besonders aber auch für die, die zurückbleiben.

Wie immer muss der Patient die Richtung vorgeben. Gut ist es, genau zu wissen, was der Sterbende für sich in Kauf nehmen möchte, was er ertragen oder nicht ertragen möchte. Ich kenne Aussagen bei der Arztvisite im Krankenhaus wie, „Das kann man ja nicht mit ansehen, da müssen wir jetzt den Tropf schneller stellen". Dazu kann ich nur sagen, niemand muss Krankheit oder Leiden oder was auch immer mittragen und mitertragen. Auch jeder Professionelle kann sich aus der Versorgung zurückziehen, wenn er diese nicht mitträgt oder miterträgt. Aber niemals dürfen wir unsere eigene Belastbarkeit, unsere eigene Begrenztheit zum Maß für den Anderen machen, sondern müssen überlegen, was der Patient jetzt möchte. Einfach mal den Tropf schneller drehen oder eine Spritze geben, wenn WIR es nicht mit ansehen können, das ist keine Leidenslinderung in der Palliativversorgung sondern juristisch gesehen vielmehr Totschlag, Mord oder ähnliches.

Die meisten Patienten möchten ihr Leiden begrenzt haben. Was wir in dieser Phase dann vordringlich erreichen wollen, ist es, den Patienten auf jeden Fall durch alle unsere Behandlungen möglichst wenig zu belasten. Das Ziel ist ihn so zu versorgen, dass er dort bleiben kann, wo er ist. Eine Verlegung noch kurz vor dem Tod ist sehr selten sinnvoll und eine unnötige Strapaze. Das große Problem dabei ist es, die richtige Grenzen, den richtigen Zeitpunkt zu finden – ist es zu sagen: „Jetzt ist es soweit". Hinterher, nach dem Tod, weiß man recht genau, da hat die Finalphase wohl angefangen. Hinterher sind wir immer alle klüger.

8.2 Symptomatik und Behandlung

In der Finalphase nehmen alle Organfunktionen ab. Der Körper stellt sich um und auf den Tod ein.

Einige Zeichen der Finalphase können die stark abnehmenden Körperfunktionen sein: Das Herz stolpert mehr, schlägt langsamer und rast dann wieder. Die Atmung wird wechselhaft, geht schneller, fliegt, macht dann wieder lange Pausen. Die Rasselatmung kann einsetzen, besonders, wenn kurz vorher noch Infusionen oder künstliche Ernährung gegeben wurden. Die Muskeln werden ganz kraftlos, die Haut verändert sich hin zum fahlgelben. Das Gesicht fällt ein, Nase und Kinn werden spitzer. Es bildet sich kalter Schweiß auf der kühlen Stirn.

Das Essen, Trinken, Tablettenschlucken geht oft überhaupt nicht mehr. Wozu auch!?

In der Finalphase werden Medikamente auf das allernotwendigste begrenzt. Oft sind z. B. noch Opioide nötig oder Medikamente gegen starke Schleimbildung, besonders Fentanyl und Scopolamin als Pflaster setze ich gerne ein, nicht hoch dosiert. Eben genau so, wie es notwendig ist. Da haben verschiedene Ärzte, oft durch ihre Erfahrungen bedingt, verschiedene Vorlieben. Wichtig ist, dass die Therapie gut zum Patienten und seinen Beschwerden passt. Medikamente wie Abführmittel, Entwässerungsmittel, Kortison, Antidepressiva, Herzmittel, Fettsenker und viele andere mehr sollten meist abgesetzt worden sein. Leicht geht so etwas unter. Oder die Pflegenden und Ärzte möchten nicht durch das Absetzen, falsch gut gemeint, die letzte Hoffnung nehmen. Deshalb sprechen Sie Ihren Arzt doch einfach an, welche Medikamente jetzt in der Sterbephase noch gegen die bestehenden Beschwerden sinnvoll sind und welche nicht mehr.

In großen Studien hat man herausgefunden, dass es dreizehn recht wichtige Anzeichen gibt, wenn der Tod in den nächsten drei Tagen eintritt. Es kann keines davon auftreten, einige davon oder auch alle zusammen. Es sind Hinweise und Anzeichen, mehr nicht und doch vielleicht hilfreich für Sie.

Anzeichen für zeitnahen Tod

- Fehlender Puls am Handgelenk
- Verminderte Urinmenge
- Sogenannte Cheyne-Stokes-Atmung
- Atmung mit Unterkieferbewegung
- Rasselatmung
- Fehlender Pupillenreflex
- Fehlender Lidschluss
- Grunzlaute
- Blutung aus dem Magen
- Schlaffe Nasolabialfalte
- Überstrecken des Halses
- Schlaffe Reaktionen auf Ansprache, Stimmen
- Schlaffe Reaktion auf Bilder, Gesichter

Diese Cheyne-Stokes-Atmung möchte ich noch einmal erklären, weil ich sie wichtig finde. Bei einem Sterben, das sich über einige Tage hinzieht, sehe ich sie fast immer. Salopp kann man Cheyne-Stokes so übersetzen: Erst ist sie schön, dann stockt sie. Der Patient atmet einige Male tief, dann ein paar Mal etwas flacher, dann kommt eine Pause und schließlich geht es von vorne los. Typisch sind sechs, sieben Atemzüge und Pausen von zwanzig bis dreißig Sekunden danach.

Schmerzen können stärker werden oder auch abnehmen, das ist kaum vorhersehbar. Die Wirkung der Schmerzpflaster lässt am Lebensende eher nach, sodass die Dosis bei gleicher Schmerzursache und -stärke dann deutlich erhöht werden muss, was aber kein Problem ist und nicht mehr Nebenwirkungen macht. Hat der Patient viel weniger oder keine Schmerzen oder andere Beschwerden, müssen die Medikamente angemessen reduziert werden.

Technik und Spritzen sind am Sterbebett nur ganz selten nötig.

Manchmal, wenn der Patient nicht mehr schlucken kann, muss auch auf Spritzen unter die Haut oder Zäpfchen umgestellt werden. Meistens reichen aber entsprechende Pflaster und Nasensprays aus, sodass viel Technik immer seltener notwendig wird. Ich selber habe in der ambulanten, wie auch in der stationären Versorgung fast keinen Bedarf mehr für technische Geräte am Lebensende, ebenso wenig für Infusionen oder Sauerstoff. Je mehr Erfahrung ich im Laufe der Jahrzehnte bekommen habe, umso weniger habe ich gemacht. Oft kommt es mir so vor, als ob weniger, und eben genau das passende, zu machen, sehr viel persönliche Erfahrung braucht.

Am Lebensende wird auch immer wieder die Frage gestellt, ob man nicht gegen „das Verdursten" in der Finalphase Infusionen geben sollte. Ich bin schon im ▶ Abschn. 5.8 darauf eingegangen, sodass ich hier die Antwort kurz halten will: Nein oder nur ganz, ganz selten. Beim Sterben brauche ich keine Infusionen mit Flüssigkeit mehr. Mein Flüssigkeitsbedarf ist dann ganz anders als zum guten Überleben.

Hunger und Durst sind kein Problem. Beim Sterben braucht man keine Nahrung mehr.

Quälend für alle Beteiligten kann eine starke Unruhe am Lebensende sein. Sie kann sehr handfeste, körperlich Gründe haben, wie Harnverhalt bei übervoller Blase oder andere Schmerzen. Oft ist Unruhe aber auch einfach ein Zeichen von Angst, Unsicherheit vor dem was kommt, besonders vor dem, was „danach" kommt.

Bei Unruhe, deren Ursache wir nicht beseitigen können, ist es erst einmal gut, da zu sein, beruhigend einzuwirken – wenn man nicht selber Angst und Unruhe hat! – oder auch die eigenen Ängste klar auszusprechen. Dazu braucht es viel Ehrlichkeit und noch mehr Mut.

Manchmal können auch Medikamente helfen (siehe auch ▶ Abschn. 7.2).

Zur Sicherheit sollten mögliche Probleme rechtzeitig besprochen werden. Wir legen auch im Auto einen Sicherheitsgurt an, obwohl wir nicht gerade erwarten, gleich einen Unfall zu haben.

Medizinisch wichtig ist es, die richtigen Medikamente gegen mögliche, heftige Symptome griffbereit zu haben, zusammen mit einer ordentlichen, verständlichen, schriftlichen Anweisung. Dazu muss auch eine „Rund-um-die-Uhr-Telefonnummer" am Telefon parat sein, damit der Hausarzt oder das Palliative Care Team, im Notfall, wenn Angst aufkommt oder etwas unklar ist, schnell die richtige Antwort geben können, um einen Anruf beim Rettungsdienst mit einem Notarzteinsatz und einer Krankenhauseinweisung zu vermeiden.

Hinsichtlich des Rettungsdienstes ist es gut zu wissen, dass es Regionen gibt, in denen es eine vertragliche Vereinbarung gibt, dass der Notarzt das Palliative Care Team über deren Notrufnummer nachalarmieren kann. Wenn dann ein Patient gar nicht mehr ins Krankenhaus will, kann er durch das Palliativteam sehr schnell weiterversorgt werden. Wenn Sie sich dafür interessieren, können Sie dazu Unterlagen bei der Deutschen PalliativStiftung erhalten. Auch wenn es so etwas nicht gibt, ist es manchmal gut, wenn die Leitstelle oder der Leitende Notarzt über bestimmte Patienten vorab unterrichtet wird. Das mache ich gerade bei sterbenden Kindern sehr gerne, wenn sie nicht mehr von zuhause ins Krankenhaus sollen, aber ein Notarzt schneller Hilfe bieten kann, als unser Kinderpalliativteam. Der Notarzt hat Blaulicht und einen kurzen Weg. Als Kinderpalliativteam können wir schon einmal zwei Stunden Anfahrtszeit haben, weil die Kinder so weit voneinander entfernt sind.

Murat, jetzt 9 Jahre

So geht es mir mit dem kleinen Murat, als die Zeit des Sterbens kommt. Unter der Beatmung, die Murat jetzt rund um die Uhr braucht, gibt es immer wieder Phasen, wo er blitzeblau wird, wenn Schleim den Atemschlauch verstopft. Sie können sich vorstellen, dass dann die Eltern panisch reagieren. Zweimal schon wurde der Notarzt gerufen, der nur drei, vier Minuten Anfahrt hatte und Murat mit ins Krankenhaus nahm. Aber eigentlich sollte er dort nicht mehr in. Wir besprechen dann mit den Eltern eine sogenannte Empfehlung für das Vorgehen in Notfallsituationen (EVN) und stellen sie schriftlich zusammen. So etwas kann man für alle Patienten machen, die keine Verfügung haben und auch nie ihren Willen äußern werden. Diese EVN maile ich dem Leitenden Notarzt mit den wichtigsten Informationen zum Patienten. Wir sprechen darüber und informieren auch die Leitstelle und die Kollegen. Als dann wieder einmal ein Notfall eintritt, ist der Notarztwagen wie immer rasend schnell vor Ort. Er wartet aber eine viertel Stunde, bis wir mit dem Palliativteam dazu kommen. Dann beraten wir gemeinsam, was nun das Beste wäre. In diesem Fall ist es so, dass wir finden, wir sollten Murat für eine bestimmte Untersuchung ins Krankenhaus bringen. Ich fahre mit hin und begleite Murat im Krankenhaus bei den Untersuchungen. Als nichts Schlimmes herauskommt, bringe ich ihn wieder nach Hause.

Notarzt und Palliative Care Team könn(t)en Hand-in-Hand zusammenarbeiten. Wenn sie es wollen.

In anderen Fällen ist es so gewesen, dass der Notarzt dem Patienten sehr schnell helfen konnte und dann die weitere Versorgung an unser ambulantes Team übergeben hat und der Patient zuhause geblieben ist.

Auch wenn die Augen geschlossen sind, der Sterbende vermeintlich schläft: rechnen Sie immer damit, dass Ihr Angehöriger fühlt und hört, was passiert.

Es gibt Menschen, die sind ganz am Lebensende noch klar und wach, so ging es uns mit Anton. Zwar können Sterbende oft gar nicht mehr oder nicht mehr verständlich reden. Aber das Gehör funktioniert erstaunlich lange. Erst recht können Sterbende fühlen. Fühlen mit der Haut, aber auch im übertragenen Sinne. Wenn die Körperfunktionen nachlassen, Wichtiges völlig nebensächlich wird, die Stimme versagt und die Augen vor Müdigkeit nicht mehr geöffnet werden können, so ist die Wahrnehmung über die Haut und das Gehör viel intensiver. Und es werden Dinge, Stimmungen empfunden, die wir noch „Gesunden" leicht übersehen!

Wir sollten uns hüten, zu sagen, der Patient sei nicht mehr ansprechbar. Ansprechen können wir immer jeden Menschen. Es kann aber sein, dass wir seine Antworten nicht mehr verstehen, weil unsere Antennen, unsere Übung und unser Gefühl dafür nicht ausreichen oder noch nicht ausreichend geschult sind.

Nicht nur über, sondern auch beim und mit dem Sterbenden reden.

Ich selber rede im Krankenzimmer natürlich mit den Angehörigen auch über den Patienten. Aber immer so, dass es der Patient hören darf. Das sage ich den Angehörigen auch genauso. Genauso, wie ich es dem Patienten sage, ihn dabei vielleicht leicht berühre oder meine Hand unter die seine lege, um ihm zu zeigen, dass ich mit ihm in Kontakt sein möchte und er die Hauptperson ist. Ein Erlebnis hatte ich kürzlich, bei dem ich selber feuchte Augen bekam. Ich übernahm eine Patientin auf meine Station, die so alt war, wie ich. Sie sei nicht ansprechbar hieß es. Sie hatte einen schweren Hirnschaden. Ich ließ mir etwas Zeit, habe sie angesprochen, wie ich es immer mit meinen Patienten mache, und ein paar Dinge erklärt. Dann habe ich sie gefragt, ob sie mir irgendwie antworten könnte. Erst dachte ich, da kommt nichts, aber ich bemerkte, dass sie etwas unruhig wird. Dann habe ich mich aufs Bett gesetzt. Das soll man eigentlich nicht, aber es bringt doch viel fruchtbare Nähe. Ganz ruhig habe ich ein paar einfache Fragen gestellt und verschieden Antwortmöglichkeiten geboten. Sie könne bei „ja" die Augen öffnen oder die Hand heben oder einen bestimmten Ton machen und für „nein" etwas anders tun. Allmählich konnte ich mit ihr ganz klar mit Ja-nein-Fragen kommunizieren. Schließlich erfuhr ich, dass sie Angst hätte, wenn die Zimmertür zu ist, sie soll immer offen sein. Als ich ihr sagte, ich schreibe gleich mit einem fetten Edding zwei Schilder, die innen und außen auf die Tür kommen, hat sie vor Freude geweint und deutlich Danke gesagt. Selten hat mich etwas so berührt, wie die Tränen und das „Danke" von dieser Frau, die angeblich nicht ansprechbar sein sollte.

Das Leben geht weiter.

Ich habe mich bei der Frau auf das Bett gesetzt, um Nähe zu schaffen, natürlich hatte ich es ihr vorher gesagt und gewissermaßen um Erlaubnis gebeten. Eine gute Gewohnheit ist es, auch oder gerade, wenn Schwerkranke in der Wohnung sind, nicht nur auf Zehenspitzen zu schleichen und die Mundwinkel nach unten zu ziehen. Das Leben geht für alle anderen weiter. Bei aller Trauer,

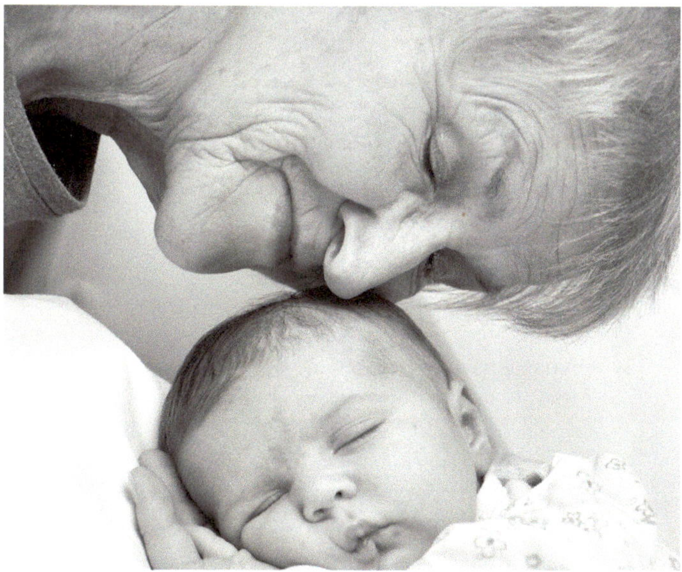

Abb. 8.1 Das Leben geht weiter.
(Mit freundlicher Genehmigung des Deutschen PalliativVerlags)

die uns nicht immer alle gleichzeitig und gleichermaßen betrifft, darf sich das Leben auch lebendig anfühlen und wir dürfen dies zeigen. Leben Sie weiter, schaffen Sie Nähe, schaffen Sie Normalität. (Abb. 8.1).

Lachen, Essen, Trinken, Musik, Fernsehen, alte Familiengeschichten und Fotoalben, Haustiere, Basteln, ... vieles kann dabei helfen. Sie können sehr, sehr viel tun, um die Situation für sich selber tröstlicher und für den Sterbenden angenehmer zu machen.

8.3 Eigene Gefühle

Sie werden vermutlich nicht erahnen können, wie es Ihnen ergehen wird, wenn „es dann bald soweit" ist. Sie sollten wissen, dass Sie letztlich alle Gefühle zulassen sollten. Das kann gehen vom Hoffen auf ein Wunder bis hin zu Gebeten, dass der Tod doch endlich kommt, oder auch konkreter, zu Gedanken, wie man den Tod beim geliebten Angehörigen beschleunigen, ihn töten könnte. Das geht hin bis zum Googeln im Internet und der Suche nach der richtigen Methode ...

Lassen Sie alle Gedanken einfach erst einmal zu, aber lassen Sie sich nicht überwältigen. Wenn diese Gedanken belastend werden, teilen Sie Ihre Gedanken: mit einem anderen, lieben Angehörigen, einem Freund, Seelsorger oder auch vertrauensvoll behandelnden Ärzten oder Pflegekräften.

Erna, 74 Jahre

Erich ist ein meist rationaler Mensch, er hat für seine Erna ja irgendwann akzeptiert, akzeptieren müssen, dass sie nie wieder klarer wird denken können, dass sie immer mehr ihre Umwelt vergessen wird.

Dann, nicht lange vor dem Ende, kommen dann doch immer wieder Schmerz und Verzweiflung über ihn. Immerhin, sie ist doch noch bei ihm, seine Ehefrau, auch wenn sie ihn schon lange nicht mehr erkennen kann. Ganz selten hat sie kurze, lichte Momente, seufzt zum Beispiel „Mein Erich!" und gibt ihm einen lieben Kuss auf die Wange.

An so einem Tag trifft er eine alte Bekannte, der er davon erzählt. Sie gibt ihm den Rat, doch einmal eine Dame anzurufen, die pendelt und eine besondere Begabung hat. Sogar das probiert er aus in der stillen Hoffnung, es könnte ja doch etwas dran sein.

Die nächsten Tage nach dem Besuch bei der Heilerin ist Erich sogar überzeugt, dass es deutlich sichtbar bergauf gehen würde. Aber er bleibt der Einzige, der dies sieht und schon eine Woche später glaubt er es auch selber nicht mehr.

8.4 Das Warten auf den Tod ertragen

Warten, einfach abwarten und nichts tun können, ist viel schwerer als anstrengende, körperliche Arbeit. Besonders dabei erfahren wir ein Wechselbad der Gefühle. Wir haben ja Zeit, viel zu viel Zeit, um beim Warten in uns hinein zuhören.

Zu zweit geht es leichter als alleine.

Manchmal hilft es dann, etwas Sinnvolles oder Sinnfreies zu unternehmen. Etwas, das man gerne tut und das ablenkt. Es kann Gartenarbeit mit Unkrautjäten sein oder ein Spaziergang mit dem Hund des Nachbarn, den man dabei ausführt oder einfach vor der Glotze sitzen und sich von Sendungen berieseln lassen, die man sonst nie ansehen würde … Bevor die Gedanken immer wieder um den gleichen Punkt kreisen, ist es besser, sie in eine neue Richtung zu lenken. Am besten hilft Zusammensein, ein Gespräch mit vertrauten Menschen. Es darf dabei ruhig um ganz andere Themen gehen, um die Zukunft, die Vergangenheit, Schönes, aber natürlich auch die Probleme, die uns jetzt bedrücken.

Am Ende von „Ronja Räubertochter", einem Kinder(?)buch von Astrid Lindgren, heißt es:

» Lange saßen sie dort und hatten es schwer.
Aber sie hatten es gemeinsam schwer und das war ein Trost.
Leicht war es trotzdem nicht.

Man kann die Lebensweisheit vom geteilten Leid, das halbes Leid wird, nicht schöner umschreiben.

Sophie, 25 Jahre

Als es bei Sophie langsam zu Ende geht, sind ihre Eltern dabei. Egal wie alt Kinder sind oder werden. Es sind und bleiben doch immer die Kinder der Eltern. Sophie hat nach langem hin und her sich ganz klar entschieden, dass sie am Ende keinen Luftröhrenschnitt und keine Dauerbeatmung haben möchte. Einen Luftröhrenschnitt zur künstlichen Beatmung kann man recht einfach machen und es würde ihr Leben wahrscheinlich um viele Jahre verlängern können.

Manche Menschen entscheiden sich in so einer Situation für die Dauerbeatmung, andere auch vehement dagegen. Das hängt ganz von den persönlichen, ureigenen Wertvorstellungen ab. Die Eltern reden ihr gut zu, sich für Luftröhrenschnitt und Beatmung zu entscheiden. Sie wollen ihr Kind doch nicht verlieren ...

Jetzt ist Sophie fast nur noch tief und kaum erweckbar am Schlafen. „Nicht mehr ansprechbar", sagt man meistens dazu. Aber die Eltern können doch zu ihr sprechen. Und sie sind auch überzeugt, dass Sophie noch ganz viel mitbekommt. Sie sind hin und her gerissen. Einerseits sagen sie Sophie, sie solle sich doch noch anders entscheiden, sich beatmen lassen. Dann würde es nur einige Minuten dauern, dann wäre wieder genug Sauerstoff im Körper und sie würde wieder wach und klar sein. Nur bewegen könnte sie sich nicht mehr.

Dann wieder hoffen und beten sie, dass es doch bald zu Ende ging, wünschen ihr ein gnädiges Sterben. Die Mutter wird dann aber gleich wieder wütend auf sich, dass sie so etwas denkt! So etwas dürfe eine Mutter doch gar nicht denken.

Beim Sterben kann jeder Begleiter von seinen Gefühlen überwältigt werden.

Wenn Sie am Bett eines Sterbenden wachen, so ist das eine tiefgreifende, sehr intime und hochemotionale Erfahrung, die sogar immer wieder uns „Profis" berührt. Um wie viel mehr werden Menschen dabei von ihren eigenen Gefühlen überwältigt, wenn ein lieber Mensch stirbt und Sie (zum Glück!?) mit solchen Situationen wenig Erfahrungen haben.

Alles ist dabei möglich: Weinen und Lachen, Verzweiflung und inständiges Hoffen auf ein Wunder. Sie werden mit sich selber ringen. Oft kommt es dann auch zu heftigen Diskussionen mit den Pflegekräften oder den verantwortlichen Ärzten über Behandlungen, die noch gemacht werden oder auch endlich gelassen werden sollen, weil sie keinen Sinn mehr machen, mehr schaden und quälen, aber nicht mehr nutzen.

Auch ganz am Lebensende sollten wir uns fragen, wie der Patient entscheiden würde, wenn er selber könnte.

Wir sollten dann immer im Herzen bewegen und im Kopf haben, was der Patient wollte, als er seinen Willen noch verständlich äußern konnte. Natürlich, es könnte sein, dass er nun, wo er nichts mehr sagen kann, seinen Willen geändert hat. Aber wahrscheinlicher, viel wahrscheinlicher ist es, dass er dabei geblieben ist. Nur wir, die wir Abschied nehmen müssen, können diesen endgültigen Abschied oft sehr schwer ertragen.

» **Memento**
von Mascha Kaléko (* 7. Juni 1907 + 21. Januar 1975)

Vor meinem eigenen Tod ist mir nicht bang,
nur vor dem Tode derer, die mir nah sind.
Wie soll ich leben, wenn sie nicht mehr da sind?
Allein im Nebel tast ich todentlang
und lass mich willig in das Dunkel treiben.
Das Gehen schmerzt nicht halb so wie das Bleiben.
Der weiß es wohl, dem Gleiches widerfuhr
und die es trugen, mögen mir vergeben.
Bedenkt: Den eignen Tod, den stirbt man nur;
doch mit dem Tod der anderen muss man leben.

Zeit des Sterbens

Thomas Sitte

T. Sitte, *Ratgeber Lebensende und Sterben*, https://doi.org/10.1007/978-3-662-56029-7_9

9.1 Da-Sein und Gehen-Lassen

Vor 100 Jahren waren Sterben und Tod alltäglich, heute erleben wir beides nur noch medial. So liegen sie außerhalb unserer eigenen, wirklichen Erfahrungswelt.

Viel wird über Da-Sein und Gehen-Lassen gesprochen. Aber was bedeutet dies konkret? Wer beruflich nicht mit dem Sterben zu tun hat, hat kaum Erfahrungen dazu. Die meisten Menschen in unserer modernen Zeit haben bisher weder einen Toten selber gesehen, noch waren sie beim Sterben dabei. Wissen daher kaum wirklich, was geschieht, wie es aussieht, sich anfühlt, wie die eigenen Gefühle vielleicht ganz anders kommen, als man es erwartet hat.

Das ist eine große Herausforderung, dann, wenn es angemessen ist, dabeizubleiben, ganz da zu sein. Und auch, wenn es angemessen ist, sich auch einmal zurückzuziehen, diese Trennung auszuhalten. Ich sage hier und an anderen Stellen immer wieder bewusst „angemessen", denn „richtig" oder „falsch" sind mir zu mächtige, viel zu absolutistische Begriffe im Angesicht der persönlichen oder gesellschaftlichen Tragweite von Entscheidungen, die wir zu treffen haben.

„Richtig" und „falsch" sind Begriffe, mit denen man die Betreuung am Lebensende nicht gut bewerten kann.

Wer will denn sicher sagen können oder entscheiden müssen, was dann richtig und falsch ist.

Das wunderbare Gedicht von Mascha Kaléko am Ende des ▶ Kap. 8. zeigt uns diese große Herausforderung. Dem geliebten Sterbenden beizustehen ist meist viel schwieriger als selber zu sterben. Gut ist es, wenn man als Sterbender seinen Frieden geschlossen hat, mit sich selber und auch denen, die beistehen und gehen lassen müssen. Mehr dazu steht im ▶ Abschn. 5.22.

„Gehen lassen" darf man auch offen an- und aussprechen. Oft muss man es sogar.

Es kann gut sein, dem Sterbenden bewusst und deutlich zu sagen, dass man ihn gehen lässt. Oft ist es sogar so, dass wir es ihm immer wieder sagen. Ein bisschen ist es dann so, wie das Pfeifen im Dunkeln. Es wird zwar nicht heller dadurch, aber es hilft, die eigenen Ängste zu überwinden. Es ist also auch gut für uns selber, wenn wir mit dem Sterbenden über unsere eigenen Gefühle reden.

Ich habe gesagt, es kann schwierig sein, zu sehen, wann es angemessen ist, zu bleiben und wann zu gehen. Für die Mehrzahl der Menschen ist es schöner, nicht alleine zu sein. So ist es gut, wenn man sich am Bett oder im Zimmer des Schwerstkranken am Lebensende aufhält. Dabei muss keine Grabesstille herrschen und es darf auch gelebt und gelacht werden. Vieles davon, viel mehr als man glaubt, wird auch vom scheinbar tief komatösen Patienten noch empfunden. Sie können einander oder auch dem Patienten vom Alltag berichten oder auch erzählen, was Sie bewegt.

Auch ein komatöser Patient kann vielleicht noch unsere Liebe spüren.

Wenn man am Bett sitzt und die Hand hält, kann man sehr gut Kontakt zum Patienten haben und bemerkt seine Reaktionen und Wünsche besser, als wenn man mehr Abstand hält. Diese körperliche Berührung könnte man als eine Art wirkliche Verbindung zwischen den Seelen beschreiben. Manchmal wird man die Hand des Kranken fest umfassen. Meist ist es angemessener sie nur leicht zu halten, die eigene Hand unter die des Kranken zu legen.

Stellen Sie sich vor, sie wollen etwas fühlen oder ertasten. Ohne Gewalt, mit nur ganz leichtem Druck, geht das wesentlich besser. Da sind unsere Antennen für feinere Signale sensibel. Wir können so dem Sterbenden das Wertvollste geben, das wir besitzen, unsere eigene (Lebens-)Zeit. Da muss nicht viel getan werden. Gerade am Lebensende haben doch die sonst wichtigen Tätigkeiten aus der Pflege und Therapie eine ganz andere Wertigkeit. „Waschen oder nicht?" ist eine Frage des Wohlbefindens, nicht mehr der Hygiene. Lagern oder nicht, ist eine Frage der Bequemlichkeit, nicht mehr der Dekubitusprophylaxe. Therapien, Medikamente oder nicht, sind nur noch eine Frage der Linderung, nicht mehr der Lebensverlängerung …

Seien Sie Sie selber!

Seien Sie einfach authentisch, Sie selber. Versuchen Sie auch einmal still zu sein und wahrzunehmen, was der scheinbar regungslos Daliegende Ihnen vielleicht noch mitgibt.

9.2 Sterben als besondere Erfahrung für Hinterbliebene

Anton, 99 Jahre

Anton liegt nun schon einige Tage immer öfters wie tot da. Immer wieder erschreckt sich jemand beim Betreten des Zimmers, dann sieht man, dass Anton doch nur eine Pause gemacht hatte und wieder atmete. Cheyne-Stokes-Atmung hatte die Palliativschwester das genannt. Als sich alle einig sind, dass er sehr bald sterben würde, reist sogar der Sohn aus Amerika an. Auch das Urenkelchen, das kurz vor Annas Tod geboren worden war, ist da, sie ist nun schon vier Jahre alt, fragt genau nach und fordert dazu die Antworten ein. Drum herum zu reden, das nutzt bei ihr nichts. Sie weiß, Opa wird nun ein Engel. Das erzählt sie fröhlich lachend jedem der traurig ins Haus kommt. Anton liegt im Bett und atmet kaum noch, er scheint weit weg zu sein, macht Pausen und schnauft dann doch wieder tief weiter. So geht das über Stunden. Dann kommt Danny, die Schwester vom Pflegedienst, die er wirklich ins Herz geschlossen hatte.

Plötzlich macht Anton die Augen auf und strahlt sie an. Danny will Anton waschen und frisch machen. Er will aber nicht und sagt, sie soll sich setzen. Auch die anderen, die im Haus sind, kommen dazu. Da hält Anton eine richtige, lange Rede. Er zieht eine Bilanz seines langen Lebens. Dann gibt er jedem, der da ist, ein paar gute Worte mit auf den weiteren Weg, wie er ihn sieht, wo sein Platz im Leben und der Familie sein könnte.

Danny und die Familie machen vor Erstaunen, man könnte auch sagen, vor Ehrfurcht, keinen Mucks. Schließlich, nach einer dreiviertel Stunde, schwindet die Kraft aus Anton. Die Augen fallen ihm zu, er sinkt ins Kissen. Die Atmung wird immer ruhiger. Dann setzt sie aus. Anton ist tot.

Das klingt für Sie unglaublich oder sogar unglaubhaft. Ich selber habe es so erlebt, so wie alles, was ich in diesem Buch beschrieben habe. Hinterher habe ich zum Patienten gesagt, wie schade, dass wir diese 45 Minuten nicht auf Tonband aufgenommen haben. Diese letzten Worte, diese Rede war absolut druckreif ohne große Korrekturen. Heute würde ich wohl mein Smartphone hervorholen und das Ganze als Erinnerung filmen, wenn ich mich vor Ehrfurcht trauen würde.

Für das Sterben gibt es keine klaren Regeln.

Das Sterben selbst in den letzten Minuten kann sehr verschieden sein. Da gibt es wohl keine Regel und kaum etwas, was nicht denkbar wäre. Medizinisch sollten Sie bedenken, die Organe und Körperfunktionen werden und müssen alle ihre Arbeit einstellen, damit der Mensch schließlich sterben darf.

Manchmal bleibt erst der Atem stehen, dann vielleicht sehr viele Minuten später auch das Herz.

Manchmal setzt erst das Herz aus und dann bald danach die Atmung.

Es macht keinen Sinn, jetzt noch irgendetwas „unterstützen" oder „ersetzen" zu wollen. Auch wenn es medizinisch und technisch machbar wäre.

Wichtig ist, dass wir unerwünschtes Leid immer lindern können. Mancher erlebt seinen letzten Atemzug und seinen letzten Herzschlag bewusst und kann bis zum Ende klar mit uns sprechen. Die meisten Menschen sind dabei aber schon sehr müde und dämmern mehr hinüber, sodass es wirklich wie ein tiefes Einschlafen wirkt. Ich selber glaube, und dies kann man nur glauben, dass mein eigenes Sterben und mein Tod eine wichtige Lebenserfahrung für mich selber sein werden. Und das glaube ich auch für jeden anderen Menschen.

Auch ist es eine wichtige Erfahrung für uns, die wir mit dem Tod des anderen weiterleben.

9.3 Sterben kann, muss aber nicht schön sein

Wir sollten beim Nachdenken und Reden über Sterben und Tod einiges beachten. Wir sollten uns immer hüten, dass der gewisse Kitzel, der Thrill, der mit diesem Thema verbunden ist, nicht das Gespräch bestimmt. Natürlich, Sterben ist für Beteiligte ein sehr besonderes Erlebnis. Gerade deshalb ist es aus meiner Sicht sehr wichtig, ein gutes Maß an Demut mitzubringen.

Eine „eierlegende Wollmilchsau" kann hospizlich-palliative Arbeit nicht sein. Trotzdem kann sie sehr viel bewirken.

Aus meiner Sicht wird Sterben auch nicht selten schön geredet. Sterben ist oft tröstlich, leidfrei, sogar schön, es muss aber nicht schön anzusehen, zu hören, zu erleben sein. Es kann auch sein, dass es schmutzig ist, laut, schmerzerfüllt, stinkend und vieles mehr. Man kann alle diese Probleme fast immer irgendwie lösen, lindern, überdecken. Manchmal um den Preis, dass der

Patient dann nicht mehr so am Leben teilnehmen kann, wie er es gerne hätte und vor allem auch die Angehörigen es gerne hätten.

Trotzdem möchte ich Ihnen jetzt keine Angst machen, wo ich vorher immer wieder versucht habe, die vorhandenen Ängste zu nehmen. Sie sollten nur damit rechnen, dass es nicht so laufen muss, wie man es sich wünscht und ausmalt. Dabei kann es auch sein, dass es der Angehörige völlig anders empfindet als der Patient. Was für den einen gerade richtig ist, kann in genau dieser Situation vom anderen als unerträglich eingestuft werden. Die Richtschnur zur Entscheidung muss Wunsch und Wille des Patienten sein und muss es auch bleiben.

9.4 Sterben bei Muslimen

Ob der Islam nun zu Deutschland gehört oder nicht, möchte ich hier als Arzt nicht diskutieren. Auf jeden Fall leben sehr viele Muslime in Deutschland und auch Muslime sterben. Leider werden sie nach meiner Erfahrung deutlich seltener und deutlich später palliativ versorgt als Deutsche mit anderem Glauben. Zum Glück war dies bei Murat nicht so, seine Eltern und ihn habe ich ja einige Jahre lang begleitet.

Murat, jetzt 9 Jahre

Nun geht es mit Murat wirklich zu Ende. Alle können es sehen, nur seine Eltern hoffen und hoffen, dass doch noch ein Wunder geschehen möge. Es gibt dann ein heftiges Ringen, was wir noch tun sollen, was lassen. Der Kleine wird ja künstlich ernährt und mit einer Maschine beatmet. Ich möchte Ihnen ersparen, wie herzzerreißend die Gespräche hin und her gehen. Wie bei Muslimen üblich, legen wir Murat schon mit dem Gesicht Richtung Süd-Osten. Im Süd-Osten liegt von Deutschland aus gesehen Mekka, dies ist auch die Richtung der täglichen Gebete.

Die Beatmungsmaschine läuft technisch tadellos, doch Murat wird immer blauer, wir müssen mitansehen, dass auch die Technik nicht mehr nutzt. Ein Freund der Familie rezitiert im Hintergrund schon leise die Sterbe-Sure Ya´sin 36 des Koran.

Wir sehen, dass die Technik nicht mehr nutzt? Nicht wir alle, denn die Eltern hoffen noch immer, bis der Großvater ein Machtwort spricht. Abstellen. Erleichtert stelle ich alle Alarme aus und das Gerät ab. Dann entferne ich alle Schläuche. Die Eltern weinen verzweifelt und ich habe das Gefühl, sie werden nie mehr mit mir sprechen wollen.

Auch dem Propheten Mohammad ist ein kleiner Sohn gestorben, er schrieb dazu: *„Das Herz ist traurig und das Auge* *tränt und wir trauern über deinen Verlust, aber wir sagen nur Worte, die Allah, unseren Gott, befriedigen."*

Besonders bei Muslimen ist es ein ganz wichtiger Teil der Trauerarbeit, den Sterbenden zu betreuen, ihn zu besuchen, nach ihm zu fragen, für seine Ruhe und seinen Frieden Bittgebete auszusprechen, Almosen zu spenden. Laute Totenklagen sind unislamisch. Gemeinsame stille Trauer und gemeinsames Weinen über den Toten ganz üblich. Als ich nach zwei Stunden zur Leichenschau wieder komme, beeindruckt mich der Eingang vor der Haustüre, noch nie in meinem Leben habe ich so viele Schuhe vor einer Türe stehen sehen. Als ich hineinkomme, ist die Wohnung voller Menschen. Es gilt als prophetische Tradition, den Angehörigen und den Freunden des Verstorbenen bald nach dem Tod sein Beileid auszusprechen. Die trauernde Familie sollte nicht allein gelassen werden. So ist es auch hier, einige haben Essen und Trinken mitgebracht und ich werde auch gleich dazu eingeladen. Es ist ganz anders als sonst in Deutschland.

Die Räume sind erfüllt von Leben und von Trauer. Schließlich beim Abschied, drückt mich der Vater und die Mutter gibt mir lange die Hand, dankt mir und sagt etwas Wunderbares, das ich nie vergessen werde „Genauso habe ich mir seinen Tod vorgestellt!"

Könnte ich mir ein schöneres Lob für unsere Arbeit wünschen?

Zeit mit dem Verstorbenen

Thomas Sitte

T. Sitte, *Ratgeber Lebensende und Sterben*, https://doi.org/10.1007/978-3-662-56029-7_10

10.1 Todesfeststellung und Leichenschau

Sichere Todeszeichen sind klar festgelegt. Vorher darf der Arzt keinen Tod offiziell bescheinigen

Für eine ordnungsgemäße Leichenschau braucht es sehr viel gegenseitiges Verständnis. Oft wird sie deswegen einfacher durchgeführt.

Irgendwann ist die gemeinsame Zeit zu Ende. Fast immer ist es dann doch irgendwie plötzlich geschehen und man weiß kaum, was zu tun ist. Ein Arzt wird angerufen. Dann heißt es, für die notwendige Leichenschau müssen erst die sicheren Todeszeichen vorliegen. Die sicheren frühen Todeszeichen sind die Leichenflecken und die Leichenstarre, die frühestens nach einer Stunde sicher feststellbar sind oder Verletzungen, die sicher nicht mit dem Leben zu vereinbaren sind. Bei der Leichenschau gibt es ein großes, emotionales Problem. Der Arzt ist verpflichtet, die völlig unbekleidete Leiche genau zu untersuchen und zu betrachten und sogar in alle Körperöffnungen zu sehen. Insbesondere, wenn der Leichnam schon gewaschen und angezogen worden ist, wird hier oft etwas nachlässig gearbeitet. Kaum ein Hinterbliebener kann in so einem Augenblick viel Verständnis für solche Vorschriften aufbringen. Allerdings sollten wir alle bedenken, dass manches Tötungsdelikt nicht entdeckt wird, wenn bei der Leichenschau nicht wirklich sorgfältig vorgegangen wird.

Nach der Leichenschau wird meistens der Bestatter bestellt, der den Verstorbenen bald abholt …

So kann man mit Verstorbenen umgehen. Man muss es aber nicht!

Leichengift ist Aberglaube.

Der Verstorbene hat jetzt Zeit. Sie haben jetzt Zeit. Wir alle haben Zeit. Es gibt keine Eile. Haben Sie bitte keine Angst vor „Leichengift" und ähnlichem. Im Gegenteil. Viele Krankheitserreger, die Sie und ich, auch der Verstorbene in sich tragen, sterben auch bald nach dem Tod des Patienten ab. Viele Infektionskrankheiten sind nur beim Lebenden richtig ansteckend.

Sie oder andere können auch den Verstorbenen berühren, ihm ein Kreuzzeichen auf die Stirn machen, ihn anfassen, sich zu ihm legen, ihn küssen. Manches ist passend, anderes weniger. Wie bei Lebenden auch. Auf jeden Fall: Gab es vorher keine Bedenken, wegen einer schweren Infektionskrankheit und Ansteckungsgefahr, dann gibt es jetzt auch keine.

10.2 Todesursache unnatürlich

Eine Leichenschau wird, wie in ▶ Abschn. 10.1 erwähnt, auch deshalb gemacht, um ein Tötungsdelikt nicht zu übersehen. Mein Schwiegervater war ein Chirurg der alten Schule und hat in den 1950er Jahren in Innsbruck eine Zeit lang in der Gerichtsmedizin gearbeitet. Immer wieder hat er gesagt, dass man sehr gewissenhaft bei der Leichenschau sein muss, weil so oft unnatürliche Todesursachen übersehen würden. Wichtig sind zum Beispiel auch Unfallfolgen. Wenn ein Mensch vor sehr langer Zeit einen Ertrinkungsunfall hatte und dann schwer hirngeschädigt mit

40 Jahren an einer Lungenentzündung stirbt, so ist die Todesursache eindeutig nicht natürlich. Wenn ein Neunzigjähriger an einer Lungenembolie stirbt, weil er vor einem halben Jahr ganz ohne Komplikationen ein neues Hüftgelenk bekommen hatte, kann der Tod auch unnatürlich sein. Beispielsweise, wenn die Embolie aus einer Beinvenenthrombose kam, die durch die Operation verursacht wurde.

Die unnatürliche oder, wenn der Arzt sich nicht festlegen will, ungeklärte Todesursache kann weitreichende Folgen haben. Manchmal ist ein Schuldiger zu ermitteln, der fahrlässig oder auch böswillig etwas verursacht hat. Manchmal hat es auch weitreichende Konsequenzen, ob eine Unfallversicherung eine hohe Prämie zahlen muss, die bei einem natürlichen Tod nicht fällig wird.

Mein Schwiegervater sagte immer, die Leichenschau sei der letzte Dienst, die ein Arzt einem Patienten gewissenhaft zu erbringen hat.

10.3 Ärztliche Schweigepflicht

Die ärztliche Schweigepflicht ist wie das Beichtgeheimnis oder das journalistische bzw. anwaltliche Geheimnis ein sehr hohes Rechtsgut. Die Schweigepflicht gilt über den Tod hinaus. Wenn Sie vor dem Tod vom Patienten keine Schweigepflichtentbindung oder insbesondere keine Vollmacht bekommen haben, haben Sie nach dem Tod eventuell ein großes Problem. Denn ich als Arzt darf Ihnen zu allen Fragen, die Krankheit und Tod betreffen, keinerlei Auskunft geben. Ich mache mich strafbar, wenn ich die Schweigepflicht dennoch breche und kann dafür ein Jahr ins Gefängnis kommen.

10.4 Rituale des Abschieds

Rituale machen ungewohnte Situationen leichter.

Es gibt Dinge, Rituale, die fast jeder als angemessen empfindet, egal wie man im Glauben ausgerichtet ist. Etwas schwieriger wird es sein, wenn die Glaubensrichtungen des Verstorbenen, der Hinterbliebenen und vielleicht noch anderer Helfer verschieden sind. Das kommt heute immer häufiger vor. Oft müssen Atheisten, Christen, Muslime gemeinsam den rechten Umgang finden. Wenn man demselben Glauben angehört oder weiß, was dem Verstorbenen persönlich wichtig war, so ist dies deutlich einfacher. Oder, wenn man vorher darüber gesprochen hat! Einmal habe ich es erlebt, dass mir ein Freund sagte, „*Du, jetzt ist der richtige Augenblick für ein schönes Bier. Das hätte meine Mutter jetzt auch gern getrunken!*“ und dann haben wir auf seine tote Mutter ein Bier getrunken. Manche meinen, das wäre pietätlos. Ich habe dies als besonders würdevoll erlebt. Dann ergänzte mein Freund Carli noch, „*So, wie meine Mutter versorgt worden ist, so würde ich auch gerne mal von Dir versorgt sterben.*“ Und wie das Leben manchmal spielt: So ist es gekommen. Ich habe auch meinen Freund bis zum Tod begleitet und werde seine wunderbare, friedvolle Zuversicht dabei nie vergessen.

10.5 Das Fenster und die Seele

Die Seele entlassen…

Wenn ein Mensch gestorben ist, haben viele Menschen den Drang, ein Fenster zu öffnen, „damit die Seele hinausfliegen kann“, sagt man. Aber gleich, ob man glaubt, eine Seele könnte durch ein geschlossenes Fenster gehindert werden oder nicht: Ich empfinde es als ein wunderbares Ritual. Als mein Vater kurz vor seinem Tod ins Wetzlarer Hospiz kam, hatte er mir ja gesagt, ich solle mir keine Sorgen machen und ruhig auf den Deutschen Krebskongress nach Berlin fahren. Dort hatte ich eine sehr wichtige Besprechung und durfte samstags einen für mich sehr wichtigen Vortrag halten. Freitagnachmittag bekam ich in der Sitzung einen Anruf. Mein Vater lag plötzlich im Sterben. Mir zitterten die Knie und ich verabschiedete mich aus der betreten dreinschauenden, kleinen Runde. Meinen Koffer lies ich im Hotel stehen. Das dauert alles viel zu lang, ich erwischte gerade noch einen Zug. Eine halbe Stunde nachdem ich ins Hospiz kam, starb mein Vater. Ob er mich so richtig wahr genommen hatte? Ich weiß es nicht. Aber es war auch nicht das entscheidende. Ich denke von mir, dass ich nicht abergläubisch bin. Doch als wir eine Schwester gerufen haben, kam diese ins Zimmer, sah nach meinem Vater und öffnete ein Fenster. Dann kam ein Windstoß und es war, als ob die Seele hinaus in die kalte Februarnacht flöge. Genauso hätte er es wohl selber gerne gehabt.

Ganz gleich, was wir glauben, wie wir so eine Situation interpretieren, nüchtern, religiös, ein wenig abergläubisch. Wenn wir nach dem Tod das Fenster öffnen, gibt das ein klares Signal: jetzt ist hier etwas zu Ende gegangen. Irgendwie geht da aber auch etwas weiter.

10.6 Die Augen

Die Augen verändern sich immer nach dem Tod. Oft sagt man, der Blick sei gebrochen. Die Pupillen verlieren ihre sonst kreisrunde Form und werden starr wie alle Muskeln, sie können sich nicht mehr zusammenziehen, wenn man in die Augen leuchtet. Diese Lichtstarre ist eines der sogenannten unsicheren Todeszeichen, weil es auch bei Lebenden schon vorkommen kann. Bei der Leichenschau kann man in den Augen, bzw. der Bindehaut Zeichen sehen, wenn der Patient erstickt ist. Oder anders herum, ich kann auch Hinterbliebene beruhigen, dass diese Anzeichen eben nicht vorhanden sind.

Sehr viele Menschen haben die Augen noch teilweise geöffnet, wenn sie gestorben sind. Manchmal ist es passend. Aber in der Regel schließe ich die Augen der Verstorben, wenn es kein Angehöriger übernehmen will. Auch dies hat eine starke Symbolkraft. Gerade für denjenigen, der mit seiner Hand die Augen des Verstorbenen schließt. Es kann nicht nur für mit dem Verstorbenen eng vertraute Menschen etwas Besonderes sein.

Der Blick, die Augen verändern sich schnell.

Wenn die Augen vielleicht noch leicht geöffnet sind, entsteht bei Angehörigen eher der Eindruck, da sei noch Leben. Manchmal meint man, der Tote bewege noch die Hand, schaut einen an oder möchte noch etwas sagen. Viele solcher Bilder können im Kopf der Hinterbliebenen entstehen, sodass ein Gefühl entsteht, dass es völlig real wäre. So kann auch geistig völlig gesunden Hinterbliebenen der Verstand einen Streich spielen.

10.7 Waschen und Ankleiden

Ein Ritual, das überall existiert, ist das Waschen der Verstorbenen. Ich habe zu Beginn des Kapitels schon beschrieben, dass hier unerwartete Konflikte auftreten können.

Ein letzter Liebesdienst…

Aber wenn der Kranke verstorben ist, wird meist nicht sehr lange gewartet, damit er sauber gewaschen und angekleidet werden kann. Es ermöglicht einen würdigen Abschied vom Verstorbenen, wenn der Körper so sauber und frisch gekleidet aufgebahrt werden kann, ich selber hatte danach auch das Gefühl, so, nun ist die Krankenversorgung abgeschlossen. Körperpflege ist immer etwas Intimes, Besonderes. So kann auch das Waschen und Ankleiden ein ganz besonderer, ein letzter Liebesdienst sein. Es kann letztlich von jedem gemacht werden. Und auch jeder kann dabei mithelfen. Selbst Kinder müssen nicht davon ausgeschlossen werden und dürfen mithelfen, wenn sie danach fragen.

Die Kleidung für den Verstorbenen kann man sich gut schon zu Lebzeiten zurechtlegen. Viele Kranke haben auch sehr genaue Vorstellung, in welcher Kleidung sie aufgebahrt und bestattet werden wollen und teilen das ihren Verwandten rechtzeitig mit. Wenn darüber nicht gesprochen wurde, dann trauen Sie sich doch, dieses Thema anzusprechen.

10.8 Das Sterbezimmer

Was war dem Verstorbenen wichtig?

Dann wird oft das Bett ordentlich gemacht, eine Kerze wird im Zimmer entzündet und der Nachttisch oder auch das Bett mit Dingen geschmückt, die der Verstorbene gerne hatte und die ihm wichtig waren. Solche ritualisierten Handlungen helfen allen Beteiligten. Ich kenne es aus manchen Familien, dass gleich nach dem Tod eine gute Flasche Sekt aufgemacht wird, manchmal steht dafür sogar schon ein Champagner kalt. Das hat rein gar nichts mit einer unpassenden Vorfreude auf ein gutes Erbe zu tun. Es hilft gut gegen die Ohnmacht, die wir sonst dem Tod gegenüber verspüren. Wir können auch nach dem Sterben, nach dem Tod noch etwas tun. Wir wissen insbesondere durch eingeübte Rituale, was in Situationen zu tun ist, in denen wir eher nur funktionieren und nicht mehr klar denken können. Leider verlieren wir in unserer Gesellschaft immer mehr das Wissen um die üblichen Rituale.

Wichtig dazu ist es zu wissen, was dem Verstorbenen etwas bedeutet hat. Wir dürfen ruhig schon zu Lebzeiten mit ihm darüber reden, wie auch über seine Beerdigung, wie ich es eben mit der Kleidung für den Sarg gesagt habe.

Kaum möglich ist es, von außen Sterberituale überzustülpen, wenn die Familie sie nicht mittragen kann. Dritte sollten dabei vorsichtig sein und die Hinterbliebenen klar ihre Meinung äußern, was für sie passt und was nicht. Lassen Sie sich nicht von übergriffigen Sterbebegleitern überfahren. Leider gibt es davon nicht wenige.

Beten, Singen, Vorlesen, Musik abspielen, Düfte und Bilder – vieles ist möglich und denkbar. Nichts davon muss sein.

10.9 Aussegnung

Eine Aussegnungsfeier gibt es in vielen Religionen und Konfessionen. Hierzulande ist sie am ehesten bei katholischen Christen üblich. Eine Aussegnung kann aber auch nach evangelischem Ritus nach dem Tod des Patienten gefeiert werden. Ich sage ganz bewusst: gefeiert.

Eine Aussegnung kann glaubensunabhängig gefeiert werden.

Die Aussegnung kennzeichnet dann den Übergang von der Sterbebegleitung hin zur Trauerzeit. Mein eigener Vater ist zwar katholisch aufgewachsen, musste nach dem Krieg konvertieren, um im evangelischen Westerwald meine Mutter heiraten zu dürfen. „Der Harald ist ja ein guter Kerl, wenn er nur nicht katholisch wäre", so haben meine Eltern meine Oma zitiert … Er war viele Jahre ein sehr engagierter, evangelischer Christ, sogar als Presbyter in der Gemeinde aktiv. Als mein Vater dann gestorben war, habe ich einen befreundeten katholischen Priester gefragt, ob er nicht eine katholische Aussegnung machen könnte. Er hat es gerne übernommen, wofür ich ihm sehr dankbar bin. Das war vielleicht ungewöhnlich, wir fanden das für ihn aber sehr passend.

10.10 Aufbahren

Früher war vieles anders, aber längst nicht alles war besser. Ein Brauch, der meiner Erfahrung nach zu sehr verlorengegangen ist, ist das Aufbahren zu Hause. Gerade der Abschiedsbesuch beim Verstorbenen zu Hause ermöglicht doch einen ganz anderen

Abschied als auf dem Friedhof vor dem verschlossenen Sarg. Ich selber gehe oft noch einmal zu Patienten, wenn sie gestorben sind, einfach um für mich Abschied zu nehmen und ein stilles Vaterunser zu sprechen. (Ich habe mich vier Stunden vor dem Schreiben dieses Satzes auf diese Weise von einem Patienten verabschiedet, deshalb ist es für mich jetzt besonders stimmig).

Zum Aufbahren zu Hause gibt es wenige Vorschriften und zum Glück einen sehr großen Ermessensspielraum. Es ist möglich, einen Verstorbenen über etliche Tage daheim aufzubahren. Der Zeitraum hängt von den Umgebungsbedingungen ab. Jeder Körper geht irgendwann in eine (zu starke) Verwesung über, sodass er dann rechtzeitig in die Leichenhalle kommen oder beerdigt werden muss.

Zu Hause aufbahren? Da ist mehr möglich, als man erwartet.

Ich selber habe es bei einer Hausaufbahrung schon erlebt, dass der Verstorbene vier oder fünf Tage bleiben konnte, sodass ausreichend Zeit und Ruhe für den Abschied blieb (Abb. 10.1). Das ist sicherlich viel länger als es sich wohl fast jeder Leser hätte vorstellen können.

Gerade wenn nicht alte, sondern sehr junge Menschen sterben, wenn es kleinere Kinder sind, dann kann so eine lange Phase besonders wichtig für die Eltern sein, um den Tod als endgültigen Abschied begreifen zu lernen. Eine Hausaufbahrung ist sogar möglich, wenn der Mensch nicht zuhause gestorben ist. Ich habe einmal eine Patientin nach einer nicht geglückten Wiederbelebung nicht auf der Straße liegen lassen, sondern nach Hause zu ihrer Familie gefahren. Ein Kollege von mir hat seine Ehefrau, die im Krankenhaus gestorben ist, vom Bestatter zu sich nach Hause

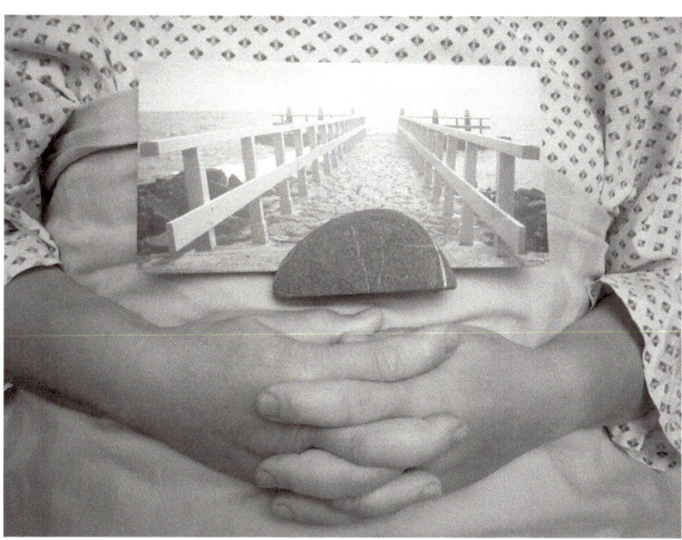

Abb. 10.1 Jeder könnte zu Hause aufgebahrt werden, wenn es gewünscht wird. (Fotograf: Thomas Sitte, mit freundlicher Genehmigung des Deutschen PalliativVerlags)

ins Wohnzimmer bringen lassen, wo er und seine vier kleinen Kinder dann über einige Tage die Möglichkeit hatten, den plötzlichen Tod der Mutter zu begreifen.

Eine Hausaufbahrung kann übrigens auch vom Bestatter vorgenommen werden, wenn Sie es sich nicht zutrauen. Wer keine Hausaufbahrung machen möchte, hat meist die Möglichkeit, den Verstorbenen in der Leichenhalle der Gemeinde oder beim Bestatter selbst aufzubahren. Hier kann der Kontakt, der Abschied aber niemals so eng sein, wie zu Hause.

10.11 Fotos von Verstorbenen

Ich selber fotografiere schon mein Leben lang. Meine verstorbenen Angehörigen habe ich etwas verschämt fotografiert. Später, als alles digital wurde, habe ich es als begleitender Arzt immer mal angeboten vor oder auch nach dem Tod noch gute Fotos zu machen, wenn ich beim Sterben selber dabei war oder zur Leichenschau kam. Besonders bei sterbenden Kindern war das immer wieder sehr hilfreich für die Familien. Jetzt unterstütze ich eine wohl ungewöhnliche Arbeitsgruppe „www.mein-sternenkind.eu“. Es sind engagierte Fotografen, die ehrenamtlich und völlig kostenlos auf Wunsch der Eltern kleine Kinder fotografieren, die kurz vor oder nach der Geburt sterben oder schon gestorben sind. Ich selber habe in den 1980er Jahren als Assistenzarzt in der Geburtshilfe gearbeitet. Damals kamen die Polaroids gerade auf. Die frischgebackenen Eltern waren immer mächtig stolz ein Farbfoto sofort nach der Geburt herumzeigen zu können.

Die zum Glück sehr wenigen Todgeburten haben wir damals fotografiert, selbst wenn sie auf den ersten Blick vielleicht nicht so schön aussahen und auch wenn die Eltern kein Foto wollten. Mit einem geschulten Auge ist es immer möglich, schöne Kinderfotos zu machen. Selbst wenn die Eltern es erst überhaupt nicht wollten, immer, wirklich immer, kamen die Eltern später zu uns und haben dieses eine, dieses einzige Bild ihres Kindes abgeholt und es in Ehren gehalten.

Seither weiß ich um die große Bedeutung solch einer Erinnerung.

10.12 Kondolieren und kondoliert bekommen

Beides kann sehr schwer sein. Wir haben keine Übung mehr. Wollen keine Fehler machen, bloß keine Peinlichkeiten. Wie mache ich es hier richtig, wie sage ich, was mich wirklich bewegt und was ich wirklich fühle. Es geht in der Regel ganz einfach mit den althergebrachten Worten „Mein herzliches Beileid“. Auch wenn diese drei Worte vielleicht unpersönlich klingen mögen, so gilt doch, wo

Sprache versagen muss, helfen Gesten, Riten und eben auch Formeln. Wichtig ist es, der Ton macht die Musik. Noch wichtiger als was Sie sagen, ist wie Sie es sagen. In einem Videoclip der Sarggeschichten über das Kondolieren, wird das sehr prägnant erklärt (▶ http://www.downloadvideoyoutube.net/video/kceRvein9R8).

Beim Kondolieren ist es wie bei manchen anderen Entscheidungen im Sterbeprozess: Wenn ich es gleich oder frühzeitig mache, ist das fast immer richtig so.

Mitgefühl braucht auch Worte.

Immer häufiger liest man, „von Beileidsbekundungen am Grabe bitten die Angehörigen Abstand zu nehmen" oder eine Traueranzeige wird überhaupt erst in die Zeitung gesetzt, wenn der Verstorbene beerdigt ist. Das sehe ich als ein sehr großes Problem an.

Bitte bedenken Sie: Sie würden damit den anderen, weniger Beteiligten die Möglichkeit nehmen, den Hinterbliebenen angemessen ihr Beileid auszudrücken. Auch dies ist ein Ritus, den wir in unserer Gesellschaft zunehmend verlernen, das angemessene Kondolieren. Deswegen wundere ich mich auch nicht mehr, wenn ich von Hinterbliebenen höre, sie hätten den Eindruck, dass Bekannte die Straßenseite wechseln, wenn sie ihnen auf dem Gehweg entgegenkommen. Nur um einem Gespräch aus dem Weg zu gehen.

Was mich selber in Todesanzeigen immer sehr freut, ist ein Hinweis, dass sich die Familie im Sinne des Verstorbenen Spenden für die Arbeit der Deutsche PalliativStiftung wünscht. Ohne solche sogenannten Kranzspenden wäre uns kaum die so wichtige Aufklärungsarbeit für die bessere Versorgung am Lebensende möglich.

10.13 Kinder und Tod

Als Prinz Friso von Oranien schwersthirngeschädigt zum Sterben von London zurück nach den Niederlanden verlegt wurde, titelte eine Regenbogenzeitschrift:

» Zum Sterben nach Hause. Arzt warnt vor schlimmen Folgen für die Kinder.

Ich weiß nicht, ob der ärztliche Kollege richtig zitiert worden ist. Aber diese Warnung ist sicher weitgehend unbegründet. Besonders jüngere Kinder haben einen völlig entspannten Umgang mit Krankheit, Tod und Sterben. Man sollte bei ihnen nicht „um den heißen Brei" herumreden, sondern ruhig – in kindgemäßer Form – die Realität beim Namen nennen.

Ente, Tod und Tulpe

Die schönsten Beerdigungen der Welt

Es gibt über das Sterben auch wunderbare Kinderbücher, die Sie selber als Erwachsener sogar gut für sich lesen können. Aber auch mit einem Kind zusammen ansehen und vorlesen können. Mein Favorit ist „Ente, Tod und Tulpe" von Wolf Erlbruch, aber auch „Die schönsten Beerdigungen der Welt" von Ulf Nilsson.

Halt auf freier Strecke

Diese Bücher beschreiben die kindliche Gefühlswelt über Tod und Trauer wunderbar und kindgemäß zugleich. Von Kindern können wir viel lernen. Die Situation einfach hinnehmen und akzeptieren. Das Beste aus dem machen, was wir haben. Und zwischendurch einfach umschalten. Vielleicht kennen Sie den Film „Halt auf freier Strecke". Da fragt ein vielleicht achtjähriger Sohn seinen Vater, „Musst Du bald sterben", er antwortet mit einem Seufzer ehrlich „Ja". Da kommt als Antwort nach kurzem Überlegen „Bekomme ich dann dein iPhone?" Das war für mich so realistisch, so richtig aus dem Leben heraus, wie ich es mir genau so vorstellen konnte. Eine Situation, bei der ich im Gedanken an ähnliche Erlebnisse im Kino erst laut lachen musste, dann bin ich rot angelaufen, weil ich merkte, dass ich als einziger im Saal an dieser Stelle gelacht habe.

Jeder Sterbebegleiter hat das immer wieder erlebt. Von Kindern können wir Pragmatismus lernen in diesen schweren Situationen. Damit meine ich, wir sollten die Dinge in die Hand nehmen, wenn die Situation eben so ist. Wenn ich grüble und mit dem Schicksal hadere, drehe ich mich auf der Stelle.

Kinder sehen die Welt mit ihren eigenen Augen.

Wenn ich wie ein neugieriges Kind an manche Situation herangehe, gewinne ich leichter neue Perspektiven.

Kinder dürfen die Kranken ruhig anfassen, so wie sonst auch. Je nach Befund muss man erklären, dass sie vielleicht etwas vorsichtig sein sollen, weil man sonst dem Kranken wehtun kann. Das verstehen fast alle Kinder (Abb. 10.2). Das gilt nach dem Sterben ganz genauso.

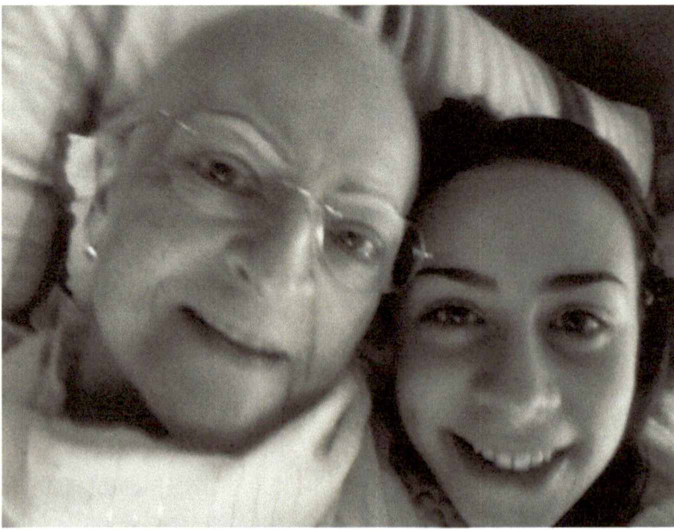

Abb. 10.2 Abschied mit einem Lächeln. Ein Selfie mit der todkranken Großmutter als letztes Foto, Aufmunterung und Erinnerung. Warum nicht? (Mit freundlicher Genehmigung des Deutschen PalliativVerlags)

Leichen berühren?

Und auch nach dem Tod ist Abschied nehmen nicht nur erlaubt, sondern oft sogar wichtig. Er macht den endgültigen Abschied begreifbarer. Sie dürfen auch die Verstorbenen anfassen, die Veränderung spüren, sie werden kälter, steifer … Das macht den Tod im wörtlichen Sinne begreifbar, genau wie für uns Erwachsene.

Generell gilt natürlich: Die Kinder dort abholen, wo sie (in der Entwicklung) stehen. Dazu kann man auch Fragen stellen, was sie selber über den Tod denken oder wissen. Wo Ängste sind. Und dann darauf eingehen. Abholen bedeutet auch zu sehen, was die Kinder wirklich „wollen" oder was ihnen gut tun würde. Sie müssen nicht meinen, die Kinder sollten mehr oder weniger zum Abschied nehmen gedrängt werden, damit sie erst dadurch den Tod begreifen können. Wie der Tote bereits aussieht, ist weniger entscheidend. Wenn durch irgendeinen Grund starke Veränderungen vorliegen und vielleicht selbst der Bestatter zu Bedenken gibt, ob der Tote nicht besser „in guter Erinnerung aus Lebzeiten" behalten werden sollte, dann sollte man sich unbedingt fachlichen Rat und Hilfe suchen. Es können zum Beispiel zunächst Fotos gemacht und gezeigt werden und so behutsam herangeführt werden. Auch können Teile der Leiche schön verhüllt sein, wenn sie einfach nicht mehr gezeigt werden können.

Alles das müssen Sie nicht selber und alleine machen. Dafür gibt es auch gut geschulte Begleiter, wenn Sie es wollen. In den Palliative Care Teams, Hospizdiensten, aber auch bei vielen „normalen" Ärzten und Pflegediensten finden Sie kompetenten Rat und Hilfe.

Wenn Sie Ängste und Bedenken haben, denken Sie an Rumpelstilzchen:

» Wenn wir vor belastenden Bildern bewahrt werden sollen, kann es sein, dass diese Bilder gerade dadurch in unserem Kopf entstehen und diese viel schlimmer als die Wirklichkeit sind.

10.14 Abschied nehmen

Auf den vorherigen Seiten haben Sie einiges zu den möglichen Ritualen der ersten Zeit nach dem Tod, des Abschied-Nehmens gelesen. Das Schließen der Augen, das Falten der Hände, ein Fenster öffnen, Schmücken, Waschen und sauber Ankleiden, Aussegnen und Beten – all dies sind Dinge, ohne die der Verstorbene auch beerdigt werden kann. Durch diese allgemein akzeptierten Handlungen gelingt es uns aber leichter, „zu funktionieren", unser eigenes Leben weiterzuleben.

Die Rituale zu akzeptieren, macht es uns leichter.

Sie haben dabei also wahrscheinlich gesehen, dass es gerade diese ritualisierten Handlungen und Verhaltensmuster sind, die es uns Menschen leichter ermöglichen, mit dem Tod und dem

Sterben fertig zu werden. Müssten wir jetzt zu viel nachdenken und überlegen, was zu tun ist und was am besten zu tun ist, könnten wir wahrscheinlich viel weniger gut mit der Situation fertig werden.

10.15 Beerdigung organisieren

Nach dem Tod kommt für die näheren Angehörigen die Aufgabe, die Beerdigung zu organisieren. Egal, wie lange Sie versuchen, dies hinauszuzögern. Der Zeitpunkt wird kommen.

Mit der Beerdigung und dem Grab müssen die Hinterbliebenen weiterleben.

Was nutzt es also, jetzt diese Tatsache zu verdrängen, solange der Patient noch wach und klar und die Familie nicht erschöpft und ausgelaugt ist. Sie können sogar den Verstorbenen nach seinen Wünschen fragen! In vielen Patientenverfügungen gibt es die Zeile, „Die Beerdigung soll nach meinen Wünschen geregelt werden." Das ist bindend. Ich empfehle deshalb immer, dass Patient und Angehörige miteinander reden, was für sie wichtig ist und was eher nicht. Die Angehörigen müssen danach weiterleben. Ich selber habe in meiner Verfügung stehen, meine Beerdigung soll nach den Wünschen meiner Angehörigen geregelt werden. Für mich persönlich hat meine Beerdigung dann (wahrscheinlich, wer weiß das schon) keine Bedeutung mehr.

> Der Tod geht mich eigentlich nichts an. Denn wenn er ist, bin ich nicht mehr, und solange ich bin, ist er nicht.
> Epikur (* 341 + 270 v. Chr.)

Diese Lebensweisheit würde ich sicher nicht generell unterstreichen, es mag aber ein guter Hinweis sein, wie mit Aufbahrung, Beerdigung und Grabpflege umzugehen ist. Es sind in erster Linie Riten, die eminent wichtig sein können für die Hinterbliebenen. So können sie in der ihnen angemessenen Weise Abschied nehmen, trauern und zu gegebener Zeit auch wieder aus der Trauer heraus kommen.

Die erste Zeit alleine

Thomas Sitte

T. Sitte, *Ratgeber Lebensende und Sterben*, https://doi.org/10.1007/978-3-662-56029-7_11

11.1 Einsamkeit

Zuerst kommt zur Trauer immer die Einsamkeit.

In der ersten Zeit gibt es noch viel zu tun. Es ist oft mehr Leben in der Wohnung als zu der Zeit vor dem Tod. Besucher kommen, für den Verstorbenen oder zu einem Kondolenzbesuch. Der Pfarrer, der Bestatter bespricht die notwendigen Formalitäten. Die Beerdigung kostet oft viel Zeit und Kraft, zum Glück kann man sagen, denn dadurch haben die Hinterbliebenen gleich eine unaufschiebbare Aufgabe.

Nach der Beerdigung kommt die Einsamkeit dann umso mehr. Wenn man plötzlich alleine in der Wohnung ist ohnehin, aber auch, wenn man mit vielen Menschen zusammen ist; der Partner fehlt.

11.2 Einbildungen?

Es gibt viele Erinnerungen. So kann es gut sein, dass Sie noch das Gefühl haben, der Partner sei da.

Erna, 74 Jahre

Als Erna gestorben war – endlich, so hatte Erich gedacht! – und die Beerdigung vorüber ist, entsteht plötzlich eine große Stille im Leben von Erich. Erna war nicht laut gewesen. Überhaupt nicht. Eine Zeitlang hat sie in ihrer Verwirrung um Hilfe gerufen. Immer wieder. Stundenlang. Einmal sogar tagelang. Das hörte erst auf, als der Hausarzt ihr ein Beruhigungsmittel als Dauerverordnung aufschrieb, das auch gegen Halluzinationen wirkte. Erna war die letzte Zeit meist still gewesen. Sie hat nicht besonders laut geatmet, nicht gestöhnt, nicht mehr gerufen. Aber mit Erna im Haus war es doch ganz anders gewesen. Jetzt fühlt Erich diese Totenstille um sich herum, die sich einem schweren Mantel gleich auf sein Gemüt legt.

Immer wieder hat Erich das Gefühl, wenn er nachts wach wird, dass Erna tatsächlich wie immer rechts neben ihm liegen und atmen würde. Er kann dann ihren warmen Atem richtiggehend spüren. Wenn er die Augen aufschlägt und das Licht anknipst, ist Ernas Hälfte des Ehebettes aber leer und kalt.

Manchmal hört er sie auch tagsüber, sie sagt dann im Vorbeigehen etwas zu ihm. Es ist völlig wirklich und nebulös, unwirklich zugleich. Versonnen dasitzend, beginnt er manchmal auch mit Erna halblaut zu reden.

Eine Zeitlang geht das so weiter, bis es Erich doch seltsam vorkam. Als er beim Hausarzt zum Blutdruckmessen war, spricht er ihn darauf an. Der erfahrene Arzt beruhigt ihn.

Vielen Menschen erginge es so, mal mehr und mal weniger. Wenn man sich bewusst ist, dass diese Begegnungen nicht in der sichtbaren Wirklichkeit stattfinden, sei es auch kein Problem, sondern eine normale Form der Trauerarbeit.

Das ist sehr beruhigend für Erich.

Wenn man von lieben Menschen getrennt ist, bleibt man letztlich ein Leben lang im Gefühl mit ihnen verbunden. Manche mögen meinen, es seien die Seelen, die miteinander im Kontakt sind. Andere meinen, es sei der eigene Geist, der sich den Partner wiedererschaffen würde. Für mich spielt es keine Rolle, was hier „richtig" sein mag. Egal, warum der Eindruck entsteht, der verstorbene Partner sei immer wieder einmal da, ich weiß, es ist normal. Ich weiß, damit kann ich, damit können Sie ohne Angst leben.

Erinnerungen kommen – und gehen – von selber.

11.3 Einigeln oder Hinausgehen

Wenn ein Mensch trauert, gibt es völlig verschiedene Reaktionen. Sicher, eine Zeitlang braucht jeder einfach auch Ruhe. Die Zeit um den Tod herum war sehr anstrengend. Körper und Geist sind erschöpft und müssen sich erst einmal erholen.

Hilfreich ist dann bald auch wieder aus sich selber herauszugehen und auch wörtlich hinauszugehen. Hinaus an die frische Luft, egal ob die Sonne scheint oder ob es stürmt. Frische Luft und Bewegung sind die besten Antidepressiva.

Trauer schmerzt immer. Trauern ist viel Arbeit, und verlangt Geist, Körper und Seele eine oft große Leistung ab, weswegen man auch von „Trauerarbeit" spricht. Es kann passieren, dass man sich einigelt, abschottet, die sonst auch noch vorhandenen Kontakte immer mehr abbricht und nur noch in seiner grauen Trauer lebt. Spätestens dann sollte der Trauernde angebotene Hilfen annehmen oder aktiv nach (professioneller) Hilfe fragen. Fachlich, nach den neuesten Richtlinien (DSM-3) gesehen, ist Trauer, wenn sie länger als wenige Wochen dauert, bereits eine Krankheit. Jeder, der einmal etwas verloren hat, das man sehr liebt, weiß, dass kann deutlich länger dauern und uns immer wieder einholen. Für einen Menschen, der verstorben ist, gilt es doch umso mehr. Der gesunde Menschenverstand sagt uns, dass wir das „Normale" nicht nur an der Zeitdauer festlegen sollten.

Nach und trotz der Trauer geht unser Leben weiter.

Sicher, es gibt keine für alle passende Trauerzeit. Bei manchen geht das Leben schon nach einigen Tagen halbwegs normal weiter. Bei anderen mag es länger als ein Jahr dauern. Wenn das Leben sich aber durch die Trauer nachhaltig und jahrelang verändert, dann hat sich die Trauer so festgesetzt, dass Hilfe benötigt wird.

Ein paar Sätze zum Trauerjahr. Früher war ein Ritual, dass man ein Jahr lang seine Trauer deutlich nach außen zeigte. Das habe ich nie so richtig verstanden. Ich habe im Buch dreimal schon meinen Freund Carli erwähnt. Als ich ein gutes Jahr nach seinem Tod seine Witwe traf, sagte sie mir, jetzt habe sie verstanden, worum es beim Trauerjahr gehe. Es ist ein Jahr „ohne". Die Geburtstage alle ohne. Die Feiertage alle ohne. Die Freizeit, der Urlaub ohne … Danach habe man alles voller Voraufregung einmal erlebt und durchlebt und vieles schrecke dann durch dieses Weiterleben viel, viel weniger.

11.4 Umgang mit eigener Trauer und Trauernden

Trauer beginnt mit der Diagnose.

Die Diagnose einer lebensbedrohenden Erkrankung ist für den Betroffenen und seine Angehörigen immer eine schockierende, Trauer auslösende Nachricht. Das ganze Leben des Erkrankten und der ihm nahestehenden Menschen gerät aus dem Gleichgewicht. Der Trauerprozess beginnt für alle letztlich mit der Diagnosestellung. Natürlich nicht so, dass wir dies unmittelbar bemerken, aber es ist oft ein langsames, stufen- und wellenförmiges Abschiednehmen von Fähigkeiten, sozialen Bindungen, Liebgewonnenem, …

Zwischen der Diagnosestellung und dem Tod des Betroffenen liegt eine meist extrem wechselhafte Zeit des Hoffens und Bangens, therapeutischer Erfolge und Rückschläge im Kampf gegen die Krankheit.

Wie der Kranke und seine Angehörigen mit diesen Herausforderungen umgehen, hängt von der jeweiligen Lebenssituation ab, den vielfältigen Beziehungen untereinander, der eigenen Lebensgeschichte und natürlich auch der Persönlichkeit. Eine große Verantwortung für Trauer auslösende Erfahrungen tragen auch Ärzte, Pflegepersonal, Therapeuten, Krankenkassen usw., weil sie so eng in die Versorgung des Erkrankten eingebunden sind. Sie können deshalb schnell mit einem falschen Blick viel Schaden anrichten und mit den richtigen Worten viel Gutes bewirken. Eine Trauer, die oft in ihren Auswirkungen nicht bemerkt wird, ist die Trauer vor allem auch pflegender Angehöriger über ihre Einschränkungen, ihre Belastungen und ihre Verluste meist in allen Lebensbereichen schon zu Lebzeiten des Patienten.

Trauernde angemessen zu begleiten braucht viel Empathie.

In der palliativen Begleitung ist es eine große Herausforderung in der angemessenen Weise nach dem seelischen Befinden des Schwerstkranken und seiner Angehörigen zu hören, die feinen Schwingungen zu erfassen, auch zur rechten Zeit nachzufragen, sie in ihrer Trauer wahrzunehmen und darin zu begleiten. Trauer beginnt ja auch schon lange vor dem Tod, genau genommen mit der Diagnosestellung, der Bedrohung oder dem Bewusstsein, dass ein Leben nun zu Ende gehen wird. Vor dem Tod trauern beide, der Sterbende und der Angehörige. Nach dem Tod bleibt der Angehörige mit seiner Trauer leicht allein, wobei in einem Teufelskreis durch zunehmende Einsamkeit die Trauer noch verstärkt werden kann.

Jede Trauer braucht Platz für Tränen, Ängste, Wut, Schuldgefühle – alles darf sein.

Jeder trauert auf seine Weise.

Jeder trauert auf seine Weise. Der Umgang mit Trauer bedeutet auch, sie mit auszuhalten. Dies geschieht vor allem durch Zuhören, Mitgehen und behutsames Nachfragen. Wenn der Betroffene sich ernst genommen fühlt, wenn er sich, so wie er ist, angenommen weiß und da abgeholt wird, wo er gerade steht, kann er seine Trauer zulassen und äußern. Dazu sind Gesprächsangebote auch unter vier Augen und ohne Zeitdruck notwendig.

Begleitende Hilfe durch eine Vernetzung mit dem ambulanten Hospizdienst oder dem Kontakt zu einem Seelsorger sollte jederzeit möglich sein, wenn es gewünscht wird.

Auch nach dem Tod sollte auf Wunsch der Angehörigen ein abschließendes Gespräch möglich sein, in dem der Trauer noch einmal Raum gegeben wird.

11.5 Umgang mit restlichen Medikamenten

Die Medikamente, die nach dem Tod nicht mehr gebraucht werden, sind sozusagen erst einmal in einer Art Niemandsland (▢ Abb. 11.1). Sie gehen später in das Eigentum der Erben über.

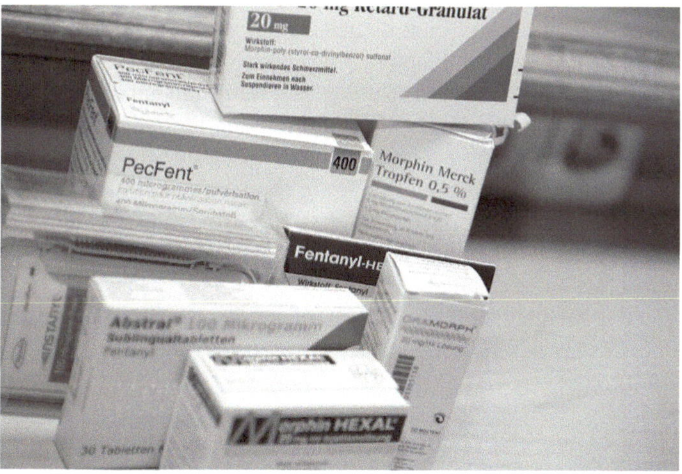

▢ **Abb. 11.1** Wohin damit?
(Fotograf: Thomas Sitte, mit freundlicher Genehmigung des Deutschen PalliativVerlags)

Eindeutig geregelt ist hier leider nicht alles.

Medikamente müssen garantiert richtig gelagert werden, damit man sie an andere weitergeben darf. Zu Hause ist das niemals der Fall.

Einfach so Medikamente an den Arzt oder Pflegedienst zurückgeben, könnten die Angehörigen zwar. Die Medikamente dürfen aber nicht mehr für andere Patienten benutzt werden. Wir wissen alle, die Wirklichkeit sieht meist anders aus. Eindeutig klar ist es arzneimittelrechtlich: Medikamente usw., die einmal beim Patienten zu Hause in dessen Aufbewahrung waren, darf kein anderer Patient erhalten. Es hat einen einfachen, bei vielen Medikamenten auch gut nachvollziehbaren Grund: Niemand kann garantieren, dass die Medikamente beim Patienten so gelagert worden sind, wie es erforderlich ist und noch so wirken, wie frisch aus der Apotheke geholt. Es gibt Medikamente, die durch unsachgemäße Lagerung an Wirkung verlieren, manche wirken anders, manche könnten sogar schädliche Wirkungen entfalten.

Oft geht es bei diesen Resten um viele 1.000 € an Wert, die die Krankenkasse (und damit jeder von uns!) bezahlt hat. Deshalb sollte man vorher daran denken, nicht Medikamente zu bunkern und zu versuchen, immer die größte Packung verschreiben zu lassen. Besser ist es, eine sinnvolle Lagerhaltung zu betreiben.

Lassen Sie doch ab und an Ihren Hausarzt in Ihren Medikamentenschrank schauen. Ich selber mache das regelmäßig und miste dann auch schon mal radikal aus …

Rezeptfreie und auch rezeptpflichtige Medikamente können Sie in die Apotheke zum Entsorgen bringen, wenn sie nicht in den Hausmüll dürfen oder sollen. Am besten fragen Sie Ihren Apotheker vorher und sagen ihm auch gleich, um welche Medikamente es geht.

Eine korrekte Entsorgung von Betäubungsmitteln nach dem Tod ist nicht einfach. Sie anderen weitergeben kann sogar strafbar sein.

Beim Morphium und den anderen sogenannten Betäubungsmitteln gibt es manche nicht ganz leicht verständliche Vorschriften. Zu den morphinähnlichen Medikamenten, besonders in flüssiger Form, also Tropfen, Ampullen, Nasenspray, sollte man wissen, dass sie ganz einfach über den Hausmüll entsorgt werden können. Ab in die Tonne damit, am besten kippen Sie diese auf saugfähiges Papier. Bitte schütten Sie insbesondere nicht große Mengen in den Ausguss. Die Stoffe reichern sich im Flusswasser und den Tieren an. Wichtig ist gerade bei diesen Medikamenten, dass sie so entsorgt werden, dass sie garantiert nicht mehr für einen Missbrauch nutzbar sind.

Bei Kanülen und Skalpellen sollten Sie aufpassen, dass sich niemand verletzen kann, wenn sie in den Müll kommen.

11.6 Unsicherheit, habe ich richtig gehandelt?

Immer wieder werde ich gefragt: „Haben wir alles richtig gemacht?“

Sophie, 25 Jahre

Sophies Eltern treffen mich, ihren Arzt vom Palliative Care Team, der Sophie in den letzten Tagen täglich besucht hatte, sechs Jahre später völlig überraschend beim Après Ski. Mitten in den Alpen, strahlender Sonnenschein, jeder hat wohl schon ein oder zwei Glas Jagertee getrunken. Zufälle gibt es, meint Stephan, Sophies Vater. Der Alkohol hat ihn wohl etwas mutig gemacht. So erzählt er mir, dass er so lange zu kämpfen hatte, um den Tod seiner Tochter zu akzeptieren. Eigentlich sei das doch gar nicht möglich. Eine Tochter bleibt doch immer ein Kind, und es sei nicht richtig, dass ein Kind vor dem Vater stirbt.

Dann kommt er langsam mit der Sprache heraus. Sagt, was ihm eigentlich noch schwer, immer noch sehr schwer nach den sechs Jahren auf der Seele liegt. *„Haben wir unsere Tochter umgebracht?"*, fragt er plötzlich ganz direkt. Ich bin erst perplex. Mit so einer Frage hätte ich jetzt sicher nicht gerechnet.

Sophie hatte doch genau besprochen, wie und womit sie sich behandeln lassen will und womit nicht. Sie hatten es sogar schriftlich festgelegt. Sie wollte keine künstliche Lebensverlängerung. Dann war es aber doch anders gelaufen. Einmal, als sie so schlecht Luft bekam, hatten die Eltern anstelle des Palliativteams den Rettungsdienst angerufen. Als der Hubschrauber kam, war Sophie schon halb bewusstlos und reagierte kaum noch. Der Notarzt und seine Assistenten reagierten schnell und routiniert. Sophie bekam einen Beatmungsschlauch und eine Infusion gelegt. Unter der Beatmung mit reinem Sauerstoff wurde sie schnell wieder wacher und erhielt dann eine Narkose, damit sie sich nicht gegen den Beatmungsschlauch („Tubus") wehren konnte.

Im Krankenhaus hatten die Eltern dann in einen Luftröhrenschnitt und eine weitere Beatmung eingewilligt. Sophie war nicht gefragt worden und so kam Sophie beatmet nach Hause…

Dort versorgte das Palliativteam Sophie weiter. Auch ich kam immer wieder zu ihr. Die Verständigung ging immer noch ganz gut, auch wenn Sophie durch die Lähmung und die Beatmung keine Stimme mehr hatte. Sie konnte mit ihren wunderbaren Augen sprechen. So machte sie klipp und klar deutlich: Keine weitere Beatmung. Ich verbiete, mich weiter zu beatmen!

Sie hatten das dann mit allen Beteiligten besprochen. Am nächsten Tag hatte sich Sophie von allen verabschiedet und dann erhielt sie eine ausreichende Menge Schlafmittel. So merkte sie es nicht, dass man die Maschine abstellte und den Beatmungsschlauch entfernte. Eine ganze Zeit lang atmete sie dann wieder selber. Acht oder neun Stunden waren es wohl. Aber sie wurde nicht wieder richtig wach, weil die Atmung nicht ausreichte und sie langsam eine Kohlensäurenarkose bekam. So starb sie schließlich.

Ich hatte es den Eltern damals ganz genau vorher erklärt: Wenn ein Patient nicht behandelt werden will, darf man ihn nicht behandeln. Natürlich gilt auch: Wenn ein Patient nicht weiter behandelt werden will, dann darf man die Behandlung nicht fortführen, darf Tabletten, Infusionen, Ernährung, Dialyse oder auch eine Beatmung nicht weiter geben. Je nachdem, wie der Patient sich entschieden hat.

Trotzdem, etwas beenden ist schwerer als etwas nicht zu beginnen. So war beim Vater das Gefühl zurückgeblieben, er hätte seine Tochter umgebracht. Es dauert dann noch einige Gespräche und einige Wochen, bis beide Eltern es dann ganz verstanden und verinnerlicht haben, dass Sophie so gestorben ist, wie sie es wollte. Dass man sie so auch sterben lassen durfte, dass es ganz bestimmt keine Straftat war. Und dass man sie sogar so sterben lassen musste, weil es ihr Wille war.

Wie gut, dass wir uns „zufällig" beim Après Ski getroffen haben. Doch wer glaubt dabei schon an Zufälle?

Besonders beim Sterben in der Finalphase kann (die angemessene!) Dokumentation wichtig sein!

Wichtig ist, dass wir alle uns für diese Fragen viel Zeit nehmen. Der Patient gibt die Richtung vor und bestimmt, wieweit er behandelt werden möchte. Natürlich sind unsere eigenen Wünsche und Vorstellungen manchmal anders. Das ist nicht immer einfach zu akzeptieren. Umso wichtiger ist es, alle Fragen offen anzusprechen. Ich selber lehne es eindeutig ab, das Sterben zu beschleunigen. Ich glaube, da begeben wir uns auf ganz gefährliches Gebiet. Deshalb lasse ich am Lebensende oft noch dokumentieren, wie oft der Patient pro Minute geatmet hat. Daran kann man hinterher sehr gut nachvollziehen, ob der Patient nicht zu viel und nicht zu wenig, sondern die richtige Dosis Schmerzmittel und Schlafmittel bekommen hat.

Erna, 74 Jahre

Bei Erna will sogar der Pflegedienst mich als Palliativmediziner wegen Mordes anzeigen, weil ich ihr keine PEG-Sonde und auch keine Infusionen unter die Haut gegeben habe. Es kommt sogar eine Woche vor dem Tod noch Ernas Lieblingsnichte, die Oberärztin für Innere Medizin in einer großen Klinik ist. Sie hat einen sehr weiten Weg und konnte sich nie viel um die geliebte Tante kümmern. Sie fordert heftig und auch lautstark vom Pflegedienst, man müsse doch sofort mit einer Ernährung beginnen, man dürfe auf keinen Fall einen Patienten einfach so verhungern lassen. Das gibt viel Ärger und viele böse Worte!

Aber auch hier gilt ganz klar: Wenn der Betreuer und der behandelnde Arzt sich einig sind, der Wille des Patienten ausreichend bekannt ist, dann darf der Patient behandelt werden oder eben auch keine künstliche Lebensverlängerung bekommen, sondern natürlich sterben, ohne dass man versucht, das Sterben zu verlängern.

11.7 Das schlechte Gewissen

Ein gutes Gewissen ist ein sanftes Ruhekissen, sagt der Volksmund.

Leider wird anders herum auch ein Schuh draus. Oft bleibt so ein unbestimmtes Gefühl zurück, ob alles wirklich richtig gemacht worden ist. Das ist umso schwerer, je weniger sich der Einzelne vor dem Tod um den Patienten kümmern konnte. Hat es das Glück, viel Zeit am Sterbebett verbringen zu können, geht es meist der Seele viel besser, als wenn man, wie Ernas Lieblingsnichte, weit entfernt lebt, auf Besuch kommt, dabei vielleicht noch abgehetzt ist, es für den Patienten jetzt gerade nicht so passend ist, wenn man schon einmal zu Besuch kommt oder dann beim Besuch auch noch wenig Zeit hat, das Handy dauernd klingelt oder andere Dinge nebenher zu klären sind.

Niemand kann sich alleine um alles kümmern. Aber es gibt wichtige Dinge, die zu Lebzeiten getan werden sollten.

Auch hier gilt: Holen Sie sich bald Rat. Grübeln Sie nicht zu lange alleine herum. Und holen Sie sich den Rat von einem Experten, der sich wirklich auskennt.

11.8 „Es war schön"

Wie Andere sterben, kann unser Leben beeinflussen.

Tod und Sterben können schwer, unangenehm, angsterfüllend sein. Meist geht es aber viel, viel leichter, besonders, wenn man die richtigen Hilfen findet. Deshalb hören wir viel öfters Aussagen wie

- „Das war schön.“,
- „Es war ein sehr wichtiges Erlebnis für mich, beim Sterben meiner Mutter dabei gewesen zu sein.“,
- „Ich bin jetzt so erleichtert und zuversichtlich, ich habe vor meinem eigenen Sterben viel weniger Angst.“.

Ein gutes Lebensende nach einem erfüllten Leben kann allen, die dabei waren, für sich selber, wie auch für den Verstorbenen, Hoffnung geben. Es nimmt uns unbestimmte Ängste, die uns sonst bedrücken. Und es gibt uns ein gutes Stück Zuversicht, dass es uns selber später auch so gehen kann.

„Letztverläßlichkeit"

Der Betriebswirt Prof. Steffen Fleßa aus Greifswald hat 2014 einen wunderbaren, wissenschaftlichen Artikel veröffentlicht mit dem Titel „Letztverläßlichkeit als Ressource – der Wert der Palliativmedizin für die Volkswirtschaft". Es ist in der Tat so: Wenn wir es selber erlebt haben, wie gut wir auch in höchster Not begleitet werden können und wie gut sonst furchtbare Beschwerden durch die fachgerechte Versorgung gelindert werden können, dann verlieren wir auch ein Stück Angst im noch gesunden Leben.

Zeit des Erinnerns

Thomas Sitte

T. Sitte, *Ratgeber Lebensende und Sterben*, https://doi.org/10.1007/978-3-662-56029-7_12

12.1 Verarbeitung des endgültigen Abschieds

Jeder Mensch lebt in der Erinnerung weiter. Auch wenn nach der tiefsten Trauer langsam das Leben und die Lebensfreude zurückkehren, so können und sollten wir unserer Verstorbenen gedenken. Das ist in sehr verschiedener, individueller Form möglich. In diesem Buch möchte ich darauf nicht so tief eingehen, für „die Zeit danach" gibt es ein vielfältiges Angebot an anderen Ratgebern. Einen wichtigen Gedanken möchte ich Ihnen trotzdem gerne mitgeben:

12.2 Eigene Erfahrungen können anderen weiterhelfen

Sophie, 25 Jahre

Die Eltern von Sophie sind tief berührt durch die Erfahrungen, die sie in der Begleitung am Lebensende von Sophie gemacht hatten. Es war insgesamt eine schwere Zeit. Nichts, wonach sie sich gesehnt hätten. Nichts, was sie in dieser Form wirklich gerne noch einmal von vorne durchmachen würden. Aber andererseits? Es ist eine unglaubliche Erfahrung, eine Selbsterfahrung, wie man sie aus Büchern und Artikeln niemals machen könnte. Es ist ein langer, schmerzlicher Lernprozess, ein schwerer Weg. Wäre dieser Weg in dieser Form nicht gewesen, wäre der Umgang mit dem Tod selbst am Ende völlig anders gewesen.

Die innere Haltung von Sophies Eltern hat sich im Laufe der Zeit geändert, sodass der Vater beim Nachgespräch zu der Palliative Care Fachkraft und mir sagt: *„Das Ende mit dem Tod war unausweichlich. Ich habe so viel Unterstützung in jeder Hinsicht in der Zeit davor und auch danach geschenkt bekommen und so viele Erfahrungen gemacht, wie ich sie mir nicht hätte vorstellen können. Ich kann nicht sagen, dass ich nicht noch Angst vor meinem eigenen Tod hätte. Aber eigentlich ist es jetzt mehr ein Respekt mit einer großen Portion Neugier! Ich möchte etwas davon an andere weitergeben."*

Das Palliative Care Team vermittelt die Eltern dann an einen Hospizdienst. Dort gibt es einige intensive Gespräche mit der Leitung, dann ein richtiges Auswahlverfahren, in dem versucht wird herauszufinden, ob sie für die Arbeit als ehrenamtliche Sterbebegleiter geeignet sind. Es kann ja sein, dass es entweder für den Begleiter selber in der Praxis zu schwer sein würde, davor muss der Begleiter geschützt werden. Oder es kann auch so sein, dass der angehende Begleiter für Patienten nicht wirklich geeignet ist. Gut gemeint kann hier ganz schnell das Gegenteil von gut sein, deshalb müssen natürlich auch der Patient und die Angehörigen geschützt werden.

Aber bei der Mutter passt einfach alles, sie machte eine gut einjährige Ausbildung und kann dann in der Begleitung anderer Schwerstkranker sehr viel mehr zurückgeben als sie vorher empfangen hat. Der Vater sieht, dass es für ihn doch nicht passend ist, direkt den Patienten zu helfen. Er ist ein guter Organisator und setzt sich im Hospizdienst mit viel Erfolg für die Öffentlichkeitsarbeit ein.

Beides ist für alle Beteiligten wunderbar.

Ohne ehrenamtliches Engagement in Hospizarbeit und Palliativversorgung würde die Arbeit nicht gelingen können. Wir können nicht nur mit hauptberuflichen Kräften arbeiten. Nicht nur wegen der Kosten! Wenn ich ehrenamtlich arbeite, bin ich sehr frei in dem, was ich tue und meist in einer noch innigeren Weise engagiert, als wenn ich mit dieser Arbeit mein Geld verdiene. Längst nicht für jeden Menschen wäre es passend, ehrenamtlich Sterbende zu begleiten. Aber wenn jemand etwas von dem zurückgeben möchte, was er vorher in seiner Not geschenkt bekommen hat, gibt es vielfältige Möglichkeiten. „Talent, Time or Treasure", sagt man dazu in den USA. Eines dieser drei „T"s geht immer. Wenn ich für die Arbeit selber nicht geeignet bin, kann ich Zeit spenden, Fahrdienste leisten, mich in der Verwaltung oder bei Veranstaltungen engagieren, da gibt es immer etwas. Und wenn ich jetzt einfach keine Zeit habe, kann ich (etwas) Geld für die Arbeit geben. Das meiste aber leider nicht alles, was sinnvoll und nötig wäre, wird von den Krankenkassen bezahlt.

Im Ehrenamt kann ich die größte Freiheit finden.

Talent, Time or Treasure. Fähigkeiten, Zeit oder Geld. Jeder kann mit etwas helfen.

Wie viel man geben möchte und kann, ist sehr verschieden. Aber jeder Euro wird willkommen sein.

Schlusswort

Thomas Sitte

T. Sitte, *Ratgeber Lebensende und Sterben*, https://doi.org/10.1007/978-3-662-56029-7_13

13.1 Ein persönliches Schlusswort

Mit diesem Buch habe ich versucht, Ihnen einen wirklichen Einblick zu geben in die Gefühle, Umstände und Fragen, die am Lebensende auftreten können – sowohl bei dem, der gehen muss, als auch bei denen, die ihn begleiten. Mit einem wirklichen Eindruck meine ich, wie ich eingangs schon schrieb, hier ist nichts erfunden. Einiges ist verfremdet, alles war wirklich und bleibt wahr. Es gibt wunderbare Erfahrungen am Lebensende zu machen und auch furchtbare Erlebnisse. Beide Pole liegen mit einer großen Spannung dazwischen oft sehr nah beisammen. Beim Schreiben habe ich nichts unter- oder übertrieben, sondern möchte Ihnen durch bildhaft realitätsnahe Beschreibungen ein besseres Gespür dafür zu geben, was Sie erwarten kann. Etliches, was ich hier erzähle, hat mich selber oftmals auch mehr belastet, als ich es mir eingestanden habe. Vielleicht mute ich Ihnen auch hier oder da mehr zu, als es gut gewesen wäre. Dann fragen Sie nach! Holen Sie sich persönlichen Rat. Bitte Sie um Hilfe. Beim Hausarzt, beim Hospizdienst, dem Palliative Care Team, es gibt meist ein gutes Netz, das man nur zu nutzen wissen muss.

Gerne können Sie auch mich fragen. Meine Kontaktdaten stehen im Impressum.

Ich selber weiß recht genau, wie ich mir meine Palliativversorgung, mein eigenes Lebensende wünsche. Es ist mir nicht gleich, ob es morgen kommt oder in einigen Jahrzehnten. Aber ich bin vorbereitet. Noch wichtiger ist es: Meine Angehörigen wissen auch, was ich möchte! Wenn Sie das Buch gelesen haben, wissen Sie es vermutlich ebenfalls sehr gut.

Mein Ziel ist es, dass Sie persönlich die Chance bekommen, Ihre Wünsche und Vorstellungen über das eigene Sterben auszusprechen oder als Begleiter zu wissen, wie Sie unterstützen, aber auch selbst unterstützt werden können; sie brauchen dann ein tragfähiges Netzwerk, das die Versorgung garantiert. Mein zweites Ziel ist es, dass durch Sie persönlich andere dieselbe Chance bekommen. So kann Wissen weit verbreitet umgesetzt werden. Ich habe Ende 2016 mit Erzbischof Paglia im Vatikan gesprochen, dem Präsidenten der Pontificia Academia pro Vita. Mons. Paglia meinte, „*We don't have to think european, we have to think global.*" Das hat mich erst sehr erschreckt. Aber wer weiß, was gerade Sie persönlich wiederum global bewirken können. Ein Drittel der Menschen hat keinerlei Zugang zu irgendwelchen schmerzlindernden Medikamenten am Lebensende. Auch dies muss sich ändern.

Zum Schluss möchte ich es noch einmal wiederholen:

Überall herrscht ein Geist des „Höher, schneller, weiter". Was wir aber brauchen, ist ein Geist des

„Nicht zu hoch, nicht zu schnell, nicht zu weit".

Wir brauchen eine maßvolle medizinische Versorgung.

Ein Interview…

Thomas Sitte

T. Sitte, *Ratgeber Lebensende und Sterben*, https://doi.org/10.1007/978-3-662-56029-7_14

14.1 Ein Abschied, der keiner ist

Oft werde ich gefragt, wieso ich so eine Arbeit mache. Was mich persönlich dazu bewegt hat. Welche Probleme es dabei gibt. Deshalb möchte ich hier noch ein Interview abdrucken lassen, das Mirko Luis von der Fuldaer Zeitung Ende 2013 mit mir geführt hat und bei dem Einiges zu meiner Einstellung und Arbeit deutlicher wird. Aber auch davon ist vieles schon wieder Geschichte, denn ohne meine Familie zu viele Dienste in der Fremde leisten zu müssen, ist für mich nicht das Ideal. Mitte 2016 habe ich Hamburg wieder verlassen, wohne wieder in Fulda und ich arbeite nun teils auf einer Palliativstation und teils für ein ambulantes Team, das sterbenskranke Kinder zuhause versorgt. Zusammen mit der ehrenamtlichen Tätigkeit für die PalliativStiftung ist dies eine hochspannende Mischung, die mir viel Freude macht und noch mehr bewirken kann.

Ein Abschied, der keiner ist

Pallitiativmedizin-Experte Thomas Sitte über Erreichtes in Fulda und neue Ziele in Hamburg

Wenn es am schönsten ist, so lautet eine bekannte Weisheit, soll man gehen. Ähnliche Gefühlswelten gibt es bei dem bundesweit, wie regional bekannten Palliativmediziner Thomas Sitte. Der 55-jährige Vorstandsvorsitzende der Deutschen Hospiz- und Palliativstiftung (DPS) tritt zum 1. Januar 2014 eine Stelle im Kinderhospiz Sternenbrücke in Hamburg an. Zum „Abschied", der in Wirklichkeit keiner ist – Sitte pendelt künftig zwischen seiner Heimat Fulda und dem neuen Arbeitsort Hamburg – führten wir mit dem Vordenker der deutschen Palliativbewegung und -versorgung folgendes Gespräch.

Herr Sitte, wie geht es Ihnen denn zurzeit, welche Gedanken gehen durch Ihren Kopf, was fühlen Sie?

Schwierig, lieber Herr Luis. Vor vier Jahren war ich ziemlich verzweifelt, weil ich dachte, meine (palliative) berufliche Existenz wird durch eine böswillig platzierte Strafanzeige gegen mich zerstört. Ich hatte Palliativpatienten im Notfall Medikamente überlassen. Das war Ärzten bis 2013 verboten und es standen fünf Jahre Freiheitsstrafe auf mein „furchtbares Vergehen". Dann haben wir mit der PalliativStiftung sehr große Erfolge gehabt und es mit viel Unterstützung aus den verschiedensten politischen und gesellschaftlichen Ecken geschafft, die Rechtslage nicht nur für mich, sondern für jeden palliativ Tätigen im Sinne der Patienten zu ändern. Jetzt kann ich wieder palliativ arbeiten und meine Kollegen brauchen keine Angst mehr haben, in dieselben Schwierigkeiten zu kommen wie ich sie hatte. Aber das alles hat mich auch viel Zeit und Geld gekostet.

Die PalliativStiftung hat inzwischen ein toll funktionierendes Büro mit einem Team, dem die Arbeit große Freude macht. Nun ist das Baby PalliativStiftung so weit flügge, dass ich mich etwas zurückziehen kann. Nach vier Jahren fast nur ehrenamtlicher Arbeit gehen meine Ersparnisse zur Neige und ich muss wieder Geld verdienen.

Für die DPS nahmen Sie in Berlin den Deutschen Engagementpreis in der Kategorie Publikumspreis in Empfang, vom Hessischen Sozialministerium erhielten Sie im Wiesbadener Landtag außerdem die Auszeichnung „Soziales Bürgerengagement". Welche drei Dinge sehen Sie denn selbst als die größten Erfolge Ihrer Arbeit an?

Beim Engagementpreis waren wir nur auf der Shortlist. Das ist schon toll, und macht mich stolz, Posterpreis beim Schmerzkongress, Deutscher Schmerzpreis, Shortlist zum Arzt des Jahres, Shortlist zum Engagementpreis, Fuldaer Rose, jetzt Auszeichnung „Soziales Bürgerengagement" ...

Der größte Erfolg meiner Arbeit ist aber für mich, dass meine Familie wieder mit mir zufrieden ist, eine Zeitlang war der Druck für mich einfach zu groß. Dazu kommt, dass mein eigener Vater ohne mein Wissen und mein Netzwerk wohl mit großem Leid gestorben wäre. Er wäre schlicht erstickt. So hat er kurz vor seinem Tod wörtlich gesagt: „Mach´ Dir keine Sorgen. Ich mache jetzt ein paar Tage Wellness, dann gehe ich heim." Genauso ist er dann auch gestorben. Das hat mich glücklich gemacht.

Und dann ist mein, unser größter Erfolg natürlich die Änderung des Betäubungsmittelgesetzes, da gab es so viel Gegenwind, so viele Fallstricke, keiner hätte geglaubt, dass wir das schaffen.

Sie haben selber oder mit Fachkollegen etliche Bücher zum Thema Palliativmedizin geschrieben, die mittlerweile auch in Hessen nicht nur zur Standardliteratur für angehende Mediziner und praktizierende Ärzte, sondern auch als wertvoller Ratgeber für Angehörige todkranker Menschen gelten. Welches Feedback gibt es national, aber auch international?

Nicht nur in Hessen, im Ernst und völlig unbescheiden: bei „Die Pflegetipps" haben wir vielfach aus dem deutschsprachigen Raum gehört, es gäbe nichts Besseres. Zum Buch „Ambulante PalliativVersorgung" gab es die Rückmeldung: „Das ist unsere Bibel geworden", was bedeutet, wir finden alles drin, was wir daheim, beim Patienten wissen müssen. Im Internet kann man die Pflegetipps auch schon auf Rumänisch, Russisch, Slowenisch, Englisch herunterladen. Wir hoffen auf noch viel mehr Unterstützung für Übersetzung, Layout und Druck, damit hospizlich-palliatives Wissen in alle Winkel Deutschlands, der EU und der Welt kommen kann...

Vom hessischen Sozialministerium und Pflegekassen haben wir mehrfach einen schönen Zuschuss erhalten. Das ist toll für die Verbreitung in Hessen. Aber wir würden natürlich auch andernorts mehr kostenloses Material verteilen wollen, so wie es angefordert wird. Da reicht unser Geld hinten und vorne nicht.

Was sind Ihre Visionen für die Zukunft, was möchten Sie in den nächsten Jahren noch erreichen, nachdem Sie das Thema Sterben in Würde in Verbindung mit medizinischem Fortschritt und unter Beachtung ethischer Grundsätze weiter vorantreiben?

Wir brauchen bundesweite ordentlich finanziell abgesicherte Aufklärungskampagnen. Solange es die nicht regelmäßig jedes Jahr gibt, werden die Forderungen nach der Möglichkeit, Patienten töten zu können, auch in Deutschland immer lauter werden. Die Leute wissen doch überhaupt nicht, was alles möglich ist. Das kam auch am 11.12.2013 beim Malteser Hospizdienst deutlich heraus, als wir mit der Basis und unseren Bundestagsabgeordneten Michael Brand und Birgit Kömpel eine lebendige Diskussion im kleineren Kreis organisiert hatten. Da könnte ich jetzt sehr viel dazu sagen, wir sollten zu dem Thema lieber eine Doppelseite extra machen!

Beschreiben Sie Ihre neue Tätigkeit doch mal ein wenig genauer.

Die Hospizleitung vom Hamburger Kinderhospiz Sternenbrücke hat mich angesprochen, ob ich mir nicht eine Mitarbeit als Arzt vorstellen könnte. Dort arbeitet ein wunderbares Team, bei dem man sich wohlfühlen kann. Ich bin seit über zehn Jahren für den Aufbau der Palliativversorgung von Kindern engagiert. Ich habe ja auch noch extra eine Ausbildung dazu gemacht, obwohl ich schon Ausbilder für Ausbilder in Palliative Care war, das waren auch tolle Erfahrungen. Ich möchte praktisch für die kleinen Patienten und ihre Familien da sein. Da gibt es vieles an körperlichen Symptomen, was mit einem großen hochmotivierten und -qualifizierten Team behandelt werden muss. Aber noch mehr gilt es zuzuhören, anzunehmen, mitzutragen, zu vernetzen, neue Wege aufzuzeigen, immer wieder kreative Lösungen für ungewöhnliche Fragen und unerwartete Probleme zu finden, die so definitiv in keinem Lehrbuch beschrieben werden. In der Sternenbrücke werden auch Kinder teils über sehr viele Jahre begleitet, deren Krankheit bisher kaum 100-mal auf der Welt beschrieben wurde. Das ist schon eine Herausforderung für mich.

Was sehr wichtig ist, sind die Kontakte mit den Versorgern und Helfern für die Alltagsbewältigung am Wohnort der Kinder, denke ich. Das ist eine große Aufgabe, an der ich mitwirken darf, das Netz langfristig immer mehr auszubauen und verbindlich, stabil zu gestalten. Die Sternenbrücke hat für ein Kinderhospiz ein besonders Spektrum, eben weil Kinder mit allen Krankheiten begleitet werden. Und es sterben dort hervorragend umsorgt relativ viele Kinder. Aber letztlich ist es ist ja das Ziel, dass die Kinder möglichst viel und möglichst lange zu Hause im normalen Umfeld sein können. Gerade deshalb gibt es dafür auch von der Sternenbrücke die Entlastungspflege, damit die Familien gestützt werden und für die Zeit zu Hause wieder Kraft sammeln können. Aber nicht nur während des Aufenthalts kümmert sich die Sternenbrücke um die Familien, sondern auch in der Zeit dazwischen wird fachkundig und liebevoll der Kontakt gehalten.

Haben Ihre neuen hauptberuflichen Verpflichtungen Auswirkungen auf Ihre Ehrenämter? Stehen Sie regionalen Akteuren weiter mit Rat und Tat zur Verfügung?

Regional muss ich jetzt auf jeden Fall kürzer treten. Ich bin schon jetzt Bahnvielfahrer, so bin ich in 2014 vielleicht nicht weniger Tage in Fulda als bisher, aber weniger Abende. Ich habe in Altona in Bahnhofsnähe dann meinen zweiten Wohnsitz. Welche konkreten Auswirkungen es hat, weiß ich bisher nur für die Stiftung und bin gleichzeitig dabei sehr zuversichtlich. Da werde ich zukünftig nur einen halben Tag pro Woche im Büro sein; aber es gibt ja iPhones – meines ist fast ein Körperteil von mir, sagt meine Frau.

Sicher brauchen wir für die Stiftung aber auch noch ehrenamtliche Unterstützung. Jeder kann irgendetwas mitbringen: „time, talent or treasure", sagt man auf Englisch. Zeit, Wissen oder Geld. Alle drei können helfen ☺

Wo werden Sie in diesem Jahr Silvester verbringen, schon in Hamburg oder noch in Fulda?

Geplant haben meine Frau und ich mal wieder nichts. Aber ziemlich sicher sind wir in Fulda. Das könnte nächstes Jahr anders sein...

In einigen Regionen Deutschlands wird das Thema Sterben in Verbindung mit einem Hospiz beziehungsweise ehrenamtlichen Hospizhelfern sehr offensiv in Form von Gesprächsreihen in den öffentlichen Fokus gerückt. Sehen Sie hierfür auch positive Ansätze in unserer Heimatregion?

Sehr gute Ansätze ja. Aber das könnte weiter ausgebaut werden. Ich selber werde wohl in 2014 einmal pro Monat einen Vortrag zu unseren Themen bei uns im Stiftungsbüro halten. Aber da braucht es noch viel, viel mehr Öffentlichkeit.

Der Förderverein Hospiz macht Veranstaltungen, der Malteser Hospizdienst, das Hospiz St. Elisabeth, das Klinikum Fulda, das Herz-Jesu-Krankenhaus, Helios Hünfeld, das GesundheitsNetz Osthessen, das PalliativNetz Osthessen und andere mehr sind da auch aktiv. Teils alleine, teils gemeinsam. Ich halte ja schon bald 20 Jahre immer mehr Vorträge zu den Themen in Osthessen. Trotzdem setzen die meisten Menschen auch bei uns Hospizarbeit und Palliativversorgung mit Sterbehilfe gleich. Das ist erschreckend. Ich glaube, es wäre gut, wenn die Koordination und auch ein großer Teil der Versorgung unter einem Dach stattfänden. Das ist wohl eher eine unerfüllbare Wunschvorstellung.

Herr Sitte, wir bedanken uns ganz herzlich bei Ihnen für dieses Gespräch und wünschen Ihnen viel Erfolg in Ihrem neuen Wirkungsbereich!

Kleine Literatur- und Linkauswahl

Thomas Sitte

T. Sitte, *Ratgeber Lebensende und Sterben*, https://doi.org/10.1007/978-3-662-56029-7_15

- **Kinderbücher**

[1] Erlbruch W (2010) Ente, Tod und Tulpe. Kunstmann, München

[2] Nilsson U, Eriksson E (2010) Die schönsten Beerdigungen der Welt. Moritz, Braunschweig

[3] Varley S (2012) Leb wohl, kleiner Dachs. Annette Betz, Berlin

- **Hospizkrimi**

[4] Powelz M (2013) Die Flockenleserin. (Hörbuch bei Amazon oder Thalia)

- **Sachbücher (einige sind in ethischen Fragen diametral gegen meine Einstellung)**

[5] A-Khadra S, Eichner E (2014) Medikamententipps – Informationen für Patienten und Angehörige zu Palliativsymptomen und deren Behandlung. Deutscher PalliativVerlag, Fulda

[6] Arnold UC (2014) Letzte Hilfe. Rowolth, Reinbeck

[7] Borasio GD (2013) Über das Sterben: Was wir wissen. Was wir tun können. Wie wir uns darauf einstellen. C. H. Beck, München

[8] Brand M (2015) Sterbebegleitung oder Sterbehilfe? Herder, Freiburg

[9] De Ridder M (2011) Wie wollen wir sterben? Pantheon, München

[10] Eichner E, Hornke I, Sitte T (2014) Ambulante Palliativversorgung. Deutscher PalliativVerlag, Fulda

[11] Gröhe H, Schneider N (2015) Und wenn ich nicht mehr leben möchte? adeo, Asslar

[12] Hübner J, Sitte T (2016) Komplementäre und alternative Methoden in der Palliativversorgung. Deutscher PalliativVerlag, Fulda

[13] Roth-Brons M, Roth C (2012) Demenz und Schmerz. Deutscher PalliativVerlag, Fulda

[14] Schneider A, Schneider N (2012) Wenn das Leid, das wir tragen, den Weg uns weist. Leben und Glauben mit dem Tod eines geliebten Menschen. Neukirchener Aussaat, Neukirchen-Vluyn

[15] Sitte T (2014) Ratgeber Palliativversorgung. C. H. Beck, München

[16] Stolberg M (2011) Die Geschichte der Palliativmedizin. Mabuse, Frankfurt

[17] Thöns M, Sitte T (2016) Repetitorium Palliativmedizin. Springer, Heidelberg Berlin

[18] Deutsche PalliativStiftung (2017) Vorsorgemappe „Unfall/Krankheit/Alter" ► http://www.palliativstiftung.de/publikationen/vorsorgemappe/ (kostenlos) bzw. gegen Versandkosten per Post

Links

- www.DocSitte.de – Meine eigene Website, die ich gerade neu überarbeite
- www.mapapu.de – Kuschelpuppen aus T-Shirts von Verstorbenen als Seelentröster
- www.mein-sternenkind.eu – Seite der Fotografen, die Bilder von verstorbenen Neugeborenen machen
- www.PalliativStiftung.de – Unsere Stiftungsseite mit vielen Infos und kostenfreiem Downloadmaterial
- www.PalliativKalender.de – Bilder zum Thema als Freeware zum Gebrauch
- www.PalliativVerlag.de – Günstige Bücher, kostenloses Informationsmaterial
- www.sarggeschichten.de – Interessante Videoclips zum Thema, zum Anschauen, für Unterricht
- www.wegweiser-hospiz-palliativmedizin.de – Eine sehr gute Sammlung mit Kontaktdaten von Versorgern in Deutschland

Tabellen

Thomas Sitte

T. Sitte, *Ratgeber Lebensende und Sterben*, https://doi.org/10.1007/978-3-662-56029-7_16

16.1 Beurteilung von Schmerzen bei Demenz (BESD; ◻ Tab. 16.1)

Beobachten Sie den Patienten/die Patientin zunächst zwei Minuten lang. Dann kreuzen Sie die beobachteten Verhaltensweisen an. Im Zweifelsfall entscheiden Sie sich für das vermeintlich beobachtete Verhalten. Setzen Sie die Kreuze in die vorgesehenen Kästchen. Mehrere positive Antworten (außer bei Trost) sind möglich.

◻ **Tab. 16.1** BESD-Fragebogen

	Nein	Ja	Punktwert
Atmung (unabhängig von Lautäußerung)			
- Normal			0
- Gelegentlich angestrengt atmen			1
- Kurze Phasen von Hyperventilation (schnelle und tiefe Atemzüge)			
- Lautstark angestrengt atmen			2
- Lange Phasen von Hyperventilation (schnelle und tiefe Atemzüge)			
- Cheyne-Stoke-Atmung (tiefer werdende und wieder abflachende Atemzüge mit Atempausen)			
Höchste Punktzahl eintragen (Wert von 0 bis 2)			
Negative Lautäußerung			
- Keine			0
- Gelegentlich stöhnen oder ächzen			1
- Sich leise negativ oder missbilligend äußern			
- Wiederholt beunruhigt rufen			2
- Laut stöhnen oder ächzen			
- Weinen			
Höchste Punktzahl eintragen (Wert von 0 bis 2)			
Gesichtsausdruck			
- Lächelnd oder nichts sagend			0
- Trauriger Gesichtsausdruck			1
- Ängstlicher Gesichtsausdruck			
- Sorgenvoller Blick			
- Grimassieren			2
Höchste Punktzahl eintragen (Wert von 0 bis 2)			

(Fortsetzung)

Tab. 16.1 (Fortsetzung)

Körpersprache	
- Entspannt	0
- Angespannte Körperhaltung	1
- Nervös hin und her gehen	
- Nesteln	
- Körpersprache starr	2
- Geballte Fäuste	
- Angezogene Knie	
- Sich entziehen oder wegstoßen	
- Schlagen	
Höchste Punktzahl eintragen (Wert von 0 bis 2)	
Trost	
- Trösten nicht notwendig	0
- Stimmt es, dass bei oben genanntem Verhalten Ablenken oder Beruhigen durch Stimme oder Berührung **möglich ist**?	1
- Stimmt es, dass bei oben genanntem Verhalten Trösten, Ablenken, Beruhigen **nicht** möglich ist?	2
Höchste Punktzahl eintragen (Wert von 0 bis 2)	
Bitte die höchsten Werte addieren	__/10
(Summe von 0 bis 10)	

16.1.1 Erklärende Definitionen zum Fragebogen

Atmung

1. Normal
   Als „normal" wird ein geräuschloses, gleichmäßiges Ein- und Ausatmen ohne Anstrengung bezeichnet.
2. Gelegentlich angestrengt atmen
   „Gelegentlich angestrengtes Atmen" ist charakterisiert durch gelegentliches Auftreten von anstrengenden, ermüdenden oder schweren Atemzügen.
3. Kurze Phasen von Hyperventilation
   „Kurze Phasen von Hyperventilation" sind schnelle und tiefe Atemzüge von insgesamt kurzer Dauer.
4. Lautstark, angestrengt atmen
   „Lautstark, angestrengt atmen" ist gekennzeichnet durch Geräusche beim Ein- oder Ausatmen, die laut, gluckernd

oder pfeifend sein können und anstrengend zu sein scheinen.
5. Lange Phasen von Hyperventilation.
„Lange Phasen von Hyperventilation" sind übermäßig schnelle und tiefe Atemzüge. Die Phasen dauern recht lange.
6. Cheyne-Stoke-Atmung
„Cheyne-Stoke-Atmung" ist gekennzeichnet durch immer tiefer werdende und wieder abflachende Atemzügen und danach einer Atempause.

Negative Lautäußerungen

1. Keine
Die Kategorie „keine" bezeichnet Sprache oder Lautäußerungen mit angenehmem oder neutralem Klang.
2. Gelegentlich stöhnen oder ächzen
Unter „stöhnen" ist jammern oder vor sich hinmurmeln wie auch klagen oder schreien zu verstehen. „Ächzen" ist definiert durch unverständliche und unbeabsichtigte Geräusche, die lauter als üblich sind und oft plötzlich beginnen und enden. Beides sollte nur gelegentlich auftreten.
3. Sich leise negativ oder missbilligend äußern
„Sich leise negativ oder missbilligend äußern" ist gekennzeichnet durch leises Murren, Jammern, Fluchen oder Schimpfen mit einem klagenden, sarkastischen oder bissigen Unterton.
4. Wiederholt beunruhigt rufen
Die Kategorie „wiederholt beunruhigt rufen" bezeichnet Phrasen oder Worte, die wiederholt in einer Art geäußert werden, die Angst, Unbehagen oder Verzweiflung vermuten lässt.
5. Laut stöhnen oder ächzen
Unter „stöhnen" ist jammern oder murmeln wie auch klagen oder schreien deutlich lauter als üblicherweise zu verstehen. „Ächzen" ist definiert durch unverständliche und unbeabsichtigte Geräusche, die lauter als üblich sind und oft plötzlich beginnen und enden.
6. Weinen
Unter „weinen" wird eine emotionale Ausdrucksform verstanden, die mit Tränen einhergeht. Der Betroffene kann schluchzen oder weinerlich wirken.

Gesichtsausdruck

1. Lächelnd oder nichts sagend
„Lächelnd" ist gekennzeichnet durch nach oben gerichtete Mundwinkel, leuchtende Augen und einen Ausdruck von Zufriedenheit.
„Nichts sagend" bedeutet ein neutraler, ruhiger, entspannter oder leerer Gesichtsausdruck.

2. Traurig
„Traurig“ ist gekennzeichnet durch einen unglücklichen, einsamen, niedergeschlagenen oder deprimierten Ausdruck. Tränen in den Augen können zusätzlich auftreten.
3. Ängstlich
Unter „ängstlich“ versteht man einen Ausdruck von Furcht, Schreck oder Besorgnis. Die Augen sind weit geöffnet.
4. Sorgenvoller Blick
Ein „sorgenvoller Blick“ ist gekennzeichnet durch nach unten gerichtete Mundwinkel. Falten auf der Stirn und um den Mund können sich stärker als üblich zeigen.
5. Grimassieren
„Grimassieren“ ist gekennzeichnet durch einen verzerrten und verzweifelten Gesichtsausdruck. Die Stirn weist stärkere Falten auf als die Mundpartie. Die Augen können fest zugekniffen sein.

- **Körpersprache**

1. Entspannt
„Entspannt“ meint eine ruhige und gelassene Körperhaltung. Die Person wirkt sorgenfrei.
2. Angespannt
„Angespannt“ beschreibt eine angestrengte, verkrampfte oder besorgte Körperhaltung. Das Gebiss kann fest zusammengebissen sein. (Kontrakturen sind auszuschließen.)
3. Nervös hin und her gehen
„Nervös hin und her gehen“ meint eine ruhelose Aktivität. Sie kann mit ängstlichem, besorgtem oder beunruhigtem Ausdruck einhergehen. Die Gehgeschwindigkeit kann langsam oder schnell sein.
4. Nesteln
„Nesteln“ meint, sich ruhelos bewegen. Wälzen im Stuhl oder das Rücken eines Stuhls durch das Zimmer sowie wiederholtes Berühren, Ziehen oder Reiben von Körperteilen können beobachtet werden.
5. Starr
„Starr“ meint eine steife Körperhaltung. Die Arme und/oder Beine sind angespannt und unbeweglich. Der Rumpf imponiert gestreckt und unbeugsam. (Kontrakturen sind auszuschließen.)
6. Geballte Fäuste
„Geballte Fäuste“ sind fest geschlossene Hände. Die Hände können sich allerdings auch wiederholt öffnen und schließen oder fest geschlossen bleiben.
7. Angezogene Knie
„Angezogene Knie“ bedeuten in Richtung Brust gezogene Knie. Die Person wirkt insgesamt aufgewühlt. (Kontrakturen sind auszuschließen.)

8. Sich entziehen, wegstoßen
   Personen wehren Annäherung oder Fürsorge ab. Sie versuchen, der Annäherung zu entkommen, sich zu entwinden oder zu entreißen bis dahin, dass sie andere wegstoßen.
9. Schlagen
   Unter „Schlagen" werden alle Formen der körperlichen Auseinandersetzung verstanden: u. a. schlagen, hauen, treten, zupacken, beißen.

- **Trost**

1. Trösten nicht notwendig
   Die Person scheint sich wohl zu fühlen und zufrieden zu sein.
2. Ablenken oder beruhigen durch Stimme oder Berührung möglich
   Ein auffälliges Verhalten kann unterbrochen werden, indem die Person angesprochen oder berührt wird. Die Unterbrechung des auffälligen Verhaltens dauert über die gesamte Phase der Zuwendung an. Die Person wirkt dabei sorglos.
3. Trösten, ablenken oder berühren nicht möglich
   Die Person kann nicht beruhigt werden. Das auffällige Verhalten kann durch Ansprache oder Berührung nicht unterbrochen werden. Es ist jedoch möglich, dass das auffällige Verhalten durch Ansprache oder Berührung abgeschwächt wird. Das auffällige Verhalten ist zumindest zeitweise auch während der Zuwendung noch zu erkennen.

16.2 Burn-out-Fragebogen

Eine einfache Methode sein eigenes aktuelles Burn-out-Risiko einzuschätzen, geht mit folgendem Fragenkatalog. Seien Sie dabei ehrlich zu sich selber. Das Ergebnis wissen nur Sie. Hören Sie bei der Antwort auf Ihren ersten Impuls.

Burn-out-Fragebogen

Bewerten Sie bitte Aussagen jeweils mit einer Punktzahl von 1 bis 5. Dabei gilt *trifft überhaupt nicht zu* = 1 Punkt, *trifft genau zu* = 5 Punkte.

1. Ich habe allgemein zu viel Stress in meinem Leben.
2. Durch meine Arbeit muss ich auf private Kontakte und Freizeitaktivitäten verzichten.
3. Auf meinen Schultern lastet zu viel.
4. Ich leide an chronischer Müdigkeit

5. Ich habe das Interesse an Arbeit und Hobbies verloren.
6. Ich handle manchmal, so als wäre ich eine Maschine. Ich bin mir selbst fremd.
7. Früher habe ich mich um meine Freunde und Kollegen gekümmert – heute interessieren sie mich nicht.
8. Ich mache zynische Bemerkungen über viele andere.
9. Wenn ich morgens aufstehe und an meine Pflichten denke, bin ich gleich wieder müde.
10. Ich fühle mich machtlos, meine Lebenssituation zu verändern.
11. Ich bekomme zu wenig Anerkennung, für das was ich leiste.
12. Auf meine Kollegen, die Anderen kann ich mich nicht verlassen, ich arbeite über weite Bereiche für mich allein.
13. Durch meine Pflichten bin ich emotional ausgehöhlt.
14. Ich bin oft krank, anfällig für körperliche Krankheiten, bzw. Schmerzen.
15. Ich schlafe schlecht, besonders vor neuen Aufgaben.
16. Ich fühle mich frustriert in dem, was ich tue.
17. Eine oder mehrere der folgenden Eigenschaften trifft auf mich zu: nervös, ängstlich, reizbar, ruhelos.
18. Meine eigenen körperlichen Bedürfnisse (Essen, Trinken, WC) muss ich hinter meine Aufgaben reihen.
19. Ich habe das Gefühl, ich werde im Regen stehen gelassen.
20. Die Anderen sagen mir nicht die Wahrheit.
21. Der Wert meiner Arbeit wird nicht wahrgenommen.

Addieren Sie bitte die 21 Zahlen. Wenn Sie über 60 Punkte erreichen oder mehr als fünf Fragen mit *trifft genau zu* = 5 Punkte beantwortet haben, sollten Sie sich unbedingt professionellen Rat suchen. Diese Fragen und das Ergebnis geben Ihnen nur einen sehr groben Anhalt. Aber es kann doch eine gute Orientierung sein, da man bei sich selber ein hohes Risiko meist überhaupt nicht erkennt.

Glossar wichtiger Fachbegriffe

Thomas Sitte

T. Sitte, *Ratgeber Lebensende und Sterben*, https://doi.org/10.1007/978-3-662-56029-7_17

Antidepressiva „Medikamente gegen Depression"; sie werden zum Beispiel auch bei (Nerven-)Schmerzen eingesetzt.

Cannabinoide „Haschischähnliche Medikamente", zum Beispiel Cannabis, THC. Sie werden oft auch als Rauschmittel ge- oder missbraucht.

Defibrillator Gerät, ähnlich wie ein Herzschrittmacher, der durch stärkere Elektroschocks ein Herzflimmern beseitigen kann. Ist so ein „Defi" eingebaut, müssen Sie sich im letzten Lebensabschnitt beraten lassen und entscheiden, wann er abschaltet wird.

Dekubitus „Druckgeschwür"; durch längeres Liegen ohne ausreichende Bewegung wird die Haut erst rot, dann bilden sich Blasen und schließlich liegt der Patient sich wund.

Depression „Krankhafte schwere Niedergeschlagenheit", eine richtige Depression ist eine schwere Krankheit, die durch eine Stoffwechselstörung im Gehirn entsteht. Sie hat nichts gemein mit den üblichen Niedergeschlagenheiten, die wir durch äußeren Druck oder Ärger empfinden. Eine Depression muss ärztlich behandelt werden, sonst kann sie sogar zu einem früheren Tod führen.

Durchbruchschmerz Ein plötzlicher Schmerz mit oder ohne sichtbare Ursache, der nicht lange anhält.

Dyspnoe „Atemnot", es ist das vom Patienten empfundene Gefühl, mehr Atmen zu müssen als man möchte und/oder kann

Hospiz, ambulantes Eine Gruppe Ehrenamtlicher, die sich teils hervorragend ausgebildet in der Sterbebegleitung engagiert. Nicht pflegerisch, nicht ärztlich, gerade deshalb sehr wichtig und hilfreich.

Hospitz, Kinder Ein Kinderhospiz arbeitet völlig anders als ein Hospiz für Erwachsene. Es dient hochprofessionell mehr der Entlastungspflege. Die Deutsche PalliativStiftung hat dazu ein Buch „Forum Kinderhospiz" herausgegeben.

Hospiz, stationäres Ein Haus, in dem Menschen leben können, die am Lebensende nicht zu Hause versorgt werden können. Fast immer stirbt der Mensch dort. Manchmal kommt er aber auch wieder nach einer Erholung nach Hause.

Hyperventilation „Überatmung", zu starke und zu schnelle Atmung. Die Blutgaswerte kommen durcheinander, Muskelkrämpfe und mehr sind die Folge.

Intensivtherapie Krankenhausbehandlung mit viel Fachwissen, starken Medikamenten und Technik, um Patienten das Leben zu retten, die sonst wahrscheinlich sterben würden.

Intubation „Einführen eines Beatmungsschlauchs"

Karzinom „Bösartige Krebsgeschwulst"

Katheter „Schlauch", meist zum Zu- oder Abführen von Flüssigkeiten, zur Medikamentengabe, künstlichen Ernährung, für Urin etc.

Morphin „Starkes Schmerzmittel aus dem Schlafmohn hergestellt"; der Begriff wird auch oft vereinfachend für alle starken Schmerzmittel aus der Gruppe der Opioide gebraucht.

Nahtoderfahrung Relativ häufig kommen bestimmte Erlebnisse in Todesgefahr oder Todesnähe vor. Auch durch Tiefenentspannung oder Meditation. Die Schwelle zum Tod ist also noch nicht überschritten. Wie es danach aussieht, weiß niemand. Ich sage sehr plastisch, es ist wie ein Fast-Tor. Ein Fast-Tor ist kein Tor. Mit dem Tod selber hat eine Nahtoderfahrung nichts zu tun.

Ödem „Wasseransammlung im Bindegewebe"

Opioid Schmerzmittel, das morphiumähnlich ist und an den sogenannten Opioidrezeptoren im Körper bindet.

Palliative Sedierung Eine Behandlungsform, bei der bei schwerem Leiden der Patient durch Medikamente so tief und so lange in den Schlaf gelegt wird, wie er möchte.

Patientenverfügung Vorausschauend festgelegter Patientenwille, der für alle verbindlich zu beachten ist.

PEG „**P**erkutane **E**ntero-**G**astrostomie"; Ernährungssonde durch die Bauchwand in den Magen

Pneumonie „Lungenentzündung", eine völlig schmerzfreie und sehr sanfte Möglichkeit zu sterben.

Rasselatmung ► Todesrasseln

Reanimation ► Wiederbelebung

SAPV Spezialisierte ambulante PalliativVersorgung

Schmerzskala „Ein einfaches Instrument, damit der Patient die von ihm empfundene Schmerzstärke mitteilen kann". Die Schmerzstärke ist wichtig zu dokumentieren, damit man beurteilen kann, ob die Therapie angemessen ist.

Seelsorge Linderung seelischer Nöte durch Begleitung mit Zuhören und Gespräch. Nicht an eine bestimmte Religion gebunden.

Sonde „Schlauch oder Kabel, meist in den Körper hinein". Zur Ernährung, Beatmung, Temperaturmessung …

Sterbefasten Auch freiwilliger Verzicht auf Nahrung und Flüssigkeit (FVNF). Von FVNF spricht man, wenn ein Mensch außerhalb von Todesnähe trotz Hunger und Durst bewusst auf Nahrung und Flüssigkeit verzichtet mit dem Ziel den Tod dadurch möglichst schnell herbeizuführen. Es ist eine Form der Selbsttötung und grundsätzlich anders als der Verlust von Hunger und Durst beim sterbenden Menschen.

Sterbehilfe Ein unscharfer Begriff, der oft verwirrt. Meist werden damit Maßnahmen zur Beschleunigung des Todeseintritts gemeint.

Suizid „Selbsttötung"

Suprapubischer Katheter „Harnableitung durch die Bauchwand", für den Patienten meist angenehmer als durch die Harnröhre.

Symptom „Zeichen" einer Krankheit oder von Beschwerden. In der Palliativversorgung verstanden als belastende Symptome, die behandelt werden sollen.

Symptomkontrolle „Behandlung von Symptomen", damit der Patient nicht mehr darunter leidet, als er bereit ist.

Todesrasseln Laute Atmung beim sehr schwachen Patienten am Lebensende, die unangenehm klingt, den Patienten aber nicht stört! Auch Death Rattle oder einfach und besser „Rasselatmung" genannt.

Todeszeichen, sichere „Leichenflecke, Leichenstarre" u. a.; sie treten erst nach frühestens ein bis zwei Stunden nach dem Tod auf.

Tubus „Schlauch", meist zur Beatmung, durch Mund, Nase oder direkt durch einen Schnitt in die Luftröhre.

Tumor Jede „Schwellung, Geschwulst", meist gutartig, wird leider oft beschönigend für Krebs gebraucht.

Vorsorgevollmacht Übertragung meines Willens an eine andere Person, die dann für mich entscheiden darf und in meinem Sinne entscheiden muss.

Wiederbelebung Herz-Druck-Massage und Beatmung beim Kreislaufstillstand. Der Patient ist noch nicht wirklich tot (► sichere Todeszeichen), aber meist bereits bewusstlos gewesen, wenn er erfolgreich wiederbelebt werden kann.

Die Sicht der Dinge …

T. Sitte und E. Baezner

T. Sitte, *Ratgeber Lebensende und Sterben*, https://doi.org/10.1007/978-3-662-56029-7_18

18.1 „Sterbehilfe" Diskussion

E. Baezner

Die öffentliche Debatte um ein menschenwürdiges Lebensende schwillt an: sie hatte so richtig begonnen im Vorfeld des sog. Patientenverfügungsgesetzes von 2009, gefolgt 2010 vom Prozess von Rechtsanwalt Wolfgang Putz, der seiner Mandantin geraten hatte, den Versorgungsschlauch ihrer komatösen Mutter zu durchtrennen und deshalb in Fulda verurteilt wurde. Dann folgte der posthume Prozess von H. Koch um Sterbehilfe für seine Frau, die Musterberufsordnung der Bundesärztekammer mit dem absoluten Verbot jeglicher ärztlicher Beihilfe zum Sterben, die hervorragende ARD-Themenwoche im November 2012 zum Thema Sterben und schließlich die Freitodmeldungen prominenter Deutscher in allen Medien. Umfragen wie die von Forsa im September 2012 bestätigen, dass 77–85% aller erwachsenen Deutschen von ihren Ärzten mehr erwarten als Lebensverlängerung selbst gegen ihren erklärten Willen – so sie ihn denn in einer Patientenverfügung vorsorglich zum Ausdruck gebracht haben.

Die Diskussion ist getragen von einer Schnelllebigkeit der Informationen und Reaktionen darauf. Oft wird sie geführt in Talkshow- oder Facebook-Format. Kurze Statements, die schnell ausgedacht und gesprochen, möglichst griffig sein müssen. Das kann im Einzelfall zum Thema hinführen. Aber es führt nicht dazu, dass wichtige Standpunkte sich in Ruhe aneinander reiben, um dann vielleicht sinnvoll miteinander abgeglichen werden zu können.

Wir – Elke Baezner, Präsidentin der Gesellschaft für Humanes Sterben e. V. und Thomas Sitte, Vorstandsvorsitzender der Deutschen PalliativStiftung – haben in persönlichen Gesprächen gesehen, dass wir auf beiden Seiten für die Rechte der Patienten und eine bessere Lebensqualität in schwerer Krankheit eintreten. Hierbei haben wir teils völlig verschiedene Wertvorstellungen, die zu diametralen Konsequenzen führen. Teils eint uns auch der Kampf für eine bessere hospizlich-palliative Versorgung. Dabei sind Schnellschüsse, Agitation und aufschäumende Emotionen für eine zielführende Diskussion meist wenig hilfreich.

Wir wollen versuchen, in einer neuen (alten) Form des Diskurses Argumente vorzutragen und vielleicht einen kleinsten, gemeinsamen Nenner zu finden, der von unserer Gesellschaft mitgetragen werden kann. Das Wissen um die Möglichkeiten hospizlich-palliativer Versorgung soll ganz tief in alle gesellschaftlichen Schichten getragen werden und dadurch der Wunsch nach vorzeitiger Verkürzung des Lebens aus Angst vor Leiden abnehmen. Da sind wir ganz nah beieinander.

Hierzu haben wir die Form eines Briefwechsels gewählt, der in der ausführlichen Form gerne unter ▶ www.Sterbehilfediskussion.de nachgelesen werden kann und sich vom März 2013 bis zum

Januar 2014 erstreckte. Hier soll, sofern dies bei dieser komplexen Thematik überhaupt möglich ist, eine verkürzte Gesprächsversion wiedergegeben werden, die helfen soll, die einzelnen Sichtweisen – die manchmal nah beieinander, manchmal standhaft auf der gegenüberliegenden Seite stehen – zu vertiefen und so zum weiteren Nachdenken anzuregen.

Auch wollen wir uns vor überkochenden Emotionen und extremen Standpunkten hüten– sicher wird unsere Diskussion trotzdem von unseren eigenen, persönlichen Wertvorstellungen, Lebenserfahrungen und Meinungen geprägt sein.

Berlin/Fulda/Genf April 2013

E. Baezner, T. Sitte

18.2 Das Gespräch

Elke Baezner

Dem Freitod von Gunther Sachs, Hannelore Kohl, dem Ehepaar von Brauchitsch, des Fussballers Konietzka und kürzlich Otto Beisheim ist eines gemeinsam: die wachsende Erkenntnis ihrer hoffnungslosen gesundheitliche Lage trotz Einsatz aller verfügbaren Mittel. Sie entschieden sich zum Freitod im Wissen um die unaufhaltsame Entwicklung ihres Zustands, die ihnen bevorstand. Sollten sie darüber eine Depression entwickelt haben, so wäre diese keinesfalls mit einer psychischen Krankheit gleichzusetzen. Diese Menschen, bekannt als starke Persönlichkeiten, entschieden sich aber auch für den eigenverantworteten Freitod aus Verzweiflung darüber, dass sie offenbar von ihren Ärzten keine tätige Hilfe erhoffen durften.

Ist Selbstbestimmung im Leben und im Sterben in Deutschland nur eine leere Worthülse?

Müssen wir Deutschen wirklich am Ende unseres Lebens in die Schweiz reisen, weil die Deutsche Bundesärztekammer ihren Mitgliedern die Fähigkeit zur eigenen Gewissensentscheidung offenbar nicht zutraut? Ist Palliativmedizin, die den Sterbenden in den allerletzten Stunden, Tagen, Wochen durchaus effizient Erleichterung verschaffen kann, wirklich die einzige Antwort auf die vielfältigen Bedürfnisse von an sich selbst leidenden Schwerstkranken, bei denen der eigentliche Sterbeprozess aber noch nicht eingesetzt hat? Die DGHS wünscht sich ein Beratungsangebot, das in letzter Konsequenz auch die (ärztlich) assistierte Freitodhilfe als ultima ratio nicht ausschließt.

Was meinen Sie dazu?

Thomas Sitte

Für mich sind Hospizarbeit und Palliativversorgung eine klare und effektive Antwort auf den Todeswunsch aus Angst vor körperlichem Leiden. Da habe ich sehr persönliche und vielfältige Erfahrungen.

Vor Jahrzehnten betreute ich als Arzt eine junge Patientin in Berlin mehrere Monate. Dann stand mir ein Wechsel bevor und sie bat mich, ganz konkret, sie zu töten. Wir haben darüber stundenlang gesprochen. Ich habe ihr schweren Herzens (!) den verständlichen Wunsch abgeschlagen und diese Last werde ich mein Leben lang in mir tragen.

Warum wollte sie getötet werden? Sie hatte großes Vertrauen zu mir. Wir waren uns sicher auch sympathisch, die Chemie stimmte einfach im Arzt-Patienten-Verhältnis. Sie hatte eine tückische Krankheit und konnte inzwischen Arme und Beine nicht mehr bewegen. Es war eine Frage der Zeit, dass sie auch nicht mehr atmen konnte und ich würde Berlin bald verlassen. Sie wusste, sie wird gegen ihren Willen am Leben erhalten. So – völlig bewegungsunfähig – konnte sie bei „guter" Versorgung lange leben. Ein grausiger Gedanke für den, der so nicht leben will.

Die Rechtslage war genauso eindeutig wie heute und die medizinischen Möglichkeiten waren damals genauso gegeben wie heute. Diese junge Frau hätte keine Angst haben müssen, sie hätte gar nicht beatmet werden dürfen, sondern, ihrem Wunsch entsprechend, sanft, schmerzfrei und ohne Atemnot bei Fortschreiten der Krankheit an der Lähmung sterben dürfen. Ohne etwas zu beschleunigen oder zu verhindern.

Ich weiß nicht, wie es ihr ergangen ist. Ich fürchte, es ist das für sie Schlimmste geschehen: Man hat sie gegen ihren Willen am Leben erhalten.

Ich würde diese junge Frau auch heute nicht töten oder ihr beim Suizid helfen. Aber ich würde heute alles dafür tun, dass sie palliativ behandelt wird und so begleitet sterben darf.

■ Elke Baezner

Diese von Ihnen beschriebene Situation ist kein Einzelfall. Die DGHS vertritt das Recht jedes Menschen auf Selbstbestimmung bis zum Lebensende. Das heißt auch, dass es der persönlichen Entscheidung des Kranken überlassen sein muss, sich für eine palliative Behandlung oder aber für einen (ärztlich, also professionell) assistierten Freitod zu entscheiden.

Beide Wege müssen dem Kranken offenstehen – ohne jede moralische Wertung. Und der (ärztliche) Helfer muss bei einer frei verantworteten Entscheidung vor strafrechtlicher Verfolgung sicher sein.

Bereits 2008 ergab eine wissenschaftliche Studie, die zehn Jahre lang in Oregon geführt worden war, Folgendes: 89,9% der Personen, die trotz guter Hospizpflege Freitodhilfe in Anspruch nahmen, wollten ihre Autonomie nicht weiter verlieren, 87,4% bedauerten, nichts mehr tun zu können, was ihr Leben lebenswert machte, 83,8% beklagten den Verlust ihrer Würde, und nur 23,9% litten an nicht behandelbaren Scherzen oder hatten Angst davor. Finanzielle Probleme hatten nur 2,8% der Sterbewilligen.

Die meisten waren zwischen 65 und 84 Jahre alt, verheiratet, 92% davon hatten Baccalaureat-, College- oder High School-Abschluss.

Wenn Menschen eines Tages vielleicht um Freitodhilfe bitten, dann aufgrund ihrer höchstpersönlichen Wertvorstellungen.

▪ Thomas Sitte

Da scheinen wir uns ja ein Stück weit einig zu sein. Wobei ich noch nicht genau sehe, wie Sie selber es sehen, wenn jemand wie diese Frau um Tötung oder auch nur Suizidassistenz bittet. Völlig verständlich bittet.

Für mich ist es so, dass ich die Erfahrung gemacht habe, dass solch ein Wunsch geäußert wird, weil nicht bekannt ist, was man sonst machen kann, darf oder sogar muss. Möchte ein Mensch „so nicht weiter leben", muss und darf er auch nicht gegen seinen Willen behandelt werden. Gerade bei Krankheiten, die irgendwann eine Schwäche und ein Versagen der Atmung zur Folge haben, kommt dann immer ein gnädiger Tod, wenn man eventuell auftretende Atemnot mit Medikamenten und vor allem menschlichem Beistand lindert. Ich bin Anästhesist, natürlich kann ich Atemnot IMMER zu 100% beseitigen, wie auch jeder Anästhesist jeden Schmerz beseitigen kann. Nur dass die Behandlung dann ein gleitender Übergang in eine Narkose sein kann.

Könnten wir uns hier soweit einigen?

Wenn ein Mensch Angst hat vor möglichem (und nicht erträglichem) Leid, dann müssen wir gemeinsam alles dafür tun, dass dieses mögliche Leid nicht so auftritt, dass dieser Mensch es nicht mehr ertragen kann. Nur ist es ja im Augenblick in der öffentlichen Diskussion so, dass die Protagonisten immer wieder davon sprechen, dass man ohne den Weg der Selbsttötung ja vielleicht unerträgliche Schmerzen leiden müsste.

Also nur wenn wir dem um Hilfe Suchenden diese Gewissheit bieten können, kann er auch ohne die Angst und Sorge vor dem Leid weiter leben. Erst dann, wenn wir Menschen die Gewissheit haben, nicht unnötig, nicht unerwünscht, nicht mehr leiden zu müssen als wir wollen und können, erst dann gäbe es doch überhaupt eine Möglichkeit zu entscheiden, ob es sich doch noch lohnen kann, weiterzuleben.

▪ Elke Baezner

In Ihrem Schlusssatz drücken Sie aus, was die meisten Menschen am Lebensende ängstigt. Körperliche Schmerzen oder Atemnot können Sie als Anästhesist in der Tat weitestgehend beheben. Aber wird ein Palliativmediziner mit seinen Möglichkeiten einem hochgradig gelähmten Menschen ohne Aussicht auf Heilung oder Besserung, der seine Hilflosigkeit angesichts seiner totalen, dauerhaften Pflegebedürftigkeit bei vollem Bewusstsein miterlebt, oder einem Menschen mit altersbedingter zunehmender Hinfälligkeit, oder einem Alzheimer-Kranken, der mit Blick auf die ihm verbleibenden Lebensperspektiven lieber sterben will, „vor der Zeit" helfen? Kann in den beiden beispielhaft genannten Fällen die palliative Sedierung die Lösung sein, also ein künstlich herbeigeführtes Koma, in dessen Verlauf der Kranke meist erst nach Tagen stirbt?

Sie sagen selbst, dass oft nicht bekannt ist, was „man sonst noch machen kann, darf oder sogar muss". Einverstanden! Deshalb schlägt die DGHS vor, dass kompetente, multidisziplinäre Berater zu Hause oder an einem neutralen Ort mit dem Sterbewilligen erst einmal seine Situation von allen Seiten beleuchten. Die Berater sollen ihm zunächst alle denkbaren Hilfen zum Weiterleben anbieten, aber auf keinen Fall aufdrängen! Wenn der entscheidungsfähige Sterbenskranke seine Situation weiterhin als unerträglich einschätzt, dann allerdings soll das Beratungsangebot auch die (ärztlich) assistierte Freitodhilfe nicht ausschließen. Und dann muss es Ärzte geben, die die dafür nötigen und geeigneten Medikamente verschreiben, ohne Angst vor standesrechtlichen Sanktionen. Nach der allgemeinen deutschen Rechtsprechung ist das erlaubt, sofern die Tatherrschaft beim Sterbewilligen liegt und er von der Garantenpflicht befreit ist.

Wären Sie so ein Arzt?

Thomas Sitte

Wir Ärzte können am besten bei körperlichen Schmerzen oder Atemnot effektiv behandeln – beistehen kann ich als Palliativmediziner, als Arzt, als Mensch aber auch immer einem hochgradig gelähmten Menschen ohne Aussicht auf Heilung oder Besserung, der seine Hilflosigkeit angesichts seiner totalen, dauerhaften Pflegebedürftigkeit bei vollem Bewusstsein miterlebt, oder einem Menschen mit altersbedingter zunehmender Hinfälligkeit, oder einem Alzheimer-Kranken, der mit Blick auf die ihm verbleibenden Lebensperspektiven lieber sterben will.

Ich glaube aber nicht, dass ich so ein Arzt wäre, das Sterben bewusst zu beschleunigen, wenn man mich darum bittet. Und ich hoffe, dass es so bleibt.

Denn keine palliativmedizinische, keine ärztliche Aufgabe ist es, diesem Sterben „nachzuhelfen", es zu beschleunigen. Ob dies eine menschliche Aufgabe, eine Aufgabe für Verwandte, Freunde, Nahestehende sein kann, mag jeder persönlich für sich entscheiden. Solch eine generelle Aussage steht mir aus palliativmedizinischer, ärztlicher Sicht nicht zu.

Auf jeden Fall ist es zu begrüßen, dass diese Menschen, die vor ihrer Zeit sterben wollen, umfassend beraten werden. Und zu einer Beratung zum Suizid – oder besser zum Weiterleben – gehören zwingend auch die Möglichkeiten der praktischen Umsetzung der Hilfen zum Weiterleben! In diesen Punkten kann ich Ihre Forderungen vollkommen mittragen.

Elke Baezner

Die Medizin hat im letzten Jahrhundert Enormes geleistet, um den Menschen in gesundheitlichen Krisensituationen wieder zu einem für sie lebenswerten Leben zu verhelfen, oder aber ihnen Erleichterung zu verschaffen, wenn es auf den Tod zugeht. Ihre Empathie mit Menschen in den beschriebenen Situationen, die nicht an ihren Schmerzen verzweifeln, sondern an den Begleitumständen ihrer unheilbaren Krankheit, ehrt Sie. Dass Sie als Palliativmediziner Sterbehilfe, auch Hilfe zu einem Bilanzsuizid, nicht leisten wollen, ist durchaus nachvollziehbar. Das Selbstbestimmungsrecht gilt schließlich für die Patienten wie für die Ärzte.

Nun haben aber Verwandte, Freunde, Nahestehende selten die Möglichkeit, dem Sterbewilligen mit geeigneten Medikamenten zu helfen. Wir wissen alle, dass die Gewissheit, im schlimmsten Fall kompetente Suizidbeihilfe zu erhalten, sehr oft dazu führt, dass sie nicht in Anspruch genommen wird.

Was wir bräuchten, wäre ein Hort oder die Organisation der Betreuung von sterbewilligen und sterbenden Menschen, wo der Tatsache Rechnung getragen wird, dass die Ansprüche und Erwartungen Schwerstkranker nicht linear zum Tod hin verlaufen, sondern sich je nach Evolution des Zustands ändern können. In diesem Hort wäre Platz für „kreative“ Palliativmediziner wie Sie, die aber im Interesse des Leidenden bereit sind, diesen notfalls an einen Kollegen zu verweisen, der die Freitodhilfe übernähme.

Thomas Sitte

Sie haben recht, was dringend fehlt ist kompetente Beratung. Und das Wissen, wo man diese Beratung wann erhalten kann.

Die Medizin hat zeitweise technische Fortschritte in großen Sprüngen gemacht, sodass weder ich noch irgendein anderer Arzt einen wirklich guten Überblick über die Mittel, Wege und Möglichkeiten haben kann. Auf der Strecke blieben die Fähigkeiten, den rechten Weg vom Irrweg für die Patienten zu unterscheiden.

Ärztliches Handeln ist leichter als gemeinsam mit dem Patienten nachdenken, darum ringen, Unangemessenes zu unterlassen und das Angemessene zu finden. Geschweige denn ist irgendein Arzt noch in der Lage, immer sicher beurteilen zu können, welche Behandlung in einer bestimmen Krankheitssituation die beste wäre.

Kann es überhaupt die „beste“ Behandlung geben? Ich glaube nicht. Zu sehr ist die angemessene Behandlung von der Lebenssituation, den gültigen Wertvorstellungen und der augenblicklichen Einstellung des Patienten abhängig. Doch zurück zur Beratung. Sie fordern ganz zu Recht einen Hort für Schwerstkranke und Sterbewillige, an dem wirklich umfassend beraten wird. Ich fürchte, er ist eine Utopie, aber keine Illusion. Warum also nicht darüber nachdenken, wie beraten werden sollte. Wen brauchen wir dabei, welche Kenntnisse und Fähigkeiten sollten Berater besitzen und zur Verfügung stellen können. ... wer vielleicht auch nicht beraten sollte.

Elke Baezner

Wir sind uns also einig: es braucht in Lebensendsituationen besonders intensive Beratung vor jeder Entscheidung, zum Leben hin, aber auch zum Sterben, wenn der Leidende in seiner Verzweiflung nicht zu Affekthandlungen Zuflucht nehmen soll. Aber wen meinen Sie mit Ihrer Frage: „wer vielleicht nicht beraten sollte"?

Sollten Sie auf deutsche Sterbehilfeorganisationen anspielen: Ich habe noch nie ein Hehl daraus gemacht, dass ich bestimmte Auswüchse verurteile. Andererseits bräuchte es solche Organisationen gar nicht, wenn es genügend Ärzte gäbe, die ihrem Patienten nicht nur im stillen Kämmerlein, sondern offen, beherzt zu einem menschenwürdigen Sterben helfen.

Und hier weichen Sie meiner Frage aus: Halten Sie den Sterbewunsch eines einschlägig, aber vergeblich auf das Weiterleben hin beratenen Menschen für legitim?

Falls ja, wären Sie bereit, einem aus nachvollziehbaren Gründen Sterbewilligen Möglichkeiten zu einem selbstbestimmten Sterben zu eröffnen, und wenn nötig und erwünscht, ihn dabei auch zu begleiten?

Und wenn Sie sich dazu außerstande sähen: Würden Sie diesem Sterbewilligen helfen, einen anderen Arzt zu finden, der dazu bereit ist?

Wenn die einzige Lösung, die die Palliativmedizin im äußersten Fall und erst kurz vor dem natürlichen Ende anbietet, „Sedierung" heißt – unter Entzug von Nahrung und Flüssigkeit, bis der Tod eintritt. Was für eine Hypokrisie!

Was ist der Unterschied, ob ein Arzt einem dringend Sterbewilligen zu einem sanften Tod in ein paar Minuten, oder erst in ein paar Tagen verhilft? Wie furchtbar ist das Warten für die Angehörigen, wie grausam und menschenverachtend das Verfahren!

Thomas Sitte

Wer sollte nicht beraten? Jemand, der dies so nebenher macht, der keine exzellente Kenntnis der Symptomkontrolle und Palliativversorgung hat. Jemand, der gut gemeint, nur halbgut berät. Theorie und Praxis in der Begleitung am Lebensende sind zwei Paar Schuhe.

„ Warum brauchen wir die Ärzte für den Suizid?" Wenn es nur darum geht, dass man das Medikament fürs Frühableben erhält, kann das doch auch jeder Apotheker oder Tierarzt auf eine amtliche Bescheinigung hin abgeben. Gesetze kann man doch anpassen, wenn es einen Konsens in der Gesellschaft gibt. Todsichere Dosierungen sind einfach zu berechnen.

Aber auch das bräuchte man nicht. Fast alle Suizidwilligen können selber goggeln und surfen. Da gibt es Tipps und Tricks in ausreichender Zahl, wie man leidfrei und auch ästhetisch aus dem Leben scheiden kann.

Vielleicht noch einmal ganz klar: Jeder Sterbewunsch ist legitim und auch legal. Für die Beihilfe zum Suizid braucht es keinen Arzt und andersherum. Welcher Mensch geht denn zum Arzt und bittet um Suizidbeihilfe? Niemand! Ich werde gebeten, die todbringende Spritze zu verabreichen. Aber beides ist für mich etwas, für das ich mit dem Berufsbild „Arzt" nicht zuständig bin. Wenn unsere deutsche Gesellschaft meint, im Rahmen der vorherrschenden ethischen Vorstellungen den Suizid standardisiert unterstützen zu wollen, dann sollen sie bitteschön den Beruf oder eher die Funktion des Sterbebeschleunigers einführen.

Warum sollte der Verzicht auf Nahrung und Flüssigkeit grausam und inhuman sein? Sicher, für die Angehörigen kann es eine gefühlt kaum erträglich lange Zeit des Wartens und Abschiedsnehmens werden. Aber nicht für den Patienten, der dabei auch in den Tod hineindämmern kann, vom Palliativmediziner oder auch dem normalen Hausarzt gut symptomkontrolliert medikamentös versorgt.

Wenn der Patient sich zum Suizid entscheidet, darf diese Entscheidung niemals und unter keinen Umständen von den Wünschen zu ungeduldiger Angehörige getriggert und getrieben werden!

■ Elke Baezner

Sie haben recht: ein selbstbestimmtes Sterben unter erträglichen Umständen ist auch ohne ärztliche Assistenz möglich. Aber Ihr Rat an Schwerstkranke, sich „Tipps und Tricks" aus dem Internet zu ziehen, um Medikamente „fürs Frühableben" zu finden, grenzt an Zynismus. Es geht schließlich nicht nur um pharmakotechnologisches Know-how, sondern um einfühlsame Begleitung und Stützung in einer existentiellen Grenzsituation.

Und dazu sind Sie, die Ärzte, die Fachärzte, nun einmal besser ausgebildet – oder sollten es doch sein – als ein noch so verständnisvoller Laie. Es ist eines verantwortungsbewussten Arztes schlichtweg unwürdig, einen hilfesuchenden, leidenden Menschen lieber dem Risiko eines missglückten Suizidversuchs auszusetzen als sich seines Eides zu erinnern, wonach er Schaden vom Patienten abzuwehren und Leiden zu mindern hat.

Das Argument, wonach der Patient Angst bekomme vor einem Arzt, der eventuell auch Freitodhilfe leistet, ist eindeutig widerlegt: Im Gegenteil wird der suizidwillige Kranke überhaupt erst dann mit seinem Arzt über seine Ängste und Wünsche reden, wenn er nicht befürchten muss, von vornherein auf Verurteilung und Ablehnung zu stoßen.

In Belgien jedenfalls ist laut eindeutiger Umfrageergebnisse seit Einführung des Gesetzes zur Euthanasie und Palliativpflege von 2002 das Vertrauen der Patienten in ihren Arzt deutlich gestiegen.

Thomas Sitte

Es kann und darf nicht sein, dass die Gruppe Menschen, die Sterbende einfühlsam begleitet, auf uns Ärzte reduziert wird, sobald es um die Sterbebeschleunigung geht.

Solange wir Leben (auch im letzten Abschnitt) lebenswert gestalten und erhalten, ist wie selbstverständlich ein multiprofessionelles Team gefragt. Sicher sollten auch die Ärzte, die so begleiten, entsprechend geschult in Gesprächsführung sein, die notwendige Empathie und Erfahrung besitzen und vertiefen. Das gilt aber genauso für jeden, der begleitet. Egal, ob es ehrenamtlich oder hauptberuflich ist. Egal, ob ich Physiotherapeut, Krankenpflegeperson, Arzt, Seelsorger oder anderes bin.

Jeder sollte zuhören können und meist die richtigen Worte finden. Jeder sollte sich die notwendige Zeit nehmen wollen und auch nehmen können. Das fordere ich von wirklich jedem der Beteiligten. Warum nur sollte die Kunst des heilenden und lindernden Begleitens geeignet sein, das Sterben zu gegebener Zeit zu beschleunigen oder herbeizuführen? Das ist für mich weder logisch noch nachvollziehbar. Lassen Sie uns doch bitte überlegen, wer noch außer langjährig ausgebildeten und erfahrenen Ärzten geeignet sein könnte, beim Suizid zu beraten und auch Hand anzulegen, wenn es denn so gewünscht wird!

Ich glaube, dass Menschen, die anderen beim Suizid (in Ausnahme- und verzweifelten Situationen) helfen oder gar töten, keinesfalls Monster sind. Menschen wie „Dr. Death" Harold Shipman in England wohl doch.

Zuerst sollten wir herausfinden, dass niemand sonst geeignet sein sollte. Gibt es dazu denn keine Überlegungen, auf die wir zurückgreifen können? Ich bin sicher kein Experte auf dem Gebiet der Sterbe-, mehr für die Lebenshilfe und kann deshalb die Studienlage und Gedankenspiele nur unzureichend überblicken. Helfen Sie mir, dies zu ändern?

Elke Baezner

Wie könnte man nicht einig sein mit Ihren Vorschlägen zu den Kompetenzen der Berater und Begleiter? Aber Sie wissen so gut wie ich, dass das im Krankenhausalltag und im Alters- und Pflegeheim bei weitem nicht so ideal abläuft, zumal dann nicht, wenn Sie nur Kassenpatient sind. Das ist viel Wunschdenken, sollte uns aber nicht daran hindern, auf dieses Ideal hinzuarbeiten.

Lassen Sie mich dazu einen Ihrer kanadischen Kollegen zitieren. Dr.Georges L'Espérance schreibt in seinem jüngsten Aufsatz *Ende des Lebens und Leben ohne Ende…*:

> Als Ärzte sind wir dazu da, um unseren Mitmenschen zu helfen, mit allen Mitteln, die uns die moderne Medizin und die Technologie zur Verfügung stellen, aber vor allem durch Zuhören, Verständnis und der nötigen Demut. Das sind meiner

Meinung nach die Qualitäten, von denen sich diejenigen unter uns leiten lassen sollten, die den Menschen bis zum letzten Akt erleichternd beistehen wollen. ...

Viele Personen am Lebensende, besonders die mit neurodegenerativen Krankheiten, hätten nicht dieselbe Lebenserwartung gehabt ohne die Hilfe der Medizin. Wenn sie jedoch an den Punkt kommen, wo die Unzumutbarkeit ihrer Lebensumstände die Annehmlichkeiten weit überwiegen, sind wir genau in der Zone, wo wir die Wohltaten der Medizin und die Nichtleidensverlängerung gegeneinander abwägen müssen. Hier muss die Medizin aufhören, paternalistisch zu sein, und stattdessen begleitend und human wirken. ... Warum sollte man den Menschen, die dies ausdrücklich und wiederholt und eigenverantwortlich wünschen, eine menschliche, medizinische, gut begleitete Sterbehilfe vorenthalten, die ihnen hilft, ihren letzten Akt von Autonomie als menschliches Wesen zu verwirklichen? Wer wäre dazu besser in der Lage als der Arzt oder der gut ausgebildete Pfleger...?

Einverstanden mit der praktischen Durchführung der Sterbehilfe, z. B. auch durch Pfleger, sofern sie die erforderlichen Qualitäten aufweisen. Aber auch bestens ausgebildete Pfleger, meine „Sterbeammen“, können in Deutschland ohne ein ärztliches Rezept über ein geeignetes, meist verschreibungspflichtiges Medikament nicht helfen, und ein korrekter Arzt stellt dieses Rezept nur aus, wenn er den Sterbewilligen gesehen, beraten und das Zusammenwirken mit bestehenden Medikamenten abgeklärt hat.

Darüber müssen wir reden.

Thomas Sitte

Immer wieder wird gefordert – und das tun auch Sie! – wir brauchen Ärzte und Medikamente für die Sterbehilfe.

Wir Ärzte sollten uns nicht ausschließlich auf Mutmaßungen und Erfahrungswissen verlassen. Eine gute Therapie, gerade auch mit Medikamenten, sollte immer auch wissenschaftlich fundiert sein. Nun sind Medikamente auf ihre Wirkung untersucht, wie sie heilen oder lindern können. Vieles wird trotzdem eher empirisch verordnet, teils „off-label“, also außerhalb der gesetzlichen Zulassung. Aber meist gibt es auch dann zumindest eine gewisse Datenlage, wie und warum dieses oder jenes Medikament für eine Indikation eingesetzt wird.

Welche Medikamente sollten nun warum für Tötung geeignet sein? Bedauerlich empfinde ich es, dass sich die Diskussion hier ausschließlich um Schlaf-, Beruhigungs- und Schmerzmittel dreht. Ich sehe dies als besonders problematisch an, weil es dieselben Medikamente sind, die ja auch für eine notwendige Symptomlinderung eingesetzt werden. Es entsteht nun bei vielen Laien (und auch Ärzten und Pflegekräften) der Eindruck, dass diese Medikamente besonders gefährlich wären. Dadurch ist es sehr schwer zu erreichen, dass diese erprobten und sicheren Medikamente ausreichend zur Leidenslinderung eingesetzt werden.

„Es ist noch nicht so weit", „Wir müssen das jetzt einsetzen, dann leben Sie kürzer, aber besser", „Wir müssen es erst aus dem Giftschrank holen, den Schlüssel dazu hat aber nur die Leitung", ...

Ich denke, WENN wir fordern, dass Medikamente von Ärzten verschrieben werden müssen, damit Patienten sich töten können, sollte erst einmal geklärt werden, welche Medikamente dafür geeignet oder auch ungeeignet sind. Ich will einer Antwort auf Ihre Fragen nicht ausweichen. Aber es gibt mehrere Fragen zu klären.

Für mich als Arzt sind es die Fragen, soll und darf ich es und was wäre medizinisch ein gutes Mittel damit der Patient sicher und ohne unnötiges Leid stirbt?

Auch gibt es ja vielerlei Möglichkeiten zum Suizid und zur Tötung. Warum bemüht sich hier niemand darum, einmal eine saubere Übersicht über Tötungsmöglichkeiten zusammen zu stellen?

Wäre das eine unerträgliche Provokation? Oder nicht eher ein notwendiges Übel?

▪ Elke Baezner

Provokation oder notwendiges Übel? Wahrscheinlich ist Ihr Vorschlag beides. In der Tat haben viele Medikamente mehrere Einsatzmöglichkeiten. Symptomlindernd und kurierend, in der entsprechenden Menge oder Mischung auch tödlich. Es ist, wie schon Paracelsus sagte, eben die Dosis, die macht, dass es ein Gift ist. Sie haben völlig recht mit Ihrem pragmatischen Hinweis, dass es vielerlei Möglichkeiten zum Suizid und zur Tötung gibt. Diese aufzulisten, wäre vonnöten und praktisch.

Die DGHS verzichtet aus gutem Grund seit mittlerweile 20 Jahren darauf, solche Hinweise in Papierform zu bringen, geschweige denn sie zu veröffentlichen. Sie und wir wollen auf keinen Fall, dass solche Hinweise in falsche Hände geraten. Es sei nur der liebeskummerkranke Jugendliche erwähnt, der in seinem akuten Herzschmerz das Leben wegwerfen möchte. Ein paar Wochen später sieht die Welt für einen solchen jungen, sonst kerngesunden Menschen schon wieder völlig anders aus.

Etwas Anderes ist es bei Menschen, die durch schwere Krankheit oder die Summe zunehmender Altersgebrechen oder Bilanzierung so weit sind, ihre Leiden abkürzen zu wollen. Diese Menschen möchten in der Mehrzahl Sicherheit und kompetente Begleitung dabei. Es gibt viele Alterssuizide, die allein und mithilfe frei verkäuflicher überdosierter Medikamente bewusst begangen werden. Es gibt aber auch genug Versuche, die aus Unkenntnis missglücken und Folgeschäden verursachen. Kaum jemand weiß auch, dass die regelmäßige Einnahme bestimmter Medikamente im Körper zu einer Toleranz bestimmter Wirkstoffe führen kann, sodass eine im Prinzip korrekt dosierte Überdosis dennoch nicht den Tod herbeiführt.

Es gibt einzelne Ärzte, die gut darüber Bescheid wissen. Diese sollten sich meines Erachtens untereinander verständigen und ihr Wissen weitergeben.

Thomas Sitte

Ein Diskurs über die Praxis des Suizides: Provokation oder notwendiges Übel? Dabei sollten wir nie vergessen, dass nicht die Suizidassistenz das ist, was Patienten wünschen, sondern meist eine Tötung auf Verlangen. Sie wissen dabei so gut wie ich, wie gleitend die Übergänge sind von der Suizidassistenz zur Tötung auf Verlangen, von der Tötung auf Verlangen zur Tötung ohne Verlangen, ...

Wir werden hier sicher keine praktischen Ratschläge zur Durchführung eines Suizids führen. Aber ich fordere einen solchen offenen Umgang, wenn man die Auffassung vertritt, dass ein ärztlich begleiteter Suizid „besser“ sei, als eine Begleitung durch Nichtärzte. Gerade jetzt, wo die Deutsche Gesellschaft für Humanes Sterben im Rahmen des Ärztetags die Ärzteschaft aufruft, sich nicht den Mund und auch nicht die Hand verbieten zu lassen.

Hat die DGHS sich eigentlich die plakative Aussage wirklich bewusst und gut überlegt: „Ärzte, lasst Euch nichts verbieten!“ Und Ärzte haben mehr Macht über Leben und Tod als die meisten Politiker. Gibt es nicht immer wieder Menschen, auch Ärzte, die ihre Macht missbrauchen? Wir haben sie doch immer wieder, die furchtbaren Fälle, wo einzelne zig Menschen töten, weil sie meinen, deren Leiden beenden zu müssen.

In welchen Kreisen sollten wir diskutieren? Das weiß ich nicht, vielleicht haben Sie Vorschläge? Aber eine Diskussion, offiziell und mit Experten aus Ethik, Recht und Versorgung sowie Entscheidern, muss stattfinden. Ich stehe Ihnen gerne zu einem Treffen zur Verfügung.

Elke Baezner

„Das Leben lohnt sich – bis zuletzt“ ist nicht mehr als eine harmonisierende Illusion. Die Wirklichkeit sieht am Lebensende jedoch oft anders aus.

Die heutige Gesellschaft fordert, dass ihr Wunsch, unter bestimmten Umständen nicht weiterleben zu müssen, respektiert wird. Menschen, die nach ernsthafter Überlegung und aus nachvollziehbaren Gründen sterben wollen, soll dies legal ermöglicht werden, unter Einhaltung strenger Sorgfaltskriterien, die die Missbrauchsgefahren, über die wir uns völlig einig sind, minimieren. Die Macht der Ärzte über Leben und Tod ist missbrauchbar, aber die Angst vor Missbrauch ist das schlechteste Argument gegen Neues. Die Lateiner sagen: Abusus non tollit usum. Wie oft habe ich in Diskussionen über die „Freigabe“ bisher verbotener Handlungsweisen von konservativer Seite gehört, dass ein „Mehr an Freiheit“ missbraucht werden könnte. Diesem Risiko stehen jedoch die weit größeren positiven Auswirkungen gegenüber. Wäre man dem Risikoargument gefolgt, hätten wir weder die Aufklärung noch den modernen Rechtsstaat.

Ich bin überrascht, dass ausgerechnet Sie als Arzt Bedenken äußern gegen das Verantwortungsbewusstsein Ihrer Kollegen. Wenngleich ich nicht naiv genug bin zu glauben, DIE Ärzte seien über jeden Zweifel erhaben, halte ich dennoch die Mehrzahl der deutschen Ärztinnen und Ärzte für verantwortungsvoll handelnde Menschen, die sich dem ärztlichen Ethos und dem Genfer Gelöbnis verpflichtet fühlen und gerade deshalb bereit sind zu helfen. Nicht Polemik und Angstmacherei, sondern eine seriöse öffentliche Diskussion mit Vertretern aus Ethik, Recht, Krankenkassen und Politikern, aber auch Patientenschutzorganisationen wie der DGHS ist in der Tat überfällig.

Thomas Sitte

„Leben lohnt sich – bis zuletzt“ ist eine Zielvorgabe. Sicher kann niemand vorher sagen, was dieses „Lohnen“ in Rappen und Franken, Mark und Pfennig ausmacht.

Aber es liegt an mir persönlich, was ich daraus mache.

Ich habe etliche Suizide im privaten und beruflichen Umfeld erlebt. Bei keinem möchte ich dies bewerten, ob es „gut“ und „richtig“ oder „zu früh“ oder „medizinisch unangebracht“ zu diesem Zeitpunkt war. Aber ich möchte mich doch ganz klar verwehren dagegen, dass unsere Arbeit der Palliativversorgung mit dieser anderen Art der „Sterbehilfe“ fortwährend vermengt wird. Ich glaube, wir kommen in unserer Diskussion auch allmählich dahin zu trennen zwischen Symptomkontrolle in schwerer Krankheit und Sterbebeschleunigung oder Todesherbeiführung. Dies sind grundlegend verschiedene Themenkomplexe.

Dass „die Angst vor Missbrauch das schlechteste Argument gegen Neues“ ist, ist ein gutes Argument von Ihnen. Trotzdem möchte ich die Möglichkeit der breiteren, etablierten Suizidassistenz oder auch sauberer (!?) der Tötung auf Verlangen nicht unbedingt als ein „Mehr an Freiheit“ verstehen. Hier müsste der Begriff „Freiheit“ erst einmal sauber definiert werden. Generell halte ich die Mehrzahl der Ärztinnen und Ärzte für verantwortungsvoll handelnde Menschen, wie dies auch die Mehrheit der anderen Menschen ist. Trotzdem sehe ich z. B. aus dem Abraham-Versuch, wie aus den Erfahrungen in totalitären Systemen, wie leicht Macht missbraucht werden kann.

Zur Idee des Berufssterbehelfers, die in dieser Diskussion aufblitzte und nun thematisiert wird: diese Bezeichnung ist passend. Sie ist wertfrei, sie beschönigt oder verteufelt nicht. Ich stände, wie ich es eingangs wohl deutlich gemacht habe, für diesen Beruf nicht zur Verfügung. Ich glaube, der Gedanke an ein Berufsbild „Sterbehelfer" und die daraus zwangsläufig folgende Diskussion ermöglicht einen Weg, um in einem gesellschaftlichen Prozess darüber nachzudenken, wie diese Art von Sterbehilfe gedacht und gelebt werden könnte.

▪ Elke Baezner

Sie sprechen im Zusammenhang mit der Freiheit des Sterbenskranken, selbst den Zeitpunkt seines Tods zu bestimmen, von „Tötung auf Verlangen", ein Begriff, den Sie für „sauberer" halten als Suizidassistenz. Gleichzeitig beklagen Sie sich, dass die Palliativversorgung, also Symptomkontrolle in schwerer Krankheit, fortwährend vermengt werde mit „Sterbehilfe", Sterbebeschleunigung und Todesherbeiführung. Wie wollen Sie von Außenstehenden erwarten, die Begriffe und damit die Inhalte korrekt zu trennen, wenn Sie selbst wider besseres Wissen zur Konfusion beitragen?

Der Jurist Lutz Barth verlangt in seinem jüngsten Newsletter IQB, dass die Frage der richtigen Hilfe zum richtigen Zeitpunkt nur aus der „Innenperspektive" des Kranken heraus zu beurteilen sei. Nur so lässt sich vermeiden, dass Dritte gegen den ausdrücklich und unmissverständlich erklärten Wunsch eines entscheidungsfähigen Sterbewilligen handeln, wenn dieser trotz kompetentester Beratung mehr verlangt als Leidensminderung durch palliativmedizinische Hilfe.

Aber auch eine mögliche und gar nicht so seltene missbräuchliche Beschleunigung des Sterbens gegen den Willen des Sterbenden ist nur zu verhindern, wenn der Respekt vor den ureigenen Kriterien des Kranken oberstes Handlungsprinzip bleibt.

Sie scheinen einem noch zu schaffenden Beruf des Sterbehelfers, der „Sterbeammen", kritisch, aber interessiert gegenüber zu stehen. Ärztlich assistierte, jedoch an sehr seriös ausgebildete Freitodbegleiter delegierte Sterbehilfe also. Ich orientiere mich dabei an den von Universitätsinstituten auf ihre Eignung getesteten und am Schluss der Ausbildung geprüften Freitodbegleitern von EXIT Dt. Schweiz. Die Sorgfaltskriterien für diese Tätigkeit wurden von einer vereinsinternen Kommission, bestehend aus Ärzten, Ethikern, Pastoren und Juristen festgelegt und werden streng überwacht. Der Ft-Begleiter prüft die Anfrage des Sterbewilligen aufgrund der notwendigen ärztlichen Rapporte und persönlichen Gesprächen, zieht, wenn die Voraussetzungen gegeben sind, einen Arzt zu, der natürlich vor jeder Rezeptierung des Medikaments den Patienten gesehen und beraten haben muss, und kann dann mit oder ohne die Anwesenheit des Arztes die Freitodbegleitung durchführen.

Sie mögen sich dieses Verfahren für Ihre Person nicht vorstellen. Aber wenn Sie sich mit dem Grundprinzip anfreunden könnten, kämen wir voran mit unserer Diskussion.

▪ Thomas Sitte

Auf den ersten Blick sieht es grausam aus, einen bevorstehenden Tod nicht schneller herbeizuführen zu wollen, sondern im natürlichen Lebensverlauf geschehen zu lassen. Meine Antwort hierauf muss weniger medizinisch sein, sondern mehr philosophisch. Zunächst einmal: Warum ist es für mich ein Unterschied, ob ein Tod natürlich verlaufend (z. B. binnen Tagen bei Verweigerung weiterer lebenserhaltender Therapie, z. B. Verzicht auf Nahrung und Flüssigkeit, auch unter gleichzeitiger, symptomkontrollierender Sedierung) oder induziert (z. B. binnen kurzer Zeit beim Suizid in jeder Form, Tötung auf Verlangen und Ähnlichem) eintritt?

Wenn ich ein Sterben natürlich geschehen lasse, ohne es durch medizinische Maßnahmen weiter aufzuhalten, so ist das in unserem Kulturkreis endlich allgemein akzeptiert. Es wird als menschlich, religiös (christlich), rechtlich und medizinisch erlaubt und korrekt bewertet.

Wenn ich in Sterben eingreife, um den Tod gewollt früher herbeizuführen, greife ich auch in das Leben verkürzend ein. Diese beabsichtigte Lebensverkürzung (oder Sterbebeschleunigung, wie ich sie in guter Absicht genannt habe), kann von den Handelnden in bester, integrer Absicht geschehen.

Es ist zu einfach und nicht legitim, dass es „für Angehörige nicht zumutbar" sei, einen natürlich verlaufenden Sterbeprozess aushalten zu müssen. Angehörige haben hier kein Recht – das Recht über das eigenen Leben und Sterben kann nur der Mensch selber haben (je nach religiöser Einstellung durch diese nochmals beeinflusst).

Es ist vielleicht sinnvoll, einige Standpunkte zusammenzufassen: Wir Beide respektieren den Willen des Patienten und die Würde des Menschen, akzeptieren Suizid als eine Handlung in der Hand des Individuums, wollen Suizid möglichst überflüssig machen, fordern deswegen eine angemessene hospizlich-palliative Versorgung, erachten Suizid als qualitativ anders als Tötung auf Verlangen, sehen in der Beratung Suizidwilliger einen Weg Alternativen aufzuzeigen, wissen, dass Palliativversorgung nicht für Jeden die Lösung der Wahl ist.

Gehen Sie damit konform?

▪ Elke Baezner

Ja, wir sind uns weitgehend einig in den von Ihnen aufgeführten Punkten. Wir respektieren das Recht jedes einsichtsfähigen, entscheidungsfähigen Menschen, über sein Leben, auch über sein Lebensende, selbst zu bestimmen, weil Selbstbestimmung und Eigenverantwortung die Basis der Menschenwürde ausmachen.

Aber: Was ist Sterbehilfe, Beihilfe zum Suizid, rechtlich erlaubter Behandlungsabbruch, wann ist es strafbare vorsätzliche Tötung und Tötung auf Verlangen, was ist terminale und palliative

Sedierung? Denn in der Verwendung eines Worts liegt bereits eine Wertung, gar eine moralische Verurteilung.

Ich fordere über den Ausbau einer angemessenen hospizlich-palliativen Versorgung hinaus auch das Recht auf Beihilfe zum ärztlich unterstützten Suizid nach klaren Sorgfaltskriterien, in aller gebotenen Legalität und Transparenz. Bisher darf auch ein Arzt in Deutschland nur Medikamente verschreiben mit dem Therapieziel der Heilung oder Leidensminderung. Der Sterbewillige hat zwar kein Recht, dass ihm der Staat geeignete Sterbemittel zur Verfügung stellt. Er sollte aber das Recht haben, dass der Staat ihn nicht daran hindert, das entsprechende Angebot eines Arztes wahrzunehmen. Um den legalen Zugang zu den Medikamenten oder Medikamentenmixen, die ein sanftes, menschenwürdiges Sterben ermöglichen, zu sichern, bräuchte es deshalb entsprechende Änderungen im Betäubungsmittelgesetz.

Sind wir uns auch darin einig?

■ Thomas Sitte

Wie Sie eigentlich wissen: In 90% sind wir uns wohl „zu 100%" einig. In vielleicht 10% bleibt es vollkommen divergent. Für mich ist ein juristisches Recht auf Selbstbestimmung und eine juristisch einwandfreie Straffreiheit für eine Suizidassistenz eine Sache. Selber Hand an sich legen, sich beim Suizid helfen lassen, genauso auch Töten mit und ohne Verlangen eine moralisch für mich völlig anders zu wertende Angelegenheit.

Moral ist eine andere, eine rein persönliche Instanz, denke ich. Allerdings kann man hier sicher auch verallgemeinern, um zu überlegen, welche Moral – neben juristischen Auslegungen und Spitzfindigkeiten – wohl für eine Gesellschaft und das gute Zusammenleben angemessen ist. Sie schrieben

» Ich fordere über den Ausbau einer angemessenen hospizlich-palliativen Versorgung hinaus auch das Recht auf Beihilfe zum ärztlich unterstützten Suizid nach klaren Sorgfaltskriterien, in aller gebotenen Legalität und Transparenz ..... Der Sterbewillige hat zwar kein Recht, dass ihm der Staat geeignete Sterbemittel zur Verfügung stellt. Er sollte aber das Recht haben, dass der Staat ihn nicht daran hindert, das entsprechende Angebot eines Arztes wahrzunehmen.

Hier kann ich mit keiner einzigen Aussage konform gehen. Ich fordere, dass – wenn die Gesellschaft die eigenhändige Herbeiführung des Tods als gesellschaftliche Aufgabe sieht – dieses von anderen Strukturen umsetzen lässt als von der Ärzteschaft. Sicher werde ich auch dafür eintreten, dass solche organisierte Suizidassistenz überhaupt nicht kommt, noch mehr werde ich dafür kämpfen, dass sie nicht durch Ärzte umgesetzt werden DARF! Jemand, der beim Suizid assistiert, braucht dafür weder Facharztweiterbildung noch Medizinstudium. Ganz sicher auch keine ärztliche Approbation.

Wo wir wieder konform sind, dass wir beide glauben, dass eine intensive Beratungsmöglichkeit durch Experten verfügbar sein muss, wenn Suizidwillige Hilfe suchen, welcher Form auch immer.

▪ Elke Baezner

Was unsere Leser interessiert, sind diese 10% der Divergenzen. Sie meinen:

> Jemand, der beim Suizid assistiert, braucht dafür weder Facharztweiterbildung noch Medizinstudium. Ganz sicher auch keine ärztliche Approbation.

Natürlich kann man sich mit dem Strang, mit der Pistole, mit Rattengift oder Diabetesmedikamenten und Medikamentenmixen aus der Hausapotheke das Leben nehmen. Man kann auch von der Brücke, aus dem 3. Stock des Krankenhauses oder vor den Zug springen. Mit Menschenwürde hat das aber nichts zu tun.

Nur Ärzte können (oder sollten es zumindest können) beurteilen, welches Medikament in Zusammenhang mit den vom Schwerkranken im Allgemeinen schon lange eingenommenen anderen Mitteln wie wirkt. Die Verantwortung, dies zu beurteilen und dann die richtige Dosierung des bestgeeigneten Medikaments einzusetzen, dürfen Sie nicht auf einen medizinischen Laien abwälzen. Der Leidtragende, wenn es schief geht, wäre gerade der verzweifelte Sterbewillige.

Der Arzt hat über den Rezeptblock das Monopol für den Zugang zu suizidgeeigneten Medikamenten. Er darf sich nicht so leicht aus der Affäre ziehen und das „schmutzige Geschäft", als das die Ärzteorganisationen und manche Politiker die Beihilfe zum Sterben betrachten und auch so nach außen kommunizieren, anderen überlassen.

Die nötige VOR-Beratung könnte durch speziell ausgebildete Personen erfolgen und nicht infrage kommende Fälle anderen Instanzen zugeführt werden, sofern der Betroffene das will. Das enthebt den Arzt nicht der Verpflichtung zur eigenen Anamnese und Beurteilung, aber es bliebe ihm wertvolle Zeit erspart.

Was die Moral anbelangt, zitiere ich den großen katholischen Theologen und Ethiker, Hans Küng:

> Natürlich kann ich verstehen, dass man in Deutschland, wo das verbrecherische Nazisystem Tausende von Menschen als „lebensunwertes Leben" eingestuft und der Vernichtung anheimgegeben hat, beim Thema Sterbehilfe höchst zurückhaltend ist. Aber (...) noch weniger verstehe ich, dass man gerade in einem Land mit dieser Vergangenheit sich gegenüber anderen Ländern (Niederlande, Belgien, Schweiz, einzelne amerikanische Bundesstaaten) moralisierend wieder einmal aufs hohe Ross setzt und gegen den selbst

verschuldeten „Sterbetourismus" hetzt, gleichzeitig jedoch alle Ansätze zu einer konkreten gesetzlichen Lösung des Problems Sterbehilfe verhindert. Welche Scheinheiligkeit!

▪ Thomas Sitte

Die ständigen Forderungen, dass wir Ärzte zum Suizidbeistand und zur Tötung brauchen, werden durch die Wiederholung nicht wahrer.

Ärzte lernen nicht während des Studiums zu töten.

Ärzte lernen auch kein richtiges Töten während der Facharztweiterbildung. Ärzte lernen es auch nicht, wie viel von welchen Medikamenten man noch extra braucht, um sicher aus dem Leben zu scheiden oder geschafft zu werden.

Also wozu fordern Sie Ärzte, wenn vielleicht 98% dieser Berufsgruppen vom Töten nur einen Bruchteil dessen verstehen, was Tierärzte oder Jäger meisterlich beherrschen? Doch etwas anderes treibt mich aktuell um. Es ist die Diskussion über den belgischen Weg, dort sollen nun auch endlich Kinder von ihrem unerträglichen Leid erlöst werden dürfen. Wer definiert dann eigentlich was, wer sagt, wer Leiden nicht mehr ertragen kann und auch ob man es nicht anders (mit viel mehr Aufwand natürlich) wieder lebenswert machen kann? Wer will sich anmaßen zu entscheiden, dass ein Kind, sei es „nur" krank oder sogar (?) vielleicht „behindert", leben oder sterben soll?

Ich will und kann das nicht. Sterben erlauben, sterben lassen ist qualitativ etwas völlig anderes, als zu töten oder den Suizid zu fördern.

Blicke ich mich um in Deutschland (für BeNeLux kann ich es nicht ausreichend beurteilen), dann bin ich immer noch erschüttert, wie wenig die Möglichkeiten guter hospizlich-palliativer Versorgung bekannt sind.

▪ Elke Baezner

Ärzte lernen nicht „zu töten", lernen nicht „richtiges Töten", lernen nicht, „wie viel von welchem Medikament man noch extra braucht", sagen Sie. Dann ist es Zeit, dass sie es lernen. Allerdings nicht mit der von Ihnen suggerierten negativen Interpretation. Ärzte sollen die Interessen des Kranken verteidigen, unabhängig von Konventionen und Überzeugungen.

Die DGHS bietet seit einem Jahr Ärzte-Round-Tables an, unter Mitwirkung von erfahrenen Ärzten und Juristen – aber ohne „Tierärzte oder Jäger", ein haarsträubender, menschenverachtender Vergleich Ihrerseits!

Ich wiederhole: Ärzte, besonders die Hausärzte, die im Idealfall den Patienten, seine fortschreitenden Krankheiten, sein häusliches Umfeld, seine Ansprüche und Erwartungen kennen, sind nach entsprechender Fortbildung am besten geeignet, ihren Patienten sowohl beim als auch im Notfall zum Sterben zu helfen. Unterstützt werden könnten sie dabei durch Freitodbegleiter, die bei den Vorabklärungen, bei der Beschaffung der nötigen Dokumente, beim Arztbesuch, beim Einlösen des Rezeptes u. a. m. behilflich sind, die bei der Durchführung des Freitods anwesend sind, aber nicht aktiv daran mitwirken. In der Schweiz hält dieses Modell bisher selbst der Kritik der härtesten Gegner stand.

Ganz wichtig ist eine korrekte, ideologiefreie Information und verständliche Beratung, ist die Erstellung von Sorgfaltskriterien und die Kontrolle ihrer Einhaltung. Wenn schon ein neues Gesetz diskutiert wird, dann um für den Arzt wie für den Sterbewilligen und die ihm Nahestehenden Sicherheit und Klarheit zu schaffen. Wir von der DGHS sind bereit, dazu beizutragen.

Die letzte Verantwortung für sein Leben wie für sein Sterben obliegt dem einzelnen Menschen.

18.3 Abschließende Worte

▪ 14.Juli 2014, Thomas Sitte

Dass wir uns gegenseitig überzeugen könnten haben wir so ja wohl auch kaum erwartet. Aber ich fand den Diskurs, der ja mehr ein Dialog wurde, erfreulich sachlich, sehr spannend. Ich habe viel gelernt und wirklich positiv daraus mitgenommen. Es ist SEHR schade, dass die Fronten so verhärtet sind. Kennen Sie das Buch „Gottes Werk und Teufels Beitrag" von John Irving? Ein anderes Thema und doch dasselbe. Abtreibung. Absolut überzeugend aufbereitet, auch für echte Abtreibungsgegner.

Obwohl uns ganz klar in den Kernfragen doch Welten trennen, sind wir uns durch die intensive Auseinandersetzung doch gegenseitig sehr nahe gekommen. Das empfinde ich persönlich als sehr angenehm und ich denke, es führt auch dazu, dass wir uns in künftigen Konflikten weniger verletzen und auch verletzt fühlen werden. Das ist gut so und das fehlt nicht nur in der Diskussion zu diesem Themenkreis generell. Vielleicht ist dies auch ein Grund, dass wir auf beiden Seiten teils erschreckend heftig angeeckt sind, einfach nur, weil wir miteinander gesprochen haben. Deshalb bin ich froh, dass wir dieses Gespräch führen konnten.

▪ 15. Juli 2014, Elke Baezner

Lieber Herr Sitte, als wir vor über einem Jahr begonnen haben, unsere Argumente für und gegen die ärztliche Freitodhilfe, für und gegen alle legalen Möglichkeiten der Sterbehilfe auszutauschen, war unser Ziel nicht so sehr, uns gegenseitig zu überzeugen. Vielmehr ging es darum, anstelle kurzer, griffiger Statements, wie sie in Talkshows oder Facebook-Kommentaren gefragt sind, die Gründe für unsere jeweiligen Überzeugungen einem interessierten Publikum schriftlich darzulegen. Die eingegangenen Kommentare bestätigen, dass die Fragen um das eigene Lebensende vielen Menschen so wichtig sind, dass sie über unseren Gedankenaustausch auch Anregungen zum eigenen Nachdenken erhalten haben.

Dabei sind wir uns in vielen Punkten, besonders was die Möglichkeiten einer kompetenten Palliativpflege anbelangt, sehr nahe gekommen – bis auf einen m. E. entscheidenden Punkt: Gehört es zur Aufgabe es Arztes, bei einem wohlüberlegten Suizidwunsch Hilfe zu leisten? Ich meine, ja.

Einig sind wir uns im wichtigsten Punkt: Zur Menschenwürde gehört unabdingbar die Wahlfreiheit. Voraussetzung jeder Entscheidung, zum Leben hin oder für lebensbeendende Maßnahmen, ist eine ideologiefreie, kompetente, verständliche, ergebnisoffene Information und Beratung über alle heute möglichen technischen, administrativen, medizinischen sowie menschlichen Möglichkeiten der Hilfe. Besonders dann, wenn das Lebensende zur Qual zu werden droht, wenn für den Betroffenen die Leidensverlängerung unzumutbar geworden ist. Die Entscheidung, ob er diese Hilfsangebote annehmen will, bleibt jedoch allein dem Sterbenden, dem Sterbewilligen vor dem Hintergrund seiner ureigenen Wertvorstellungen vorbehalten. Bevormundung durch Außenstehende lassen sich die Menschen heute nicht mehr bieten.

Um mit den Worten von Hans Küng zu schließen:

» Niemand soll zum Sterben gedrängt, aber auch niemand zum Leben gezwungen werden.

Serviceteil

T. Sitte, *Ratgeber Lebensende und Sterben*, https://doi.org/10.1007/978-3-662-56029-7

Stichwortverzeichnis

A

B

C

E

F

G

H

I

J

K

L

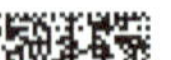